보완

대체의학 개론

補完 對替醫學槪論

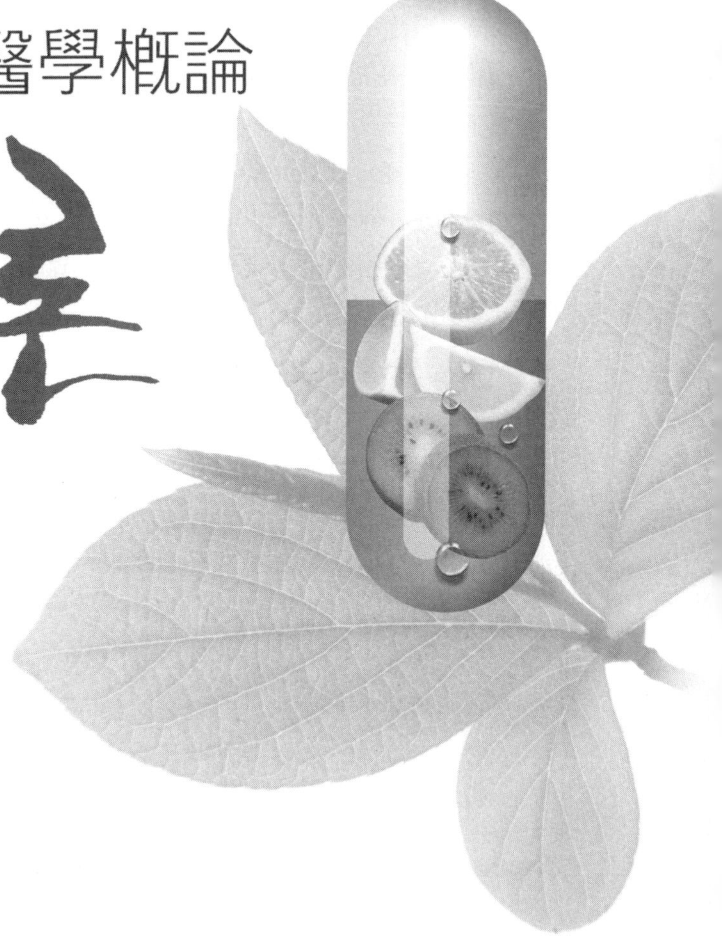

한올출판사

Preface

우리나라에서도 대체의학이 일반사람에게까지 널리 알려져 이에 맞게 건강산업이 각광받는 시기가 되어가고 있다. 현재 식생활습관의 문제로 여러 가지 희귀한 질병이 많이 발생되고 있는데, 이는 먼저 섭취하는 음식부터 한번 되돌아 볼 필요성이 있다. 습관을 바꾸면 운명을 바꿀 수 있다. 식습관을 바꿈으로 인해 건강상의 운명을 바꿀 수 있다는 것이다. 건강을 위해 꼭 필요한 물질이 무엇인지 건강한 삶을 위해, 질병의 예방과 치유를 위해 어떻게 해야 할 것인가 점검해봐야 하는 시점에 와있고 이를 위해 대안의학 분야에서 많은 연구와 노력을 해야 할 때이며, 의학적인 체계도 재정립되어야 할 때이다. 첨단의학의 발전으로 인해 인체에 대한 많은 것이 밝혀졌고, 인체 시스템을 알게 되었다. 앞으로도 더 많은 연구로 발전을 거듭해 갈 것이다. 하지만 이에 대한 보완의학이 필요하다는 것은 어느 누구나 인정하고 있는 실정이다. 선진국에서도 대체의학 분야의 연구가 활발하게 이루어지고 있으며 많이 활용되어 지고 있는 실정이다. 현재 의학의 추이가 질병치료의학에서 예방의학으로 전환되고 있는 현실에 맞춰 많은 사람들이 대체의학 분야에 새로운 관심과 다양한 연구들이 이어지고 있다.

인간의 몸은 스스로 치유하려는 자연치유력을 가지고 있으며, 이러한 자연치유력을 향상을 위해서는 약물요법이 아닌 대안의학적인 방법과 동서양의학의 방법을 접목시켜 질병을 예방하고 스스로 치유될 수 있는 상태로 만들어 주어, 면역력을 향상시켜야 한다. 인체의 기본단위인 세포를 정상세포로 만들어주기 위한 방법, 눈으로 확인이 불가한 세포들이 우리 몸에서 어떠한 역할을 수행하고 있는지 의학의 발달로 여러 연구결과가 나오고 있다. 60조~100조개의 세포가 체내에서 역할을 잘 수행할 수 있도록 하는 것이 무엇인가? 이는 면역력을 증강시켜 자연치유력을 향상시키는 것이다. 이를 위해 이 책의 구성은 모든 사람

머 리 말

들이 스스로 면역력을 강화시켜 건강한 삶을 영위할 수 있도록 여러 부분의 대체요법들을 쉽게 서술하고자 하였으며, 질병을 예방하고 치유할 수 있도록 하는데 도움이 될 수 있도록 하였다. 아울러 대안의학 분야에 종사하는 분들과 의학을 공부하는 사람들, 이 분야에 관심이 있는 분들이 대안의학을 접목하여 인체에 대한 교육이 이루어진다면 보다 다양하고 깊이 있는 산교육이 될 수 있으리라 생각한다. 아무쪼록 이 책이 많은 사람들에게 건강의 지침서가 되었으면 하는 간절한 바람이다. 그리고 이 책이 출판될 수 있도록 도움을 주신 분들께 다시 한 번 깊은 감사를 드린다.

2010년 1월

著者 識

Contents

차 례

3. 자장요법(磁場療法)
CHAPTER

4. CHAPTER 죽염요법(竹鹽療法)

5. CHAPTER 식이요법(食餌療法)

6. 해독요법(解毒療法)
CHAPTER

7. CHAPTER 단식요법(斷食療法)

CHAPTER 8. 효소요법

CHAPTER 9. 영양면역요법

10. 보석요법
CHAPTER

11. CHAPTER 색채요법(色彩療法)

CHAPTER 12. 습포요법(濕布療法)

15. 씨앗요법
CHAPTER

CHAPTER 16. 약초요법(藥草療法)

17. 광선요법(光線療法, Phototherapy)
CHAPTER

1 대체의학(代替醫學)

1. 대체의학(代替醫學)의 정의

대안의학(Alternative medicine)이란 정통의학, 제도권의학(Orthodox medicine)을 대신한다는 의미의 명칭이며, 정통의학의 어떤 부분을 보충해 준다는 의미로 '보완의학(Complementary medicine)', 서구적 전통의학, 또는 주류의학(Conventional medicine)에 대비되기 때문에 '비전통의학(비주류의학, Unconventional medicine)', 제3의학(Third line medicine)이라고도 한다. 또한 치유 방법의 특징이 사람의 전체를 보면서 치료하기 때문에 '전인 의학(全人醫學, Wholistic or Holistic medicine)', 인간의 질병을 자연의 치유 능력에 맞추어 조율해 주고 복원시켜주는 의학이라는 의미로 '자연의학(Natural medicine)'이라고도 불린다. 미국 국립의료원 산하 보완대체의학 연구소의 공식 명칭은 '보완대체의학(CAM, Complementary and Alternative Medicine)'이라고 규정하고 있다.

우리나라에선 오래전에 정립된 한의학을 대체의학의 안의 범위로 정의 할 때 한의학과 서양 정통의학이 빠진 기타 분야가 대체의학에 속한다고 할 수 있다.

각종 만성질병들에 대해서 서양의학은 그다지 도움이 되지 않는다는 사실이 밝혀졌고, 다양화를 무시한 덕분에 서양의학은 한계를 맞이하게 되었다. 이에 따라 사람들은 대안을 찾기 시작했고, 그 대안은 잊고 있었던 각종 요법들, 비과학적이라 해서 오래 전에 버려두었던 자연치유력을 되살리는 각 지역의 치유법들에게서 찾게 된 것이다.

우리 주위에서 흔히 대할 수 있는 민간요법(民間療法), 한의학(韓醫學), 건강식품(健康食品), 단식요법(斷食療法), 기공, 요가, 교정요법(矯正療法) 등이 모두 대체의학(代替醫學)에 속하는 것이다.

2. 대체의학의 현황

① 중 국

중국에서는 수천 년 동안 전해 내려온 '중의학'이 있는데 현대 서양의학과 병행되어 발전해 오고 있다. 그들만의 의학 체계와 민간요법 등이 발달되어 있어서 다른 여러 나라에서 대체의학이 중국 내에서는 아직 보편화되지 못한 것으로 보인다.

② 미 국

1970년대 중국과 외교가 수립되면서 침구 요법 등이 본격적으로 소개되었고 그 외 여러 가지 대체의학적 요법들이 이용되고 연구되어지고 있다.

1992년 국립 보완대체의학 연구소(NCCAM : The National Center for Complementary and Alternative Medicine) 설립이 되었고 ⇒ 미국 국립보건원(NIH) 산하 기관으로 대체의학에 대한 기초 및 응용 연구를 후원하고 있다.

미국 국립보건원에서는 보완통합의학을 크게 생물학에 근거한 치료(허브, 식품보조제 등), 심신의학, 에너지의학, 그리고 수기치료 등 네 가지로 구분하고 있다.

수기치료에 속하는 치료법에는 추나치료(Tui Na), 카이로프랙틱(Chiropractic manipulation), 마사지, 반사요법(Reflexology), 롤핑(Rolfing), 알렉산더요법

(Alexander technique) 등이 있다. 미 국립보건원의 정의에 따르면, 추나치료는 손을 이용하여 몸의 경혈을 자극하고 조작하는 치료법을 의미하며, 카이로프랙틱은 척추를 비롯한 몸의 관절과 근육을 교정하는 것을 뜻한다. 마사지는 몸의 연부 조직의 자극을 통한 치료방법을 말하며, 롤핑은 심부 조직의 마사지를 의미한다. 또한 알렉산더요법은 환자의 자세와 동작을 개선하고 근육을 효과적으로 쓰는 방법을 지도하는 것을 가리킨다.

미국 존스홉킨스 대학 의료진 60%가 스스로 마사지를 비롯한 수기치료를 사용한 경험이 있었으며 66%가 환자들에게 권유한 경험이 있고 66%는 수기치료가 유용하거나 매우 유용하다는 답변을 보인 것은 주목할 만한 부분이다.

③ 캐나다

유럽과 같이 비교적 대체의학의 연구와 임상 적용이 자유롭고 그 만큼 발달되어 있다. 침구, 약초(Herb), 향유(Aroma), 카이로프랙틱, 마사지 등 대체의학에 관한 전문 교육기관 및 연구기관이 있어 일정한 교육과 시험을 통해서 각종 치료에 관한 자격증 이 주어진다.

④ 영 국

비교적 자유스럽고 활발하게 대체의학이 연구되어지고 있으며 다른 정통의학과 융통 성 있게 조화를 이루고 있다. 국민들도 커다란 제약 없이 그 혜택을 누리고 있고 특히 약용식물학, 즉 약초(Herb)에 관해서는 많은 경험과 연구 개발이 이루어져 있다고 한다.

3. 대체의학(代替醫學)의 미래

대체의학(代替醫學)의 앞날은 매우 밝고 희망적이다.

인술을 베풀어 병든 사람을 고치는데 동서양의학이 중요하지 않으며, 의사인가, 민간요법(民間療法), 대체요법(代替療法)을 실행하는 사람인가가 중요하지는 않다. 현대는 정보화시대이다 누가 가장 빠른 정보를 접하여 사람을 이롭게 하는 방법을 전달해주는 역할을 담당하는 사람들이 필요한 때이며, 정확한 정보를 전달해줌으로써 각 개인이 객관적인 판단 하에 치료방법을 선택해야한다. 그리하여 가능한 여러 가지 치료방법을 동원하여 보다 종합적이고 효과적인 치료방법으로 인술을 베풀어 시행할 수 있는 것이 대체의학의 근본정신이다.

머지않아 세계의 의료인들이 너나할 것 없이 이 단순하고도 명료한 히포크라데스의 정신을 깨닫게 되는 날이 올 것이다. 그러므로 대체의학(代替醫學)의 미래는 밝다고 할 수 있다.

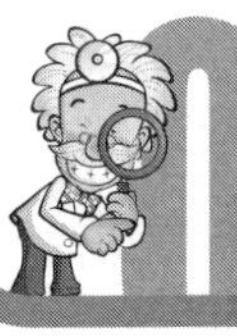

2 진단(診斷)

진(診)이란 보는 것, 맥을 짚어 보는 것, 살펴보는 것을 의미한다. 피부의 색을 보고, 병의 원인에 대하여 파악하고, 맥을 짚어보는 것들을 진(診)이라 할 수 있다. 단(斷)은 진(診)을 바탕으로 정확하게 판단을 하는 것이다. 그러므로 진단이라 함은 환자의 생리 병리적인 상태를 분석하고 판단하여 종합적으로 질병의 본질을 분석하는 것이라 할 수 있다.

1. 진단의 원리

진단은 질병을 판단하는 과정으로 인체의 상태를 파악하는 목적은 질병을 정확한 방향으로 치료하는데 목적이 있다. 진단의 사진법은 보고 진단하는 망진(望診), 들어보고 진단하는 문진(聞診), 물어보고 진단하는 문진(問診), 만져보고 진단하는 절진(切診)이 주요한 진단 방법이다.

오장육부의 생리 병리 변화가 귀, 눈, 입, 코, 혀, 피부, 맥 등의 외부에 반응되는 것을 관찰함으로 인체 내부 장부, 경락의 운행에 대한 상태를 파악할 수 있다. 한의학의 진단은 기기의 도움이 없이 눈, 코, 입, 귀로 정보를 얻은 후 종합적으로 인체의 상태에 대하여 판단을 내리는 것이다.

2. 진단의 의의

질병을 예방 치료하기 위해서는 우선 인체의 근원을 살펴야 한다. 조기에 발견하고 조기에 예방 치료해야 한다. 병이 시작되기 전에 다스리는 것이 질병 진찰에 있어서 최고의 원칙인 것이다. 증상을 예방 치료하기 위해서 중요한 것은 진단이다.

장부에 병이 있으면 반드시 장부에 소속된 상응부위 상에 반영되어 지므로 내재한 장부의 병리변화를 판단함으로써 질병의 원인과 소재를 파악하여야 한다. 표면, 내부, 경락, 장부에 있는지, 또한 그의 성질인 한, 열, 허, 실을 정확히 판단해야 한다.

3. 얼굴색을 보고 진단

얼굴의 색깔과 광택을 관찰하는 것으로 청(青), 적(赤), 황(黃), 백(白), 흑(黑)의 다섯 가지 색의 변화를 관찰하며, 이것을 오색진(五色診)이라고 한다.

얼굴색과 내장(內臟)이 내부적인 연계를 가지고 있으므로 얼굴의 색을 관찰하여 장부(臟腑) 기혈(氣血)의 성쇠와 사기(邪氣)가 침습한 부위를 알아낼 수 있다. 색깔은 장부기혈(臟腑氣血)의 외부적 표현이며, 심(心)의 정황이 얼굴에 나타나며, 기타 장부(臟腑)의 정기(精氣)도 경맥(經脈)을 통하여 얼굴로 반영된다.

※ 오장(五臟)과 오색(五色)의 관계

- 간(肝) – 청색(青色)
- 심(心) – 적색(赤色)
- 비(脾) – 황색(黃色)
- 폐(肺) – 백색(白色)
- 신(腎) – 흑색(黑色)

정상적인 색은 인체의 생리상태가 정상일 때 얼굴에 나타나는 색택이다. 정신(精神)·기혈(氣血)·진액(津液)이 충만하고 장부(臟腑)의 기능이 정상. 정기(精氣)가 체내에 충만 되어 체외(體外)로 나타나므로 정상적인 사람의 안색은 맑고 윤기가 있고 광택이 있다.

1) 질병상태의 얼굴 색

인체가 질병상태에 있을 때에 얼굴에 나타나는 색택이다.

① 어둡고 초췌하거나 광택이 없으며 윤기가 없다.

② 선명하고 밝고 윤택하나 응당 시기와 부위가 적당하지 못하다.

③ 어떠한 색상만이 단독으로 나타나는 경우이다.

④ 오색(五色)은 상응된 장부(臟腑)의 병리변화와 관계되며, 일정한 병사(病邪)의 성질도 반영한다고 보고, 질병의 중함과 가벼움의 차이에 따라 광택도 다른 변화를 가져오므로, 병색(病色)에는 선(善)과 악(惡)의 구분이 있다.

2) 병리성(病理性) 오색의 주병(主病)

① 청색 – 한증(寒證)·통증(痛症)·어혈(瘀血)·경풍(驚風)

② 적색 – 열증(熱證) : 심한 적색 – 실열(實熱)

: 엷은 적색 – 허열(虛熱)

③ 황색 – 허증(虛證)·습증(濕證)

④ 백색 – 허증(虛證)·한증(寒證)·탈혈(脫血)·탈기(脫氣)

⑤ 흑색 – 신허(腎虛)·한증(寒證)·통증(痛症)·수음(水飮)·어혈(瘀血)

3) 오색주병(五色主病)의 난치병(難治病)

간병(肝病) ⇒ 백색

심병(心病) ⇒ 흑색

비병(脾病) ⇒ 청색

폐병(肺病) ⇒ 적색

신병(腎病) ⇒ 황색

4. 안면(顔面)에서 오장(五臟) 망진(望診)

1) 간(肝)

양 눈과 비공단(鼻孔端) 사이가 간(肝)에 해당되는 부위이다. 간(肝)의 외규(外竅)는 눈이므로 눈은 간의 반응이 나타나는 곳이다. 간(肝)에 열이 있으면 좌측 볼이 빨갛다. 간풍(肝風)이 발생되면 눈 밑의 색이 푸른색을 띤다.

① 하안검이 푸르면 간풍(肝風)에 의한 것이다.
⇒ 진단치료혈 : 태충(太衝)

② 눈의 상태에 따라 간(肝)의 기능을 진단한다.
⇒ 진단치료혈 : 천용(天容)

③ 좌측 볼 부위가 적색을 띠면 간열(肝熱)이다.
⇒ 진단치료혈 : 심수(心兪), 간수(肝兪), 신당(神堂), 신도(神道), 근축(筋縮), 혼문(魂門)

④ 비량(鼻梁)에 나타나는 오색에 의해 간병(肝病)의 종류를 파악한다.
⇒ 진단치료혈 : 곡천(曲泉)

⑤ 족궐음간경(足厥陰肝經)에 사기가 침범되면 안면의 색에 이상반응이 나타난다.
⇒ 진단치료혈 : 기문(期門)

2) 심(心)

양 눈 사이는 심(心)의 상태를 파악할 수 있는 부위이다. 또한 혀는 심(心)의 작용이 반영되는 곳이며, 볼이 빨갛게 되는 것은 심병(心病)의 원인이다. 심(心)에 열이 있으면 먼저 이마가 빨갛게 된다.

① 혀의 길이나 붉은 정도를 보고 심(心)의 기능을 진단한다.
⇒ 진단치료혈 : 천지(天地), 천창(天窓)

② 내안각(內眼角)이 황색을 띠는 것은 심(心)의 내부적 요인으로 발생되는 경맥의 병증이다.
⇒ 진단치료혈 : 천천(天泉), 극천(極天)

③ 양 눈 사이의 오색을 보고 심병(心病)의 상태를 관찰한다.
⇒ 진단치료혈 : 소해(少海), 곡택(曲澤), 거궐(巨闕)

④ 입술의 색이 붉은 것은 심풍(心風)에서 나타난다.
⇒ 진단치료혈 : 신문(神門), 대릉(大陵)

⑤ 이마의 붉은 정도로 심열(心熱)을 진단한다.
⇒ 진단치료혈 : 심수(心俞), 신도(神道), 신당(神堂), 궐음수(厥陰俞), 고황(膏肓)

3) 비(脾)

비(脾)의 외규(外竅)는 입술이므로 입술은 비(脾)의 반응이 나타나는 곳이며, 비(脾)에 열이 있으면 비공단(鼻孔端) 부위가 적색을 띤다. 비풍(鼻風)의 경우에는 코 위가 황색을 띤다.

① 입술의 색 변화로 비(脾)의 기능을 진단한다.
⇒ 진단치료혈 : 인영(人迎)

② 얼굴이나 눈에 황달이 나타나는 것은 비병(脾病)이다.
⇒ 진단치료혈 : 장문(章門)

③ 코의 색이 황색을 띠면 비풍(鼻風)에 해당된다.
⇒ 진단치료혈 : 태백(太白), 충양(衝陽)

④ 비첨(鼻尖)부위의 오색변화로 비병(脾病)의 종류를 판단한다.
⇒ 진단치료혈 : 장문(章門), 기충(氣衝)

⑤ 코의 색이 적색을 띠는 것은 비열(脾熱)에 의해 나타난다.
⇒ 진단치료혈 : 비수(脾俞), 의희(譩譆), 의사(意舍), 영대(靈臺)

4) 폐(肺)

양 눈썹사이의 인당 부위는 폐에 속하므로 폐를 진단할 수 있는 부위이다. 또한 코는 폐의 작용을 볼 수 있는 곳이며, 폐풍(肺風)은 눈썹위의 색이 흰색을 띤다. 폐에 열이 있으면 우측 볼이 빨갛게 된다.

① 눈썹 위에서 백색을 띠면 폐풍(肺風)에 의한 것이다.
⇒ 진단치료혈 : 태연(太淵)

② 인당 부위의 오색(五色) 청, 적, 황, 백, 흑색을 보고 진단한다.
⇒ 진단치료혈 : 소부(少府), 척택(尺澤)

③ 비공(鼻孔)의 개폐(開閉)상태를 망진하여 폐의 기능을 관찰한다.
⇒ 진단치료혈 : 천부(天府), 부돌(扶突)

④ 오른쪽 볼 부위에서 폐를 관찰한다. 열이 있으면 우측 볼이 빨갛다.
⇒ 진단치료혈 : 열결(列缺)

⑤ 입과 코의 상태를 망진하여 수태음폐경(手太陰肺經)상태를 파악한다. 호흡의 상태나 기침, 갈증의 상태 등을 관찰한다.
⇒ 진단치료혈 : 폐수(肺俞), 백호(魄戶), 신주(身柱)

5) 신(腎)

신(腎)의 외규(外竅)는 귀이므로, 신(腎)의 이상 반응은 귀로 나타난다. 안면부의 중앙 외측에서 협골(頰骨)의 내측 부위가 신(腎)이 반영되는 곳이다.

신(腎)에 열이 있으면 턱 부위가 적색을 띤다. 피부색이 흑색을 띠면 신풍(腎風)에 의한 것이다.

① 협골(頰骨)과 코 사이의 오색변화로 신병(腎病)의 종류를 파악한다.
⇒ 진단치료혈 : 경문(京門)

② 턱에 적색이 나타나면 신열(腎熱)에 의한 것이다.
⇒ 진단치료혈 : 격수(隔兪), 격관(隔關), 신수(腎兪), 지실(志室), 지양(至陽), 명문(命門)

③ 협골(頰骨)과 이마에서 흑색의 반응이 나타나는 것을 보고 신(腎)의 기능을 진단 한다.
⇒ 진단치료혈 : 음곡(陰谷)

④ 안면이 흑색을 띠거나 초췌 되어 있는 상태이거나 황색을 띠게 되는 것은 신(腎)의 병이다.
⇒ 진단치료혈 : 용천(湧泉), 연곡(然谷)

⑤ 뺨이나 안면부 근육의 검은 정도로 신풍(腎風)을 진단한다.
⇒ 진단치료혈 : 태계(太溪), 수부(兪府)

5. 안면(顔面)에서 육부(六腑) 망진(望診)

1) 담(膽)

담(膽)은 눈 아래 부푼 것의 상태를 보고 담의 기능을 알 수 있다.

① 비주(鼻柱)의 좌측 옆 부위의 오색에 따라 담의 병변 종류를 판단할 수 있다.
⇒ 진단치료혈 : 담수(膽兪)

② 눈 아래 부위가 부풀어 오른 것의 두께, 크기에 따라 담의 기능을 진단한다.
⇒ 진단치료혈 : 천용(天容), 일월(日月)

③ 안면이 거무스럼 하거나 외자(外眦)에 통증이 있는 것은 담의 문제로 나타난다.
⇒ 진단치료혈 : 양릉천(陽陵泉)

2) 소장(小腸)

코 끝 부위(鼻梁)의(비) 중앙에서 콧대 중간(간)사이에 위치, 비(脾)의 위가 소장이다. 입술의 두께와 인중으로 소장을 진단한다. 소장경맥은 목을 지나 눈의 외자(外眦)로 도달하고, 일부는 귀로 들어가며, 한 가닥은 볼에서 눈 밑을 지나 코로 나오며, 눈의 내자(內眦)에 이른다.

① 비단(鼻端)상연과 비주(鼻柱)사이에서 소장의 병변을 진단한다.
⇒ 진단치료혈 : 소장수(小腸兪)

② 입술과 인중구의 두께 및 길이로 소장의 기능을 판단한다.
⇒ 진단치료혈 : 천창(天窓), 관원(關元) 천유(天牖)

3) 위(胃)

비공(鼻孔)의 윗부분이 위(胃)이다.

① 비공(鼻孔)의 상연, 비공의 옆 부위에서 위의 병변을 진단한다.
⇒ 진단치료혈 : 위수(胃兪)

② 목, 가슴, 골격의 상태를 보고 위기능을 진단할 수 있다.

⇒ 진단치료혈 : 중완(中脘), 인영(人迎), 충양(衝陽)

③ 이마가 검고 와사증이 생겨 입술에 잔금이 나타나며, 목이 붓고, 목구멍이 마비된 것처럼 느끼는 것은 위(胃)의 문제로 나타난다.

⇒ 진단치료혈 : 수삼리(手三里), 족삼리(足三里)

4) 대장(大腸)

코의 길이로 대장의 길이를 판단한다. 코의 길이가 짧으면 대장의 길이도 짧고, 길면 대장의 길이도 길다. 얼굴의 중앙부위에서 대장의 상태를 파악한다.

① 안면부 중앙의 오색변화를 보고 대장의 병변을 진단한다.

⇒ 진단치료혈 : 대장수(大腸俞)

② 윗입술 부위와 법령(코 옆의 주름)에서 대장경의 시동병과 소생병을 진단한다. 소생병이 되면 눈이 황색을 띠며 입이 마른 증상이 나타난다.

⇒ 진단치료혈 : 상거허(上巨虛), 곡지(曲池)

③ 콧구멍의 면적과 비익의 면적에 따라 대장의 기능을 진단한다.

⇒ 진단치료혈 : 천추(天樞)

④ 안면의 중앙 주위가 대장의 반응 부위이므로 피부의 윤기와 관련되어 있다.

⇒ 진단치료혈 : 합곡(合谷)

5) 방광(膀胱)

비공단(鼻孔端)의 아래 부위가 방광과 자궁이다.

① 비공(鼻孔)의 외부나 내부에서 방광의 기능을 진단한다.

⇒ 진단치료혈 : 중추(中樞), 천창(天窓)

② 눈이 튀어나온 것 같거나 눈이 노랗고 눈물이 나오거나 코피가 나며, 목에

통증이 나타나는 것은 방광경의 문제로 발생된다.

⇒ 진단치료혈 : 위중(委中), 위양(委陽)

6. 눈의 망진(望診)

눈은 간(肝)의 정황을 반영할 뿐만 아니라 오장육부(五臟六腑)와 밀접한 관계를 갖고 있다. 눈은 신(神)의 여하를 관찰하는데 중요하며, 오장의 변화를 알 수 있다.

- 안구가 정중앙에 있고 눈초리가 올라갔으며 맑고 깨끗한 눈을 가진 사람은 머리도 좋고 건강하나 자만심이 강하고 교만하여 항상 외롭다.
- 안구가 정중앙에 있고 눈초리가 처지고 맑은 눈을 가지고 있는 사람은 침착하고 생각이 깊으나 게으른 편이다.
- 안구가 바깥쪽으로 쏠려있는 사람이 기력이 없을 경우에는 암을 조심해야 한다. 약물중독에서도 나타난다.
- 안구가 코 쪽으로 쏠려 있는 것은 교감신경이 예민해진 경우이다. 이러한 사람 중에 고혈압 환자는 뇌졸중으로 쓰러질 위험이 높으므로 주의가 필요하다.
- 안구 중 어느 한쪽이 기울어진 눈은 당뇨병에서 많이 나타나며, 많이 기울어져 있을수록 당뇨가 오래된 경우이며, 대체적으로 왼쪽 눈이 기울어진 경우가 많다.

1) 눈과 장부의 관계

"오륜(五輪)"학설 : 눈 각 부위의 형태와 색택의 변화로 상응하는 장부의 병변을 진찰한다.

① 내자(內眦) 및 외자(外眦)의 혈락(血絡) → '혈륜(血輪)' ⇒ 심(心)

심주혈맥(心主血脈), 혈(血)의 정(精)이 락(絡)이 되므로 심(心)에 속한다.

② 흑주(黑珠) → '풍륜(風輪)' ⇒ 간(肝)

간속풍주근(肝屬風主筋), 근(筋)의 정(精)이 흑정(黑睛)이 되므로 간에 속한다.

③ 백주(白珠) → '기륜(氣輪)' ⇒ 폐(肺)

폐주기(肺主氣), 기(氣)의 정(精)이 백정(白睛)이 되므로 폐에 속한다.

④ 동인(瞳人) → '수륜(水輪)' ⇒ 신(腎)

신주수(腎主水), 신주골(腎主骨), 신생수(腎生髓), 골(骨)의 정(精)이 동인(瞳人)이 되므로 신에 속한다.

⑤ 안포(眼胞) → '육륜(肉輪)' ⇒ 비(脾)

비주기육(脾主肌肉), 기육(肌肉)의 정(精)이 약속(約束)(안검)이 되므로 비(脾)에 속한다.

2) 안부(眼部)의 색진(色診)

① 목자(目眦)가 – 적색 → 심화(心火)
– 담백 → 혈허(血虛), 허열(虛熱)

② 백정(白睛)의 – 적색 → 정신적인 자극에 의한 흥분, 수면부족, 뇌에 대한 충격, 안질 등에 의해 나타나며, 폐화(肺火), 실열증(實熱證)이다.
– 황색 → 습열(濕熱)이 내부에 왕성한 것이다.
– 검푸른색 → 간, 신에 이상이 있을 때 나타난다.

③ 안주(眼珠)의 종창(腫脹) → 간화(肝火)

④ 안포(眼胞)의 – 피부가 홍색으로 변하고 습윤(濕爛)한 것 → 비화(脾火)
– 상하가 선명 → 담음병(痰飮病)
– 색이 회암(晦暗) → 신허(腎虛)

안포 주위가 푸르거나 흑색을 띠면 배가 냉하고 어혈, 과식, 과로가 장기간 계속될 경우에 나타난다.

⑤ 눈 전체가 홍종(紅腫) → 간경(肝經)의 풍열(風熱)에 의해 나타난다.
⑥ 눈이 – 맑으면 → 한증(寒證)
– 암탁(暗濁) → 열증(熱證)
⑦ 눈이 항상 마르는 것은 비뇨기계 이상이나 뇌질환에 나타나는 경우가 많으며, 눈이 부시고 눈물이 많이 나는 것은 간과 위에 열이 많기 때문에 나타난다.

3) 안부(眼部) 형태 변화의 망진(望診)

① 안검부위가 약간 부어 누에가 누워 있는 것 같으면 → 수종(水腫)의 초기 증상
② 안포(眼胞)의 상하가 선명하면 → 담음병(痰飮病)
③ 상하안검종창에 – 종세(腫勢)가 급(急)하고 홍색 → 비열(脾熱)
– 종세(腫勢)가 완만하고 안검이 늘어지며 연약 → 비허(脾虛)
④ 안검부위가 함몰 → 기혈(氣血)과 진액(津液)이 안검을 영양하지 못하여 생긴다. 설사 후 생기는 탈수에서는 경(輕)한 경우 눈이 들어가기 시작하며, 중도 탈수인 경우에는 명확하게 된다. 진액(津液)의 소모를 조기 진단할 수 있는 하나의 증후이다.
⑤ 구병(久病)이나 중병(重病)에 안정(眼睛)이 안광(眼眶)으로 함몰하며, 오장육부의 정기가 이미 쇠잔해진 경우이다. (예후불량, 난치)
⑥ 함몰된 것이 매우 깊고 시력이 상실되고 진장맥(眞藏脈)이 나타나면, 음양이절(陰陽離絕)된 사증(死證)이다.
⑦ 안정돌출(眼睛突出)에 천식(喘息)을 겸한 경우이다. → 폐창(肺脹)
⑧ 경부종창(頸部腫脹)에 안정돌출(眼睛突出)이 나타나면 → 영종(瘿腫)
⑨ 한쪽의 안정(眼睛)만 돌출되면 악후(惡候)에 속한다.

7. 귀의 임상상 응용

① 좌측 귀의 위치가 높으면 좌측 등에 통증이 나타나기 쉽다.

② 좌측 귀의 위치가 높으며 눈시울이 검푸르면 가슴이 번민되어 통증이 나타난다.

③ 좌측 귀가 경사되어 있으면 좌측 척추 측만이다.

④ 우측 귀가 경사되어 있으면 우측 척추 측만이다.

⑤ 귀의 경사와 귀의 뒤가 함몰되어 있으면 요통이 나타나는 경우가 많다.

⑥ 귀의 육질이 엷고 연하면 신(腎)의 비뇨기능이 악화된다. 귀의 위치가 기울면 신장도 기울며 주변의 장기를 압박하여 허리나 신장질환이 발생되기 쉽다.

⑦ 좌측 귀의 뒤가 움푹 패어 있으면 좌측요통이 있으며, 우측 귀의 뒤가 움푹 패어 있으면 우측에 요통이 발생된다.

⑧ 이수(耳垂) 부위가 두꺼우며 앞으로 뛰어 오른 사람은 외향적 성격으로 낙천적이지만 사람이나 사물에 약간의 강요성이 있는 면이 있다.

이수(耳垂) 부위가 두꺼우며 뒤로 젖혀 있는 사람은 내향적 성격으로 적응심이 강하다. 이런 사람은 흉강내의 심폐순환 기능이 좋지 않으며 흉민, 기침, 가벼운 천식 등이 발생될 수 있으니 호흡기능을 강화하여야 한다.

⑨ 이수(耳垂)가 똑바른 사람은 성격도 중용하며 점잖고 음양의 균형이 잡혀 있다.

⑩ 귀의 형이 약하고 딱딱하며 뾰족한 사람은 성격이 편굴(偏屈)되어 자기 멋대로 하며 쉽게 머리를 숙이지 않는다. 반해 귀의 구부러진 상태가 둥글며, 형질도 균형 잡혀 있는 사람은 성격도 온화하다. 굳은 귀의 유연한 개성, 부드러운 귀에 강직한 개성이 있는 것이다.

⑪ 귀의색이 나쁜 것은 순환기 장애의 증상으로 나타나며, 귀의 색이 검고 겉이 윤기가 없이 말라 보이는 것은 신(腎)이 약해진 증상이다.

⑫ 좌측 귀가 잘 들리지 않는 것은 스트레스가 많아 간담에 이상이 있는 경우 이며, 우측 귀가 잘 들리지 않는 것은 신(腎)의 기능이 떨어진 경우에 나타난다.

8. 코(鼻)의 망진(望診)

코는 폐(肺)가 외계와 통하는 구멍이고, 위(胃)의 경맥(經脈)이 지나가며, 호흡할 때 기(氣)가 출입하는 통로이므로, 폐(肺)와 위(胃)에 병리변화가 생기거나 외사(外邪)가 새로 침습하였을 때 코에 증후가 나타난다.

1) 비부(鼻部)의 색택과 형태의 변화

① 비두(鼻頭)

- 적색 → 폐열
- 백색 → 기혈허
- 황색 → 내부의 습열
- 청색 → 복중의 냉통
- 미흑색 → 내부의 수기정체
- 건조하며 그을음이 낀 것 같은 흑색 → 양독열사(陽毒熱邪)의 심중(深重).
- 냉활(冷滑)하면서 흑색 → 음독으로 인한 냉증이 극심.
- 황흑색이고 윤기가 없이 까칠 → 비화(脾火)로 진액이 마른 것이다.

② 비공건조(鼻孔乾燥) → 조사(燥(火)邪)가 폐로 침범한 경우이다.

③ 신병(新病)에 비홍종(鼻紅腫) → 사기(邪氣)가 성하여 혈열(血熱)에 의해 발생.

④ 구병(久病)에 비주(鼻柱)가 내려앉는 것 → 매독이나 마풍(麻風) 등에 나타남.

⑤ '주사비(酒齄鼻)' – 비두색홍(鼻頭色紅)하고 분자(粉刺)가 나타나는 것이다.
– 위화(胃火)가 폐를 훈증하여 혈이 폐락(肺絡)에 옹체된 경우.

⑥ '비치(鼻痔)' (비공안에 적은 군살이 생겨 비공을 막아 호흡이 곤란한 것).
→ 폐경(肺經)에 풍열옹체(風熱壅滯)된 것이다.

⑦ '비선(鼻煽)' [1)]

→ 신병(新病)에 천식을 겸한 경우 : 폐열(肺熱)

→ 구병(久病)에 천식을 겸한 경우 : 폐신정기허쇠(肺腎精氣虛衰)

⑧ 비도(鼻道)이 분비물

맑은 콧물을 흘리고, 오한(惡寒)을 겸하면 풍한(風寒)에 속하며, 흐린 콧물을 흘리고 몸에 열(熱)이 있으면 풍열(風熱)에 속하며, 흐린 콧물을 흘리고 역한 냄새가 나며 멎지 않는 것은 비연(鼻淵)이다.

2) 비주(鼻柱)의 형태

① 비주(鼻柱)의 중앙이 돌기되어 있는 경우는 삼초(三焦)의 작용이 좋다.

② 비주(鼻柱)가 움푹 패여 있는 경우는 삼초의 작용이 좋지 않다.

③ 콧구멍이 안으로 향해 있으면 방광의 괄약근 작용이 좋은 상태이다.

④ 콧구멍이 밖으로 향해 있으면 유뇨(遺尿)현상이 발생된다.

3) 코 부위의 진단

코는 폐가 열려있는 구멍으로 호흡의 문호이다. 그러므로 코를 통해서 폐를 관찰할 수 있다. 족양명위경맥이 코의 옆으로 유주하고, 수양명대장경은 비공(鼻孔)으로 돌아가며, 수태양소장경맥의 지맥이 코에서 멈춘다. 또한 코는 오장의 정기가 모이는 곳이다. 『석실비록(石室秘錄)』에 두 눈 사이의 명당 부위는 심(心)에 속하고, 콧대 중간 부위는 간(肝), 코끝은 비(脾), 콧방울은 위(胃), 관골 위쪽은 신(腎), 신(腎)아래 부위는 대장에 속한다. 명당 위부분인 궐중은 폐(肺), 궐중 위의 궐상 부분은 인후와 상응한다. 코 뿌리와 이마가 맞닿은 부분인 알(頞)[2)]의 상방은 두면(頭面)에 속한다.

---

1) 비선(鼻煽) : 비익(鼻翼)이 벌름벌름 움직이며 호흡이 천촉(喘促)

2) 알(頞) : 콧마루

★ 코의 오색주병(五色主病)

① 청색(靑色)

코끝이 청색인 경우는 동통이 있는 것으로, 복통이 있을 경우에 나타나며, 간담화왕(肝膽火旺)이나 하초습열에 의한 경우이고, 여성의 월경량이 많고, 코끝만 청황색이면 대부분 간의 문제로 나타나며, 임병(淋病)일 수 있다.

② 적색(赤色)

코가 적색을 띠면 비경(脾經)이나 폐경(肺經)에 열이 있는 경우이다. 코 아래가 붉고 부어있는 경우는 배에 기생충이 있는 감병(疳病)이다. 여성이 콧방울 부위가 적색을 띠면 폐경(閉經)이 되어 월경이 오지 않을 수 있다. 코가 붉고 코구멍이 건조하면 코피가 쉽게 난다.

③ 황색(黃色)

습열(濕熱)이 있거나 가슴에 한(寒)이 있는 경우이다. 황색을 띠는 것은 비(脾)의 문제로 수습을 운화하지 못하여 습울(濕鬱)이 열로 화생하여 나타나게 된다. 코가 흑황색이고 밝은 경우는 어혈에서 나타난다.

④ 백색(白色)

백색의 경우는 기혈이 허하여 나타나며, 빈혈이나 폐병에서 나타나기도 한다. 또한 자궁출혈이나, 하혈, 토혈, 외상출혈 등에 의해서 나타난다. 여성에서 코끝 부위가 백색이면서 작은 돌기가 발생되면 월경주기가 지연되고 월경양이 적다.

⑤ 흑색(黑色)

코끝이 흑색인 경우는 수기(水氣)[3]로 인한 것이다. 남자의 경우 흑색을 띠면 복통이 생길 수 있으며, 음경과 고환통이 생길 수 있다. 여성의 경우 월경불순이나 생리통이 나타난다.

---

3) 수기(水氣) : 부종

코와 눈 밑의 기미는 담음(痰飮)으로 인한 것이며, 눈 밑이 시꺼먼 것도 담음이다.

그러므로 얼굴에 기미 있는 여자는 소화 잘 되는 사람이 없다.

비공이 밖으로 드러나면 화(火)다. 방광이 루설(漏泄)한다.

코가 들린 사람이 소갈병이 잘 발생된다.

콧대의 길이로 대장을 측정한다. 콧대가 길면 대장도 길고, 콧대가 짧으면 대장도 짧다. 콧대가 긴 사람은 대장이 허한(虛寒)하다.

비준두가 처진 사람은 위하수인 경우가 많고, 콧대의 중간이 튀어 나온 사람은 삼초가 결해 있고, 대소변불리가 있으며, 척추가 휜 사람이다. 이런 사람은 반드시 요통이 생긴다.

코에 주름이 진 것은 간이 허한 것이다.

9. 입술(脣)의 망진(望診)

입은 비(脾)가 외계와 통하는 곳이며, 비(脾)의 정황은 입술에 나타나며 족양명위경(足陽明胃經)이 입술을 순환하기 때문에 입과 입술을 통하여 비(脾)와 위(胃)의 병리변화를 알 수 있다.

1) 입술의 색깔

① 붉고 습윤한 것은 정상적이며, 위기(胃氣)가 충족되고 기혈(氣血)이 고른 것을 뜻한다.

② 입술은 혈(血)이 부족하여 영양하지 못하는 것으로 대출혈인 경우 나타난다.

③ 담홍색은 허증(虛證)과 한증(寒證)으로 혈허(血虛)나 기혈양허(氣血兩虛)인 경우이다.

④ 심홍색은 실증(實證)과 열증(熱證)으로 심홍색에 입술이 마른 것은 열(熱)이 성하고, 진액(津液)이 소모된 것이다.
⑤ 붉고 붓고 마른 것은 열이 극도로 발전된 것이다.
⑥ 분홍색인 때는 가스 중독에서 볼 수 있다. 청홍색은 심하게 냉(冷)한 것이다.
⑦ 입술의 청색은 기혈(氣血)이 어체된 것이다.
⑧ 청홍색은 동통(疼痛)을 나타낸다. 입술이 담홍색에 검은색을 띠면 한(寒)이 심한 것이다.
⑨ 청색에 진한 자색을 띤 것은 체내에 어혈(瘀血)이 있고, 입 주위가 검은색을 띄면 신절(腎絕)이다.
⑩ 입술이 마르고 자색을 띈 것은 위중한 증상이다.

2) 입술의 형태

① 입술이 마르고 갈라지는 것은 진액(津液)이 손상된 것으로 조열(燥熱)이 외감하여 사열(邪熱)이 진액을 손상하였을 때 나타나며, 비열(脾熱)이거나 음허(陰虛)로 진액(津液)이 부족할 때 볼 수 있다.
② 입에서 침이 흘러나올 때는 비허(脾虛)로 습(濕)이 성하거나 위(胃)에 열이 있을 때이며, 신생아가 젖을 빨지 못하는 것은 신생아 경련(痙攣)에서 볼 수 있다.
③ 입술색이 청색(靑色)이고 경련(痙攣)이 멎지 않는 것은 간풍(肝風)이 비(脾)를 침범하였기 때문이다.
④ 구창(口瘡)은 입안과 입술에 작은 물집이 생기고, 터지면 붓과 아픈 것으로 구파(口破)또는 구감(口疳)이라고 부르며, 심(心)과 비(脾)의 경맥(經脈)에 적열(積熱)이 있어 생기는 것이다. 실화(實火)에 속하면 물집이 터진 자리가 많고 색은 선홍색이며, 허화(虛火)인 경우는 백반이 있고 담홍색이다.
⑤ 혀를 내밀 때 떠는 것은 신경쇠약, 알콜중독, 마비 등의 원인으로 나타난다.
⑥ 입을 항상 벌리고 있는 것은 신기가 약한 경우가 많다.

3) 입과 입술의 망진

입술은 비장으로 열려져 있으므로 입술의 상태를 보고 비위의 정보를 알 수 있다. 또한 입술은 비위뿐만 아니라 수양명대장경이 교차하므로 대장의 상태를 알 수 있고, 족궐음간경맥이 입술 안을 싸고 있으므로 간의 상태를 알 수 있으며, 독맥이 입술을 통과하므로 독맥의 문제로 나타나는 증상이 표출되기도 하는 곳이다. 또한 족소음신경맥도 입술 부위로 유주하므로 신(腎)의 상태도 판단할 수 있는 곳이다. 입술이 얇으면 위벽이 얇고, 입술이 크게 째졌으면 위통(胃痛)도 크며, 입술이 청색을 띠면 위(胃)도 차다.

입술이 두껍고 인중이 길면 소장도 역시 그러하다. 그러므로 입술이 두꺼운 사람은 십이지장염을 앓을 경우가 적다. 입술이 하얀 사람은 탈혈(奪血)인 상태이다. 백혈병도 그렇다. 입안에 뭐가 잘 생기고 헌 사람은 위도 그렇게 똑같이 헐어 있는 경우가 많다.

위장관의 세포는 표피세포이다. 피부세포와 똑같은 세포이므로, 위장관은 피부와 같이 외계에 노출되어 있는 곳이다.

입이 쭈글쭈글한 것은 비장이 허한 것이다.

① 담백색(淡白色)의 입술

대출혈이 있는 경우에 나타나며 냉대하나 붕루 증상으로 인하여 기혈이 허하여 나타나며 불임증이 발생할 수 있다.

② 홍색(紅色)의 입술

홍색을 띠는 경우는 장부에 습열이 많은 경우이며, 어둡고 광채가 없으면 비허(脾虛)로 과로하거나 식욕부진의 상태일 경우 나타난다. 건조한 홍색인 경우는 혈열(血熱)의 원인이며, 진한 자홍색(紫紅色)은 기혈어체(氣血瘀滯)의 원인으로 나타난다.

③ 황색(黃色)의 입술

내상(內傷)으로 간비습열(肝脾濕熱)의 울체가 원인이며 짜증이 많고, 사지가 피로하며 현훈(眩暈) 증상이 나타난다.

④ 흑색(黑色)의 입술

신기(腎氣)의 단절로 통증이 나타나며, 한기(寒氣)에 노출되거나, 호흡곤란으로 발생된다. 담음의 정체로 인한 경우이기도 하며, 현운(眩暈), 대변비결(大便秘結), 오심(惡心)등의 증상이 나타난다. 상초(上焦)의 어혈이 심(心)을 상공(上攻)하는 경우로, 어지러움증이나 협심증 흉통 등이 나타난다.

⑤ 청색(青色)의 입술

기체혈어(氣滯血瘀)가 주원인이며, 한증(寒症)이며, 중풍 등의 혈관질환에서 나타난다.

⑥ 남색(藍色)의 입술

병의 상태가 위중함을 나타내며, 간담의 문제나 졸중(卒中)의 상태에서 나타나며, 빈혈에 심장의 문제로 나타나는 경우도 있다.

⑦ 입술이 마르고 트는 증상

마르고 갈라지고 벗겨지고 피가 나는 것은 조열(燥熱)로 인해 진액이 부족해짐으로 나타나는 증상이다.

⑧ 포진(疱疹)

입술에 포진이 생기는 경우는 감기, 폐렴, 홍역 등 호흡기 질환일 경우에 나타난다.

⑨ 입술내부가 부르트는 증상

입술 안쪽 점막에 투명의 과립이나 돌기가 돋아나는 경우는 대개 회충병의 원인으로 나타난다.

⑩ 입술 안에 흰 반점

윗입술과 잇몸의 경계부이에 백색의 작은 반점이나 돌기가 돋아나는 경우는 대부분 치질의 원인으로 발생된다.

3 자장요법(磁場療法)

1. 자석요법의 개요

자기장요법, 자기요법이라고도 하며 자석이 만들어내는 자기장 또는 자성(음성과 양성)을 이용한 특수자석인 네오디움(ND) 자석을 이용해서 신체의 특정 부위에 자극을 주어 질병을 치료하고 예방하는 치료법이다.

우리인체 질병의 대부분은 혈액순환과 깊은 관련이 있다. 혈액순환이 원활하지 못하여 발병하는 경우가 있는가 하며 또한 순환이 너무 빨라서 생기는 질병이 있는데 자석이 이러한 혈액순환의 문제를 해결하는데 탁월한 효능이 있다. 우리인체 혈관의 길이는 약12만8천km에 달한다고 하는데 이렇게 긴관을 모터의 힘으로 돌린다고 하는 것은 불가능 할

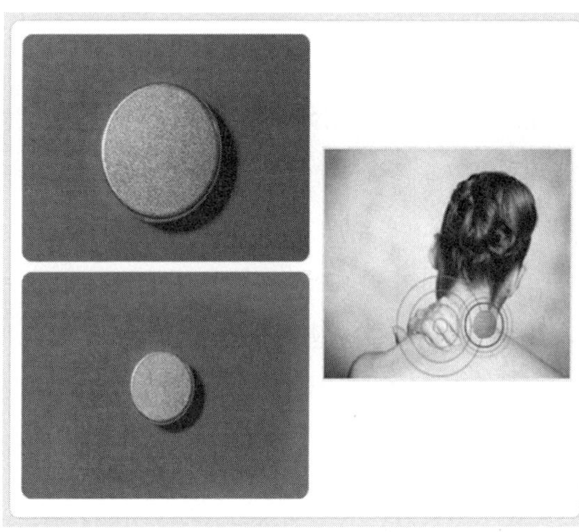

것이다. 그러나 우리 몸에는 약5Gause정도의 미세자장이 흐르고 있을 뿐 아니라, 혈액 속에는 철분이 함유되어 있다. 혈액중 철분이 부족하거나 인체의 자장이 약하면 혈액속의 이온의 질이 떨어지면서 혈액의 산성화가 촉진된다.

자석요법은 신체부위나 손가락 등에 자석을 붙이고 빠르게는10여분에서 30분 정도 지나면 환자가 효과를 스스로 느낄 수 있으며 만성질환과 난치병 등에도 매우 좋은 효과를 기대할 수 있다.

2. 자석요법의 적용범위(適用範圍)

고혈압, 저혈압, 불면증, 당뇨, 통풍, 아토피염증, 감기, 치질, 변비, 디스크, 운동 시 부상, 우울증, 두통, 관절염, 풍치, 오십견, 혈액순환장애, 생리통, 월경조절, 상처, 수술부위, 염좌, 풍치 등

3. 명현현상(明顯反應)

치료되어 가는 가정에 나타나는 반응을 명현현상 혹은 명현반응 이라 하는데 이는 치유가 되는 과정이기 때문에 나타나는 현상이므로 극복하게 되면 치유가 된다.

1) 나른해지며 졸음이 온다.

2) 손, 발이 따뜻해짐을 느낀다.

3) 눈이 맑아지고 밝아진다.

4) 통증이 감소되거나 소멸된다.

4. 자석요법의 부작용(不作用)

치료효과를 기대하기 위해서는 정확하게 배워야 하는데 짧은 지식으로 함부로 사용하다보면 심각한 부작용이 일어날 수 있으므로 사용 시 주의해야 한다.

1) 혈압 급상승
2) 혈압 급 저하
3) 현기증
4) 두통
5) 구토
6) 출혈
7) 이명
8) 전신마비

5. 자석요법의 효능

1) 눈이 밝아짐
2) 정(精)이 증강
3) 신장기능 강화
4) 뼈를 튼튼하게 한다.
5) 관절의 통증
6) 후통
7) 오로
8) 칠상
9) 양위

10) 어린이 경기

11) 상처치유

6. 자석분을 이용한 약제

1) 한방약

자석환, 자석육미환, 자석주, 자석산, 자주환.

2) 자석분

자석분의 약성은 신한무독(辛寒無毒)

신경통, 타박상, 담결린데, 추락하여 안으로 어혈(자석분을 커피 숟가락 한 스푼 정도를 술에 타서 식간3회 먹는다)등에 효과가 있다.

3) 자력수

지하수나 수돗물을 받은 통속에 자석을 넣어 두거나 수도배관에 자석을 부착해 두면 자력수가 만들어진다. 특히 자력수는 신장 기능강화에 효과가 있다.

7. 증상별 자석요법

자석요법은 자석을 피부에 직접 부착하는 방법으로 반드시 N극이 피부에 닿도록 붙여야 한다.

1) 불면증(不眠症)

인당에 N극을 올려놓으면 시원한 느낌과 함께 맥이 뛰는 느낌이 오며 5분 정도면 잠들게 된다.

성격이 아주 예민한 사람이라도 30분 정도면 잠들게 된다. 꿈을 자주 꾸는 다몽증상이나 악몽에 시달리거나 가위에 눌리는 증상이 잇는 사람에게도 매우 효과적이다.

시술 중 갑자기 이명(귀울림) 현상이 일어나거나 두통이 오는 경우 S극을 피부에 닿게 부착하면 즉시 해결된다.

인당 ☞ 눈썹과 눈썹사이

2) 감기(感氣)

감기에 걸리면 약을 복용하거나 병원치료를 하여도 쉽게 치유되지 않는 질병으로 높은 열, 기침, 무력감 등을 동반하며 특히 어린이나 노약자에게 더욱 심하다.

① 기침과 가래가 심할 때 : 천돌에 N극 부착

② 콧물감기 : 중지 첫마디 위에 N극 부착

③ 편도 부을 때 : 해계혈 좌우측에 각각 N극을 2~3일간 계속 부착하여 둔다.

3) 생리통(生理痛)

때마다 찾아오는 불청객. 여성의 사회적 활동에 많은 지장을 초래하는 생리통은 생리 전 이나 생리기간 중에 배꼽 아래 2cm 지점에 N극 부착하면 통증이 감소하고 편안해지며 미리 붙이면 생리통의 예방효과도 볼 수 있다.

월경조절 : 삼음교 N극 월경억제
삼음교 S극 월경촉진

4) 고혈압(高血壓)

고혈압은 현대의학으로 완치가 어려운 질병으로 수많은 사람들이 고생하고 있고 그 환자수가 점점 늘어나는 추세를 보이고 있다.

2개의 자석을 이용하여 남자는 좌측손에 여자는 우측손의 중지(가운데 가장 긴 손가락) 손등 쪽을 이용 한다. 손톱위에는 N극이 닿도록 부착하고 2째 마디에는 S극이 피부에 닿도록 부착한다. 종이테이프로 고정하고 30분 정도 지난 후에 혈압을 측정해 보면 금방혈압이 많이 내려간 것을 확인 할 수 있다.

또한 뒷머리가 뻐근하고 혈압이 아주 높은 고혈압 환자에게 시술하면 좋은 효과가 있다.

5) 소화불량(消化不良), 위염, 위궤양

위장에 통증이 있거나 위염, 위궤양, 소화불량, 복부가 단단하게 뭉쳐있을 때 자석의 N극이 중완혈에 닿도록 부착하면 통증이 감소하고 위기능이 좋아진다.(중완 : 명치와 배꼽사이)

증상이 심한 경우 장기간에 걸쳐 형성되기 때문에 치유기간도 오래 걸릴 수 있다.

6) 축농증(蓄膿症)

축농증은 호흡을 곤란하게 하고 잠자리가 불편하며 말을 할때 코맹맹이 소리로 명확한 발음을 하기가 어렵다. 또한 입으로 숨을 쉬기 때문에 입술이 건조하고 터서 외관상으로 흉하고 심한 경우 코를 골기도 한다.

치료하는 방법은 자석을 막힌 코의 뿌리 부분에 N극이 피부에 닿도록 부착하면 된다. 비교적 간단히 치료할 수 있는 질병으로 증상이 아무리 심하다고 해도 1주일 정도면 치료된다.

7) 비 염

엄지손가락의 바닥부위(손톱 반대방향, 첫마디 정중앙)에 자석의 N극을 피부에 닿도록 부착 한다.

5.000가우스의 자석을 부착하고 1~2분 지나면 콧물이 나지 않게 되고 장기간 부착하면 근본적인 치료가 되며 재발이 거의 없다. 약 2주 정도의 치유기간이 필요하다.

8) 손이나 얼굴이 부을 때

아침에 일어나 거울을 보면 순과 얼굴이 붓는 경우가 있는데 이는 밤늦게 음식을 먹었거나 술을 마시고 잠자리에 들었을 때 나타나는 경우도 있지만 평상시 잘 붓는 경우는 심장기능의 저하로 볼 수 있다.

계속해서 붓는 증상이 나타나면 체중이 증가하고 몸이 아프며 만사가 귀찮아지고 짜증을 잘 낸다.

이 경우치료법은 5.000가우스의 자석을 N극이 명치에 닿도록 부착하면 치료할 수 있다. 자석을 부착하고 치료 중 숨이 가빠지거나 혈압이 급상승 하거나 갑자기 떨어질 때는 부정맥이 있는 사람으로 즉시 떼어내고 앞으로는 절대로 명치부위에 부착 하는 것은 금해야 한다.

9) 퇴행성 관절염

퇴행성관절염은 현대의학으로는 치료가 힘든 질환이다.

수술을 하여 치료하는 경우 완전히 회복되기 까지는 약 6개월에서 길게는 2년 정도 걸리는 경우도 있다.

무릎 퇴행성관절염의 치유는 잘되는 편이지만 손의 치유효과는 미진하다.

또한 위장의 습(濕)으로 무릎에 물이 차는 증상은 퇴행성관절염이 아니므로 치료방법 또한 상이하며, 퇴행성 관정염의 자석치료는 두 발을 쭉 뻗고 앉아서 무릎 주위를 손가락으로 꾹꾹 눌러 가장 통증이 심한 곳을 찾아. 자석의 N극이 통증 부위의 피부에 닿게 종이테이프로 부착한다.

통상 1일 정도면 통증의 80%가량 감소하고 걷기가 많이 편안해 진다. 단 무릎의 안쪽이 아프면 비장기능의 문제로 볼 수 있고 이고 무릎의 바깥쪽이 아프면 위장기능의 이상을 의심하여야 한다.

자석을 부착하고 2~3일 지나면 다른 부위에 통증이 느껴지기도 하는데 이럴 경우 먼저 부착했던 자석을 떼고 새로운 곳의 통증부위에 자석을 부착 하면 되고. 통증이 완전히 소멸될 때 까지 계속적으로 자석을 부착한다.

10) 통풍(痛風)

요산(尿酸)이 엄지발가락주위에 쌓여 붓고 심한 통증과 열을 동반하며 장기간 치료를 요하는 질환이며 완치가 어려우며, 일상생활에 많은 지장을 초래한다.

통증부위에 약5000Gause 자석의 N극을 부착 하면 된다. 자석을 붙이는 즉시 통증부위의 맥박이 강하게 뀌는 경우도 있으며. 1주일 정도 계속 부착하면 통증이 완전히 사라진다.

11) 숙 취

음주 전 명치부위에 자석의N극을 부착하면 술이 덜 취하고 다음날 편안하다. 음주 후에라도 명치부위에 자석을 부착하면 해독이 빨라 편안해 진다. 사용하는 자석은 3000~4000가우스가 적당하다.

12) 상처, 수술부위

상처가 난 부위에 자석의 N극을 부착하면 쉽게 상처가 아문다. 칼에 베이거나 종기가 난 부위에도 자석을 부착하면 잠시 동안 강한 통증이 오다가 차츰 통증이 감소되고 상처 부위는 빠르게 치유된다. 수술을 하고나면 꿰맨 부위가 딱딱하게 뭉치는데 이곳에 자석을 부착하면 제살처럼 부드럽게 된다.

특히 당뇨 환자는 상처가 생기면 잘 아물지 않아 고생을 하는데 상처부위에 N극이 닿도록 자석을 부착하면 상처가 빨리 치유되고 깨끗이 상처가 치유된다.

13) 질환별 자석처방

반드시 N극을 경혈점에 부착하여야 하고 가려움증 등의 가벼운 증상이 나타날 수 있으나 붙였던 자석을 떼어내면 문제는 즉시 해결된다.

증상에 따른 처방법은 다음의 표를 참고하여 시술하면 좋은 효과를 볼 수 있다.

병 명	상용혈	보조혈
기관지염(氣官支炎)	폐수, 천돌, 단중, 정천	합곡, 족삼리, 기관지부
만성기관지염(慢性氣官支炎)	폐수, 단중, 정천	중부, 내관, 신허: 복류, 비허: 음릉천
기관지천식(氣支喘息)	선기, 단중, 정천	합곡, 족삼리, 대추, 관원
류마티스성심장병(心臟病)	내관, 심수, 심장부 압통점	족삼리, 폐수, 압통점
고혈압(高血壓)	곡지, 족삼리, 백회	풍지, 태양, 신문
중풍반신불수(中風)	견우, 곡지, 합곡, 환도, 풍시	중저, 수삼리, 곤륜
위염(胃炎)	내관, 족삼리, 중완	위수, 위부
협심증(狹心症)	내관, 단중, 심수, 심장부	간사, 곡택
장염(腸炎)	신관, 천추, 족삼리	관원, 중완, 내관, 위수

오십견(五十肩)	견우, 견료, 견정, 곡지, 견정
삼차신경통(三叉神經痛)	풍지, 태양, 영향, 인당
정신분열증(精神分裂症)	대추, 곡지, 태양, 영양, 족삼리
신경성두통(頭痛)	태양, 영향, 풍지, 인당
요통(腰痛)	신수, 지실, 관원, 중극, 위중, 대거, 요안
족염좌(足捻挫)	구허, 상구, 신맥, 압통점
갱년기장애(更年期障碍)	삼음교, 지실, 관원
차멀미, 배멀미	태돈, 중완,신주, 중저
낭습(囊濕)	회음, 요양관
대하증(帶下症)	회음, 십칠추하, 삼음교
면포(面疱)(여드름)	환처부위, 백충와

위궤양(胃潰瘍)	곡택, 내관, 중완, 족삼리	위수, 위부
설사(下痢)	천추, 족삼리	내관, 중완, 음릉천
간염(肝炎)	간수, 장문, 기문, 간구통부	족삼리, 담수, 대추, 태충
슬관절염(膝關節炎)	아시혈	학정, 양구, 내외슬안 양릉천
견관절염(肩關節炎)	아시혈	견우, 견료, 천종, 중저
신경성불면증(神經性)	삼음교	태양, 풍지, 족삼리, 내관
좌골시경통(坐骨神經痛)	환도, 신수, 풍시, 은문, 위중	승산, 현종, 아시혈
당뇨병(糖尿病)	족삼리, 췌장부	중완, 신궐, 관원,지기
치통(齒痛)	합곡, 협거, 하관	내정, 태계

4 죽염요법(竹鹽療法)

1. 소금과 죽염

1) 소금이란

소금은 은백색의 금속인 나트륨과 노란색의 독성 가스인 염소가 같은 비율로 화합하여 이루어진 정입방체의 결정으로 화학명으로는 염화나트륨, 식품명으로는 식염이라고 불린다. 소금은 대개 주성분 이외에 미량의 여러 가지 물질을 함유하고 있어서 그 결정이 불규칙하고 색상도 다양하다.

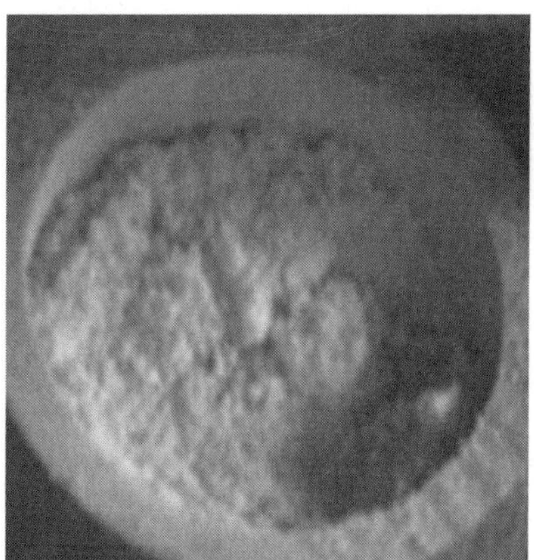

2) 소금의 종류

가. 재료에 의한 분류

① **천일염 :** 바닷물을 태양열로 증발시켜 만든다. 천일염은 식용이나 공업

용으로 쓰이며 염도는 90% 내외이다. 색깔은 백색이거나 투명하다. 우리나라에서 나는 천일염은 염도가 80% 내 외의 백색이다.

② **암염 :** 지층의 일부를 이루고 있는 소금으로, 채굴을 통해서 생산된다. 암염은 공업용 및 식용으로 쓰이며 염도가 보통 90% 이상이다. 보통 색상은 투명하나 지층의 지질에 따라 다르다.

③ **정염 :** 땅 속에서 나오는 함수, 또는 땅 속 깊숙이 잠겨있는 함수를 끌어올려 태양열이나 화력으로 증발시켜 만든다.

④ **조염 :** 해조류를 건조해서 구워 만든 분말로서 염도는 90% 내외이고 인체에 유익한 각종의 미네랄이 풍부하게 포함되어 있다.

나. 가공과정에 의한 분류

① **호염 :** 일명 청염. 알이 거칠고 굵은 천일염을 가리킨다. 염도는 가공염에 비해 낮다.

② **소염 :** 호염을 볶아서 만든다. 소염 속에는 호염에 있는 간수성분이 적고 미네랄이 그대로 남아 있어서 건강에 좋다.

③ **정제염 :** 소금 성분 중에 있는 마그네슘(Mg), 칼슘(Ca), 황산근(SO_4) 등 염화나트륨(NaCl) 이외의 성분을 화학적으로 제거한 소금이며 염도는 95% 가량이다.

④ **죽염 :** 대나무 속에 소금을 넣고 여러번 구워서 만든다. 소금 속의 유해 성분이 제거된 것으로 민간약으로 전승되어 오던 것이다.

3) 소금의 용도

소금은 '조미료' 의 용도로 쓰일 뿐만 아니라 다른 용도로 널리 쓰인다. 소금이 체내에 들어가면 나트륨과 염소라는 두 가지의 이온 상태로 분리된다. 나트륨과 염소로 분리된 상태는 세포의 기능을 촉진시키고, 위액의 구성성분인 염산(HCl)을 만들고 근육(筋肉)의 작용을 정비하는 등 인체에 중요한 작용을 하게 된다.

소금은 의약품으로 쓰였다. 각종 의약품이 발달하기 전에는 소금이 임시변통

약으로 많이 사용되었다. 특히 상처의 소독이나 감기 예방, 축농증(蓄膿症), 치질(痔疾), 화상(火傷), 치통(齒痛), 목 아픈 데, 더위 먹었을 때 소금은 자주 사용되었다. 그외에도 두통(頭痛)이나 현기증(眩氣症), 가슴앓이, 체증(滯症), 위산부족(胃酸不足), 복통(腹痛), 치통(齒痛) 등에 쓰였으며 폐결핵(肺結核)이나 위장병(胃腸病), 안질(眼疾), 두드러기, 부스럼, 옻, 편도선염(扁桃腺炎), 종기(腫氣), 비듬, 파상풍(破傷風), 등의 병들을 치료하는 데 쓰이기도 했다.

2. 소금과 인체의 관계

1) 소금과 인체

인체의 신진대사 과정에서 미네랄 성분은 끊임없이 소모되고 배설된다. 그러므로 인체에는 항상 미네랄을 보충해 주어야만 된다. 미네랄은 식물들에도 있다. 그러나 식물들에 포함된 미네랄만으로는 부족하다. 그러므로 소금으로 미네랄을 보충할 수밖에 없게 되었다. 이런 생체적인 필요성과 더불어 인간은 아마도 불을 사용했을 때 쯤 소금을 사용했으리라고 추측된다. 불을 사용하여 음식을 만들어 먹으면서 인류는 소금의 필요성을 느꼈을 것이고 어떤 형태로든 소금을 섭취했을 것이라는 추측이 가능한 것이다.

소금은 우리가 알고 있는 것보다 훨씬 많은 유익함을 우리에게 준다. 황폐한 땅 주위에 염전이 생기면 나무가 무성하게 자라게 되고 각종 작물이 잘 자란다는 사실을 보면 알 수 있다. 흔히 소금 때문에 고혈압(高血壓)이 생기고 신장병(腎臟病)에 걸린다고 하는 이야기는 타당성이 없는 말이다. 물론 소금을 과잉섭취하면 고혈압 뿐만 아니라 신체 각 장기에 이상이 올 수 있다. 이것은 소금에 들어있는 핵비소와 다이옥신 때문에 이러한 증상이 나타나기 때문에 인체에 해를 끼치는 핵비소와 다이옥신을 제거하여 섭취하면 오히려 질병을 예방하고 치료하는데 큰 효과가 있다. 핵비소와 디이옥신을 없애기 위해서는 소금을 후라이팬에 볶으면 되는데, 후라이팬에 매번 볶아서 사용하기가 어렵기 때문에 이 물질을 제거한 죽염을 사용하면 된다.

그런 점에서 볼 때 근래에 많이 볼 수 있는, 성인병(成人病)을 예방하기 위해서 소금 섭취를 급격히 줄인다는 등의 식이요법을 재고해야만 할 일이다.

소금은 우리 몸에 있는 피와 땀, 침과 오줌, 담즙 등에 들어 있어 그 기능이 원활하도록 돕고 있다. 특히 위액에 있어서는 그 중요 성분인 염산을 구성하고 있다. 이렇게 체액에 대부분 포함되어 있는 염분으로 인하여 혈관벽에 침착되어 있는 광물질이 제거되고 혈관의 경화가 억제된다. 그리고 염분은 장의 벽에 침착된 광물질도 용해하고 장의 유동을 높이며 소화액의 분비를 돕고 장내의 이상발효를 막는 역할을 한다. 신체에 필수불가결한 염분은 그 자체로서 세균의 침입과 번식을 억제하는 역할을 한다. 그러나 소금을 과잉섭취하면 신경을 자극하게 되어 신경과민 현상이 오고 혈관이 수축하게 되어 고혈압이 되기도 한다.

이처럼 소금은 인체에 필수불가결한 물질이다.

2) 여러가지의 병을 치료하는 소금

① 졸도나 인사불성

졸도나 인사불성이 되었을 때 소금 큰 숟가락 하나의 양을 약간 검게 태워 끓는 물 한 사발에 타서 마시게 하면 회복된다.

② 심한 설사

급성장염에 걸려서 심한 설사를 할 때에 소금을 큰 숟가락으로 1~2숟갈을 볶아서 끓는 물에 풀어서 양껏 마시거나 먹인다. 이 소금물을 마시고 토하더라도 도움이 된다. 이것은 링게르 주사를 맞는 것과 비슷한 효능을 갖는다. 배가 아픈 경우에는 호염을 약 두되 가량 볶아서 뜨거운 상태의 소금을 두 개의 주머니에 담고 수건으로 감싸서 하나는 배꼽에 대고 또 하나는 허리에 대면 좋아진다. 이 때에 피부 위에 두꺼운 수건을 대어서 화상(火傷)을 입지 않게 주의해야 한다.

③ 명치통증

위경련이나 위통(胃痛)이 있을 때, 기타 위(胃)에 장애가 생겨 위(胃)가 아프거나 가슴이나 옆구리가 심하게 아플 때, 호염 3순갈을 볶아서 따끈한 소주나 청주 한 사발에 풀어서 양껏 마시면 좋다. 이때 토할 수도 있으나 토하면 다시 마시고 나서 죽 한 그릇을 먹고 다시 마시면 효과가 있다.

④ 입 냄새를 제거

매일 아침 식전에 소금을 1/4순갈 떠서 끓는 물에 풀어서 복용하면 좋다. 이렇게 하면 식욕을 촉진하고 소화를 도와주며 위염을 풀어 주고 치아의 질환을 예방하고 대소변을 이롭게 한다. 위장의 상태가 호전되면 심한 입 냄새가 나지 않게 된다.

⑤ 탈모증을 예방

큰 병을 앓고 난 뒤에나 아기를 낳았을 때, 그리고 극도로 피로하거나 빈혈(貧血)이 심한 사람은 종종 머리가 빠지는 일이 있다. 이럴 때에는 소금 한 줌을 물 한 되에 달여서 반량으로 졸여서 이 물을 머리가 빠진 자리에 잘 바르고 10여분이 지나면 따끈한 물로 씻는다. 이렇게 하루 두번 약 보름 정도 계속하면 머리가 빠지지 않는다.

⑥ 인후통(咽喉痛)을 치료

소금은 강한 소염작용을 가지므로 급성 인후염(咽喉炎)이나 만성 인후염, 그리고 급만성 편도염에 잘 듣는다.

소금을 큰 순갈 한 술로 떠서 볶은 다음에 물 한 사발에 풀어서 양치질을 하면서 서서히 목으로 넘기면 인후염이나 편도선염에 효과가 있다. 편도선염이 심해져서 인후벽에 노란 고름이 생기면 소금을 노랗게 볶아서 가루로 만든 다음 약솜을 젓가락에 감아서 물을 약간 적시고 소금가루를 약솜에 묻혀서 목구멍 속의 고름이 생긴 부위를 문지른다. 이렇게 하루 10여 차례 계속하면 매우 효과가 크다.

⑦ 지혈작용(止血作用)

어떤 원인에서건 피를 토할 때 연한 소금물을 마시면 지혈효과를 볼 수 있고, 피를 토하면서 생긴 수분의 부족을 보충해 줄 수 있다.

⑧ 탈항(脫肛)과 탈장(脫腸)에 효과

탈항(脫肛)이나 탈장(脫腸)이 되었을 때는 항문 밖으로 돌출해 있는 부위에 참기름을 발라서 손가락으로 밀어 넣고 석류피 5돈중(19g)과 호염 한 줌을 물 두 사발로 달여서 항문을 씻고 침대에 누워서 움직이지 않는 것이 좋다. 이렇게 해서 하루만에 나으면 다시 돌출되지 않는다.

⑨ 숙취(宿醉)에 효과

술에 취해서 구역질이 나거나 토할 때, 머리가 어지럽고 멍할 때, 불안 초조할 때, 의식이 깨끗하지 않을 때에 진한 소금물을 한 컵 마시면 좋아진다.

⑩ 술로 인한 여드름이나 부스럼 '주사비' 에 효과

술을 자주 마셔서 얼굴에 여드름이나 부스럼이 나는 사람이나 코 끝이 빨개진 사람들은 연한 소금물을 따끈하게 데워서 아침저녁으로 얼굴을 씻으면 염증이 조금씩 줄어들면서 나아진다. 증세가 심한 사람들은 물론 술을 끊고 치료해야 한다.

⑪ 살균작용

파리나 모기에 물렸을 때 연한 소금물을 한 컵 마시고 약솜에 진한 소금물을 적셔 물린 곳에 바르면 아프고 가려운 것이 나아진다.

벌이나 지네에 물렸을 때도 같은 방법을 쓰면 효과를 볼 수가 있다. 하지만 이 방법은 어디까지나 응급처치에 한한다. 많이 물렸을 때나 심각한 정도에 이르기 전에 병원 등으로 옮겨 전문적인 처치를 받아야 한다.

⑫ 충치 예방

소금은 풍치나 충치를 예방하는 효력이 있다. 볶은 소금 가루로 이를 닦으면 충치를 예방할 수 있고 충치를 치료할 수 있다. 소금을 볶지 않으면 자극성이 커서 잇몸을 상할 우려가 있다. 혹, 날 소금이나 호염의 양을 많이 해서 오랜 시간 이를 닦으면 이가 검게 변할 우려가 있다.

⑬ 풍치와 잇몸출혈

매일 세 차례 조금 진한 소금물로 백 번씩 양치질하면 5일 뒤에는 이뿌리가 노출되지 않고 피가 멎는다.

⑭ 안질환에 효과

매일 세 차례 소금물로 10번 가량 눈을 씻고 다시 따뜻한 물로 눈을 씻으면 눈이 맑아지고 가벼운 안질환에 효과가 있다.

3. 재료의 약성

죽염(竹鹽)이란 대나무와 소금과 송진 및 황토의 주요 약성이 종합되어 이루어진 합성신약이다.

1) 대나무

대나무는 그 곧은 모양새와 속을 비우고 사철 푸른 빛을 잃지 않는 특성으로 인해 예로부터 선비들에게 절개와 강직함의 상징으로 사랑을 받아왔으며, 마음을 비우고 천지의 도를 행할 군자가 본 받아야 할 품성을 지녔다고 해서 사군자의 하나로 칭송을 받아 왔다.

대나무는 뿌리에서부터 잎까지 약용으로서 활용도가 매우 높은데, 고대문헌 〈신농본초경〉에 "댓잎은 맛이 쓰고 성질이 차다. 해소와 상기(上氣), 종양(腫瘍),

해열(解熱), 상충(上衝)에 효과가 있다"고 되어 있다. 그 외에도 각종 의학 서적에 기록된 내용을 보면 곽란(癨亂), 토혈(吐血), 거담(祛痰), 중풍(中風), 당뇨(糖尿), 두통(頭痛), 고혈압(高血壓), 현기증(眩氣症), 신경쇠약(神經衰弱), 임신빈혈(妊娠貧血), 간질(癎疾), 불면(不眠), 과다음주(過多飮酒), 피로회복(疲勞回復) 등에 신비한 효능이 거론되고 있다.

또한 대나무의 열매인 죽실(竹實)은 신명(神命)을 통하게 하고 몸을 가볍게 하며 기운을 돕고, 대나무의 즙(汁)은 민간요법(民間療法)에서 치통(齒痛), 멍든데, 응혈(凝血), 홍역(紅疫), 통경(通經), 기침, 이뇨(利尿), 대하증(帶下症), 요통(腰痛), 무좀, 새우중독, 태독(胎毒), 폐결핵(肺結核), 부종(浮腫), 종기(腫氣), 중풍(中風), 강장제(强壯劑), 찔린데(금창(金瘡), 창상(瘡傷)) 등에 활용해 왔다.

대나무 기름 - 죽력(竹瀝) 죽력은 대나무가 간접적인 열을 받아서 약성분이 진의 형태로 흘러내린 액체인데 중풍(中風), 반신불수(半身不遂)에 긴요하게 쓰이며, 담(痰)을 멎게 하고 뇌졸중(腦卒中)으로 인한 언어장애와 팔다리가 아픈 것을 치료하는데 활용한다. 눈을 밝게 하고 인체의 모든 감각기관과 배설기능을 원활히 하는 등 매우 활용도가 많다.

대나무 기름은 성질은 아주 차고 맛은 달며 위경(胃經), 심경(心經)에 들어간다. 열(熱)을 내리고 담(痰)을 삭이는데, 담열(痰熱)로 인한 기침, 중풍(中風)으로 담(痰)이 성할 때, 경풍(驚風), 전간(癲癎), 파상풍(破傷風)등에 쓴다.

2) 송 진

송지는 예로부터 민간요법(民間療法)에서 종기(腫氣), 부스럼, 담(痰), 가슴 결리는 데, 타박상(打撲傷), 유암(乳癌), 치통(齒痛), 풍치(風齒), 치담(齒痰), 칼에 베인 데, 철독(鐵毒), 버짐, 거담(祛痰), 폐결핵(肺結核), 폐렴(肺炎), 돼지에 물린 데, 위장병(胃腸病), 외상(外傷)등을 치유하는데 사용했다.

소나무는 독이 없기 때문에 소나무 장작으로 불을 땐다. 대통 위에 송진을 뿌려 주는 것은 온도를 높이는 역할도 하지만 송진 기운이 소금으로 스며 들어가게 하는 역할도 한다.

일명 송고 또는 송지라 한다. 6월에 스스로 흘러 나오는 것을 취하는 것이 굳은 것을 따거나 혹은 달여서 취한 것 보다 낫고 통명(通明)하여서 훈육향(勳陸香)과 같은 것이 좋다.

3) 황토(黃土)

황토는 예로부터 민간요법(民間療法)에서는 관절염(關節炎), 배멀미, 안질(眼疾) 등을 다스리는데 긴요하게 써 왔다.

대나무 입구에 봉한 황토는 고열로 인하여 흙물이 녹아 죽염(竹鹽) 속에 배어 들어간다. 만가지 약의 성분을 다 가지고 있는 것이 황토(黃土)이다. 황토(黃土)는 보중익기(補中益氣)의 약리적 작용을 한다. 황토(黃土)에는 토생금(土生金)의 원리로 백금성분이 조성된다.

4. 죽염수(竹鹽水)의 활용

죽염수(竹鹽水)를 만들어 두면 여러 가지로 활용도가 많아 매우 유용하다.

만드는 방법은 깨끗한 생수에 죽염(竹鹽)을 충분히 넣어 잘 저어서 하루 밤 정도 두면 생수에 죽염(竹鹽)이 포화상태로 녹고 나머지는 아래로 가라앉아 있음을 볼 수 있다. 위의 맑은 물만 따라 커피 여과지에 걸러 유리병에 담아 보관했다가 필요시 이 포화 죽염수를 용도에 따라 적당히 희석하여 사용하면 된다. 눈병이나 충혈, 중이염(中耳炎), 비염(鼻炎), 무좀치료, 상처소독 등에 효능이 있다.

1) 위 · 장 세척법

죽염(竹鹽)으로 질병을 치료하고자 하는 사람은 우선 위장세척을 실행하여 속을 깨끗이 한 다음 죽염(竹鹽)을 복용하거나 다른 약을 쓰면 효과가 크게 증진된다.

방법은 아침에 일어나서 공복에 생수 1.5ℓ (맥주컵 5컵 이상)에 죽염을 4티스푼 정도 타서 30분 이내에 마시거나, 죽염(竹鹽)을 밥숟가락으로 한 숟가락 정도 입 속에 털어 넣고 생수 5컵 정도를 천천히 마시도록 한다. 이렇게 하면 빠른 사람은 5분 이내 늦어도 한 시간 이내 화장실에 가고 싶어지는데, 변기에 앉으면 뱃속에 온갖 더러운 것들이 다 빠져 나오는 느낌이 들 정도로 시원한 설사를 하게 된다.

사람에 따라서는 변의를 못 느끼는 경우가 있는데, 이런 사람은 평소 싱겁게 먹어 왔거나 물을 제대로 마시지 않아 몸 안에 염성이나 수분이 부족하여 죽염수가 전부 흡수되어 버린 때문이다. 이런 사람은 며칠 생수와 죽염을 복용하여 염분을 보충해 준 뒤 위장 세척법을 시행하면 같은 효과를 얻을 수 있다.

단식(斷食)을 시행하여 장 속에 있는 숙변(宿便)이 제거되는 효과를 얻을 수 있는데, 이러한 위장 세척은 매일 하는 것이 아니라 건강한 사람은 하루만 해도 되고, 질병이 있는 사람은 2~3일 정도 해주면 된다. 이후 한 달에 한두 번 정기적으로 실시해주면 신체의 기능이 매우 양호한 상태로 유지할 수 있다.

2) 음용법

물을 충분히 마시기 위한 방법으로 죽염(竹鹽)을 이용하면 좋다. 아침에 일어나서 공복에 생수 2~3컵과 죽염1티스푼을 섞은 죽염수(竹鹽水)를 마신다. 그리고 식사 전 후를 피해 수시로 물을 마신다.

3) 세안법

죽염 한 티스푼 정도를 손에 넣고 비빈 후 눈에 들어가지 않게 얼굴을 마사지한다. 마사지 후 찬물로 씻어주면 피부가 수축되어 더욱 좋다. 또 세안 후 얼굴의 물기를 닦지 않은 채 소금을 조금 손바닥으로 비벼 얼굴에 두드려 주며 물기를 말리고 그대로 자면 아침에 윤기가 나며 화장도 잘 받는다.

팩을 할 경우는 죽염 2~3 스푼을 손에 넣고 물을 몇 방울 떨어뜨려 걸쭉하게 개서 눈 주위를 피해 얼굴에 바르고 5분 정도 그대로 둔 후, 완전히 마르면 찬물을 적셔 가볍게 비벼 주면서 씻어 내면 된다.

4) 손 발 마사지법

먼저 손바닥을 따뜻한 물로 잘 씻은 후 소금 한 티스푼을 손바닥에 넣고 비벼 손과 발을 마사지 해준다. 이때 뜨거운 물에 손이나 발을 담가서 혈관을 확장시킨 다음 마사지하면 더욱 좋다. 무좀이 있거나 피로가 심하면 따뜻한 소금물에 30분 정도 담궈 줘도 효과가 좋다.

5) 눈 씻는 법

세면기에 8할 정도의 깨끗한 물을 담은 후, 죽염(竹鹽)을 한 티스푼 정도 타서 잘 섞은 후 충분히 녹인 다음, 얼굴을 담그고 눈을 깜박이면서 5~10회 정도 떴다 감았다 한다. 평상시에 죽염수(竹鹽水)를 안약병에 넣어 가지고 다니면서 한 두 방울 떨어뜨려 주면 좋다. 이때 죽염수는 위의 포화 죽염수를 5배 희석(약간짭잘하게) 해서 사용하는데, 일반 안약을 장기간 사용해서 생기는 부작용은 없다.

6) 양치법

잇몸이 약해지면 이가 흔들리고 음식을 잘 씹을 수 없게 되며, 또 염증(炎症)으로 인해 구취(口臭)가 심하고 피가 나오기도 한다. 죽염(竹鹽)을 이용해 잇몸 염증을 해결해 주고 이를 튼튼히 할 수 있다.

이가 부실하거나 잇몸이 약한 사람은 죽염(竹鹽) 알갱이를 가지고 다니면서 입안에 물고 녹여 먹는 습관을 들이면 튼튼한 치아를 갖게 될 것이다.

7) 머리 감는 법

죽염(竹鹽)은 머리카락을 건강하고 윤기 있게 가꾸어 줄 뿐 아니라 탈모증(脫毛症)을 예방하고 비듬을 치료해주는 효과도 있다. 비누로 두피와 모발을 깨끗이 세척한 후 양손의 손가락 끝에 죽염(竹鹽)을 묻혀 두피를 비비듯 1~2분간 마사지하고, 따뜻한 물로 헹구어 주면 된다.

8) 전신 마사지법

죽염수(竹鹽水) 목욕은 피부(皮膚)의 노폐물(老廢物)을 제거해 줄 뿐 아니라 피부미용을 비롯한 혈액순환(血液循環) 장애로 오는 질병(疾病)에 특히 탁월한 효능을 보인다. 전신을 따뜻한 물로 가볍게 샤워한 후 죽염(竹鹽)을 비벼 전신을 마사지 해준다. 비만부위, 관절부위는 충분히 마사지하되 죽염을 걸쭉하게 개어 바르고, 사우나에 들어가 땀을 빼 주면 더욱 좋다. 또 욕탕에 따뜻한 물을 받아 죽염(竹鹽)을 타고 온몸을 담궈 줘도 좋은데, 혈액장애로 인한 질병은 물론 비만 해소에도 매우 효과적이다.

9) 다이어트법

마시는 방법과 마사지하는 방법이 있다.

소금은 몸을 단단하게 한다. 동양의학(東洋醫學)에서는 모든 음식을 그 성질에 따라 음양(陰陽)으로 나누는데 양성식품은 속을 여물게 하고 조직(組織)을 단단하게 하는 성질이 있다. 그 대표적인 것이 소금으로 죽염(竹鹽)은 다이어트에 매우 효과적이다.

5. 죽염(竹鹽)복용시 나타나는 명현현상

죽염(竹鹽)이나 죽염수(竹鹽水)를 규칙적으로 복용하다보면 사람의 체질에 따라 여러 현상이 나타난다. 그러나 이것은 일종의 명현현상으로 병이 나아가고 있는 증상이므로 크게 걱정하거나 신경 쓸 필요가 없다.

1) 붓는 현상

가장 일반적인 현상으로 소금물을 마시니 살이 찐다는 사람이 있는데 이것은 그 동안 신체 내에 부족했던 수분이 세포마다 공급이 되는 현상으로 일시적일 뿐이다. 보통 1~2일 정도면 부기가 가라 앉는데(3일~30일 정도) 세포 내의 온갖 노폐물(老廢物), 독소(毒素), 지방질(脂肪質)을 배출시키므로 전보다 훨씬 건강해지고 몸이 개운해지니 안심해도 된다.

2) 두통(頭痛), 열(熱)

체온을 정상적으로 유지시켜 주기 위해 나타나는 현상이다. 이는 특히 평소 기운이 없고 자주 아픈 사람에게 많이 나타나는데, 이 또한 일시적인 현상이며, 건강해지는 과정이니 걱정할 것 없다.

3) 설사(泄瀉), 오한(惡寒)

평소에 물을 마시지 않다가 갑자기 많은 수분(水分)이 몸에 들어오기 때문에 나타나는 현상으로, 위(胃)와 장(腸)이 활력을 얻어 위장(胃腸)이 완전히 세척되므로 오히려 노폐물(老廢物)과 독소(毒素)가 빠져나가게 된다. 세포(細胞)가 탄력(彈

力)을 얻어 오한(惡寒)이 나는 것은 며칠 지나면 조절이 된다. 설사(泄瀉) 또한 나쁜 것을 몸밖으로 내보내는 것이므로 오히려 좋은 현상이다.

4) 변비(便秘)

극히 드문 경우지만 몸 안에 수분이 많이 부족한 사람에게 주로 일어난다. 장(腸)으로 들어온 수분이 그동안 부족했던 세포에 급격히 흡수되기 때문에 일어나는 현상이니 곧 사라진다.

5) 가려움증, 두드러기, 여드름

몸의 각종 불순물이 피부의 땀구멍을 통해 배출되는 현상입니다. 이는 목욕이나 샤워를 자주 해주고 죽염으로 계속 마사지 해주면 더 부드럽고 깨끗한 피부를 갖게 된다.

6) 구역질, 구토

위(胃)가 늘어난 사람에게 주로 나타나는 현상으로 소금물을 복용하면 체온이 올라가므로 그 열(熱) 때문에 구역질을 느끼게 된다. 또 위장이 수축되는 과정에서 구토를 하기도 하니 걱정할 필요는 없다. 더욱 튼튼한 위장으로 되고 있다는 증거라고 보면 된다.

7) 어지럼증

저혈압(低血壓) 환자나 체력이 약한 사람에게 나타난다. 머리에 열이 있을 경우에 충분한 수분을 공급하는 과정에서 일어나는 현상이다. 계속해서 죽염수(竹鹽水)를 마시면서 양 손가락과 양 발가락 사이에 지압을 해 주면 더 빨리 회복될 수 있다.

8) 손발저림

온 몸에 부족했던 수분과 염분이 급속히 보강되므로 일시적으로 손발이 저릴 수 있다. 특히 관절(關節)부위에 잘 나타나는데 죽염(竹鹽)으로 마사지를 병행하면 더 빠르게 회복할 수 있다.

6. 죽염(竹鹽)의 복용 및 적용법

1) 내복시의 용법

가루 : 죽염(竹鹽)은 맛이 매우 짜므로 처음 먹는 사람은 먹기가 불편하고, 위(胃)나 장(腸)이 안 좋거나 몸 안에 담(痰)이 많은 사람은 속이 울렁거리거나 구토(嘔吐)가 날 수도 있다. 담(痰)은 공해나 화학약품의 독(毒)이 엉켜 가래와 비슷하게 된 것으로 현대인은 누구나 몸 안에 담(痰)을 지니고 있다고 볼 수 있는데, 이러한 담(痰)을 죽염(竹鹽)의 강한 살균, 해독력으로 삭이는 과정에서 속이 불편하거나 구토가 나는 것이다. 그러므로 콩알만큼씩 아주 적은 양을 틈 나는대로 자주 복용하여 적응시킨 후 차츰 양을 늘려 나가는 것이 요령이다. 습관이 되면 먹기에 불편하지 않고 독특한 맛을 느낄 수 있으며, 몸에 별 이상이 없는 건강한 사람이나 어린이에게 먹여보면 처음부터 맛있다고 잘 먹는다.

처음에 역한 반응이 오는 분들이야말로 죽염(竹鹽)을 먹어주어야 함에도 불구하고, 죽염(竹鹽)의 이러한 작용을 잘 모르고 "나는 체질이 맞지 않는가보다"고 생각해 복용을 포기하여 병을 키우게 된다.

죽염을 먹는 가장 효과적인 방법은 1/3티스푼 만큼씩의 분량을 침으로 녹여 오래 입안에 물고 있다가 천천히 삼키는 것이다. 침에는 강한 살균, 해독력이 있는데 죽염(竹鹽)과 합치면 그 효과가 극대화되어 몸 안에 쌓인 갖가지 공해독, 화공약독을 풀어 주고 체력을 강화해 주는 등의 묘력을 발휘하게 되는데, 이를 옥지생진법(玉池生津法)이라고 한다.

몸에 별다른 질병이 없는 사람은 하루 8g을 기준으로 하여 조금씩 나누어 섭취하면 적당하며, 한 달에 250g쯤 항상 섭취하면 갖가지 질병을 예방하고 체질을 강하게 할 수 있다. 몸에 병이 있거나 허약한 사람은 양을 늘려 먹는데 몸의 상태를 살펴가며 스스로 양을 조절하면 된다. 꾸준히 먹는 것이 중요하다.

식도암(食道癌), 뇌암(腦癌), 위암(胃癌) 등의 암(癌) 환자는 하루 50g 이상씩, 먹을 수 있을 만큼 많이 먹어서 암세포가 다른 곳으로 전이되거나 확산되지 않도록 막아서 회복이 거의 어려운 말기 암으로 진행되지 않도록 해야 한다.

① 마늘을 하루에 10~30통쯤 쪽을 내어 껍질째로 프라이팬에 말랑말랑할 정도로 구워 껍질을 까서 죽염(竹鹽)에 찍어 먹는다. 하루 5~6차례 나누어 먹는데 가능하면 밥먹기 전에 먹는 것이 좋으며, 논에는 농약을 많이 치는데 마늘은 농약 속의 수은성분을 흡수하는 성질이 있으므로 논마늘은 쓰지 않는 것이 좋다.

② 신장(腎臟), 방광(膀胱)에 이상이 있는 사람의 경우 일시적으로 붓는 수도 있으나 작은 콩알만큼씩의 적은 양을 수시로 입 안에 넣어주는 습관을 들여 서서히 적응시키면 부작용 없이 질병을 치유할 수 있다. 이후 복용량을 늘려 간다. 고혈압(高血壓)이나 당뇨병(糖尿病) 환자 역시 처음부터 많이 먹지 말고 조금씩 먹으면서 몸의 적응상태를 관찰해 가며 먹는 횟수와 양을 늘리는 것이 좋다.

2) 기타 용법

① **치아, 잇몸 등 입안의 제 질환과 편도선(扁桃腺), 식도(食道) 등의 병 :** 죽염(竹鹽) 1~2g을 물고 있다가 녹은 뒤 삼키는 것을 하루 7~10회 반복하면 효과적이다.

② **피부병(皮膚病), 무좀, 습진(濕疹), 땀띠 등의 질환 :** 죽염가루를 보통 스푼으로 한 스푼에 물 두 스푼을 타서 자주 발라주면 효과적이다.

③ **각막염, 바이러스성 안질, 다래끼 등 눈병 :** 포화죽염수를 5배 이내로 희석

해서 하루 3회이상 눈에 떨구고 세면 하도록 한다. 자주 넣어 주면 좋은데 일반안약을 오래 사용하여 생기는 것과 같은 부작용은 없다. 입에 죽염을 물고 있다가 침이 고여서 녹으면 그 침으로 눈을 닦아주는 방법도 효과적이다.

④ **축농증(蓄膿症), 중이염(中耳炎), 비염(鼻炎) :** 포화 죽염수나 유죽액을 솜에 푹 적셔 자기 전에 한쪽 코나 귀속에 번갈아 가며 넣고 자기를 한동안하면 매우 효과를 본다.

⑤ **등산, 수영 또는 격렬한 운동으로 땀을 흘릴 때 :** 수시로 죽염을 콩알 분량만큼씩 물고 있다 삼키면 탈수증 예방 및 갈증 해소에 효과적이다.

⑥ **치질(痔疾) :** 따뜻한 물에 백반(명반)을 녹여 그 물로 환부를 닦아주고 죽염(竹鹽)을 질척하게 개서 환부에 발라 반창고로 봉하되 아침 저녁으로 갈아 붙인다. 또는 좋은 품질의 꿀에 죽염가루를 섞어 반죽하여 치질(痔疾) 부위를 감싸주거나 넣어 주어도 좋다.

⑦ **중풍(中風)으로 쓰러졌을 때 :** 죽염(竹鹽)을 콩알 크기의 분량만큼씩 계속 입에 물려 주어 삼키도록 한다.

⑧ **과민성 대장염, 속쓰림, 두통 및 후유증 :** 내복시의 사용법에 준해 복용하면 된다.

⑨ **피부미용(皮膚美容), 화장독, 무좀 :** 물에 걸죽하게 개서 마사지 해주고 죽염수로 닦아 준다.

⑩ **당뇨(糖尿), 유행성 출혈열, 독감, 열병(熱病), 고혈압(高血壓) :** 내복시의 용법에 준해 복용한다.

⑪ **백일해(百日咳), 홍역(紅疫), 독감 :** 원감초 40g을 달인 물 보통 스푼으로 3스푼에 죽염을 차 스푼으로 한 스푼 타서 먹이면 효과가 있다.

⑫ **뇌성마비로 쓰러졌을 때 :** 초기에 한해 죽염(竹鹽)을 진하게 물에 녹여서 여과지나 고운 천에 걸러 낸 후 그 물을 코에 넣어 준다.

⑬ **원형탈모 :** 죽염(竹鹽)을 물에 진하게 녹여 하루 3~5회 환부에 바르면 곧 효과를 본다.

3) 식이요법

① 간(肝)질환 및 신장(腎臟) 질환에는 음식물에 소금대신 죽염(竹鹽)가루를 넣어 간을 맞추어 먹는다. 각종 반찬이나 국을 끓일 때 소금 대신 죽염가루를 넣어 끓인다.

② 생식기 기생충, 여름 피부병에는 식초에 죽염가루를 섞어(1 : 1의 비율)음식에 타서 조미료로 사용하며 몸에 바르기도 하면 효과를 본다.

③ 대머리와 음부(陰部) 습진(濕疹)에는 시금치와 고추를 잘게 썰어 소금 대신 죽염가루로 간을 맞춰 복용한다.

④ 암(癌)과 고혈압(高血壓)에 걸려 항암요법으로 치유효과를 얻고자 할 때는 매실과 살구씨를 죽염가루와 혼합하여 복용하면 치유효과가 증대된다.

⑤ 당뇨(糖尿)에는 콩(말린 콩)으로 콩자반을 만들되 소금대신 죽염가루로 간을 맞춰 조리해 먹는다.

⑥ 스테미너가 부족하여 항상 기운이 없는 사람은 미꾸라지와 양파에 소금대신 죽염가루로 간을 맞춰 복용하면 효과를 볼 수 있다.

⑦ 딸꾹질에는 감 꼭지와 죽염환을 복용한다.

⑧ 해소에는 매실을 죽염가루에 절여 말려 복용한다.

⑨ 신경통(神經痛)에는 칡과 돼지고기 스프에 죽염가루로 간을 맞춰 장기간 복용한다.

⑩ 니코틴 중독자는 다시마와 죽염환을 복용하면 단기간에 효과를 볼 수 있다.

05 식이요법(食餌療法)

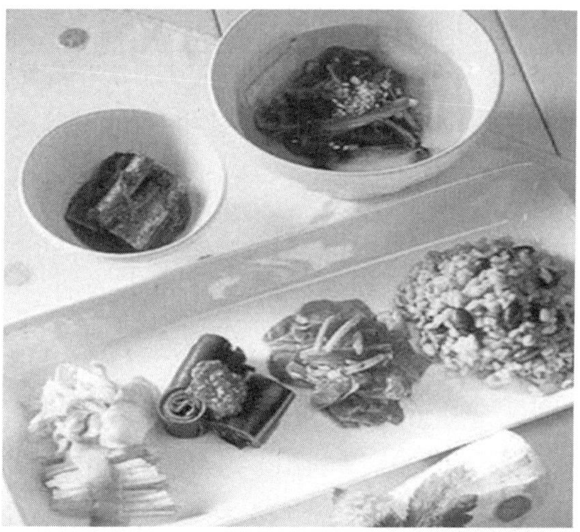

1. 식이요법의 의의

질병의 원인과 질병으로 인해 환자가 받는 여러 장애를 이해한 후 이를 영양소의 기능과 결부시켜서 증세의 완화 및 질병치료를 위해 음식으로 영양소 섭취를 조절하는 것이 식이요법이다. 또한 식이요법은 환자의 보다 나은 영양 상태와 건강을 유지시키는 동시에 모든 영양문제를 적절하게 해결하여 신속한 회복을 꾀하는 요법이다.

2. 생 식

생식이란? 각종 음식재료 중에서 불에 익히지 않고도 섭취할 수 있는 곡식, 채소, 과일 등의 재료들을 자연 그대로 섭취하는 것을 말한다. 사람은 화식이 시작되면서부터 수명이 현저하게 단축되었다. 우리 몸에서 중요한 역할을 하는 효소는 48도 이상의 온도에 가열을 하면 완전히 파괴되어 효소를 섭취할 수 없다. 그러므로 발효된 식품이나 야채 과일류를 많이 섭취하여야 하며, 화식을 적게 하는 것이 건강을 유지하는 하나의 방법이다.

1) 생식의 원리

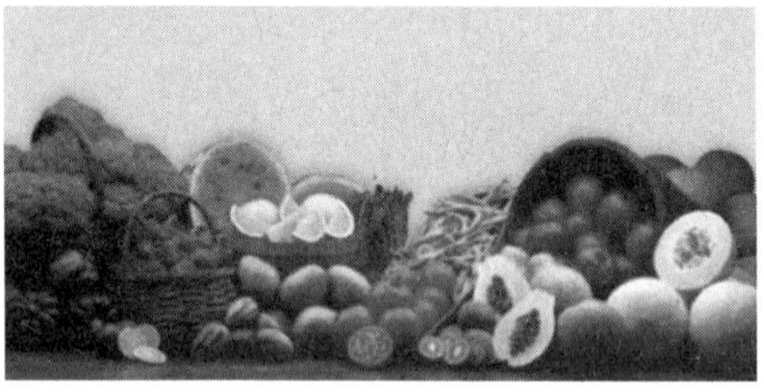

목(木) – 간(肝), 담(膽) ; 신맛
화(火) – 심(心), 소장(小腸) ; 쓴맛
토(土) – 비(脾), 위(胃) ; 단맛
금(金) – 폐(肺), 대장(大腸) ; 매운맛
수(水) – 신장(腎臟), 방광(膀胱) ; 짠맛

2) 장기별 대표음식

① 간장과 담낭을 영양하는 음식(신맛, 고소한맛)

• 곡식 : 팥, 밀, 메밀, 완두콩, 들깨, 참깨

• 과일 : 딸기, 자두, 포도, 사과, 귤, 잣, 호두, 땅콩, 파인애플, 매실, 앵두, 레몬
• 야채 : 부추, 신김치, 깻잎
• 고기 : 닭, 계란, 간, 쓸개, 웅담
• 양념,차 : 식초, 참기름, 유자차, 오렌지쥬스, 오미자차, 포도즙, 레모나

② 심장, 소장을 영양하는 음식(쓴맛)

• 곡식 : 수수
• 과일 : 살구, 은행, 자두
• 야채 : 상추, 쑥갓, 씀바귀, 도라지, 더덕, 샐러리, 산나물
• 고기 : 염소, 사슴, 곱창, 선지
• 양념, 차 : 술, 커피, 치커리차, 설록차, 쵸콜렛

③ 비, 위장을 영양하는 음식(단맛, 향기나는맛)

• 곡식 : 기장
• 과일 : 참외, 감, 대추
• 야채 : 미나리, 인삼, 감초, 시금치, 고구마줄기, 호박, 칡
• 고기 : 소고기, 천엽, 토끼
• 양념, 차 : 꿀, 흑설탕, 엿, 식혜, 인삼차, 칡차, 대추차, 둥글레차

④ 폐, 대장을 영양하는 음식(매운맛)

• 곡식 : 현미, 율무
• 과일 : 복숭아, 배
• 야채 : 파, 마늘, 고추, 무, 배추, 갓
• 고기 : 잉어, 생선, 조개류, 허파
• 양념, 차 : 고추장, 후추, 겨자, 와사비, 우유, 생강차, 수정과

⑤ 신장, 방광을 영양하는 음식(짠맛)

• 곡식 : 쥐눈이콩

• 과일 : 밤, 수박
• 야채 : 미역, 다시마, 콩떡잎, 김, 파래
• 고기 : 돼지고기, 해삼, 녹용, 멸치
• 양념,차 : 소금, 간장, 된장, 젓갈, 치즈, 죽염, 두유

⑥ 심포, 삼초를 영양하는 음식(단백한맛)

• 곡식 : 옥수수, 녹두, 조
• 과일 : 도토리, 토마토, 아몬드, 바나나
• 야채 : 콩나물, 버섯, 오이, 당근, 양배추
• 고기 : 양고기, 번데기, 오징어, 명태, 오리
• 양념,차 : 요구르트, 코코아, 로얄제리, 케찹

3. 질환별 식이요법

1) 암(癌)

암환자는 면역력이 약해지고 식욕이 저하되기 쉬우며 영양소를 매일 골고루 섭취하지 못해 체력이 더욱 약해지기 쉬우므로 암을 예방, 치료하여 면역력을 강화시키는 작용을 하는 영양소를 골고루 섭취해야 한다. 암환자에게 특별히 필요한 영양소로 항산화작용을 하여 암의 생성과 재발을 막아주는 항산화제를 섭취해야 한다. 이들은 채소, 버섯류, 해조류, 과일 등에 많이 함유되어 있으므로 이들을 충분히 섭취하도록 해야 하며, 체내에 필요한 균형 잡힌 영양을 꾸준히 공급해줌으로서 체내의 면역기능을 강화시켜 암의 진행 및 재발을 억제하도록 해야 한다.암환자의 60%이상이 영양실조로 사망한다는 발표도 있다. 음식으로 균형 있는 영양을 공급하기 어려운 경우가 있으므로 반드시 천연 영양제품을 선정하여 섭취하도록 해야 한다. 합성으로 만들어진 영양소를 섭취할 경우 오히려 병이 악화될 수 있으므로 조심해야 한다.

★ 식사원칙

① 항암제의 독성과 항암제로 인해 파괴된 정상조직의 재생과 회복을 위해 단백 질은 충분히 주고 칼로리는 적게 섭취하도록 해야 한다.
② 8대 영양소 섭취가 균형 있게 이루어질 수 있도록 해야 한다.
③ 육류, 우유, 계란, 인스턴트식품의 섭취는 절대 안 된다.
④ 어, 육류의 공급을 제한하지 않는다.
⑤ 효소가 많이 들어있는 전곡류, 생채소, 생과일, 해조류, 콩류를 매일 골고루 섭 취한다.
⑥ 상태에 따라 건강보조식품을 선정하여 최상의 영양을 공급해야한다.
⑦ 체내의 독을 배출 시키는 해독을 시행하여야 하며 독소를 쌓이게 하는 가공 식품, 인스턴트식품을 섭취해서는 안 된다.
⑧ 마늘을 후라이팬에 구워서 죽염에 찍어서 복용한다.
⑨ 전통발효식품인 된장, 청국장을 매일 섭취하여 항암작용을 강하게 한다.
⑩ 식사는 반드시 30~50번씩 천천히 잘 씹어 먹도록 하고 과식을 해서는 안 된다.

★ 암 예방 식품

① 미역, 다시마, 한천, 톳을 잘 세척하여 염분을 없애고, 말려서 분말로 1회 6~10g을 1일 3회 섭취하면 발암물질을 흡착, 배설시키는 해독작용을 한다.
② 냉이, 씀바귀, 달래, 돌나물 등의 푸른색 야채류를 배합해서 1회에 150~200cc, 매 식사 30분~1시간 전에 섭취한다.

2) 고혈압

혈압은 건강한 사람도 정신적인 흥분이나 운동으로 증가할 수 있고, 또 조금씩 차이가 있는 것이므로 얼마 이상의 혈압을 고혈압으로 보느냐에 대해서는 명확한 경계가 있는 것은 아니지만, 임상적으로는 일단 안정 시에 측정한 혈압으로서 최고혈압(수축기 혈압)이 성인의 경우 150~160mmHg 이상, 최저혈압(이완기 혈압)이 90~95mmHg 이상을 고혈압이라 한다.

고혈압환자의 대부분은 기분에 의해 혈압이 오르고 내리는 본태성고혈압이며 환자중 10%정도만이 질병으로 인한 고혈압 환자이다. 간기능 이상으로 인해 고혈압이 발생되는데 간은 화를 잘내는 사람은 간기능에 이상이 오게 되므로 마음을 안정시키고 화를 제어하고 마음을 편하게 만들 수 있도록 해야 한다.

혈압을 낮추기 위해 식이요법을 꾸준히 실천하는 것이 좋다. 일반적으로 짜게 먹는 식습관은 고혈압의 원인이 되기도 하므로 염분농도가 높은 음식섭취를 줄이도록 하고, 짠맛이 나는 것을 많이 섭취하면 혈압이 올라가고 신장이 기능이 떨어지므로 고혈압이 있는 사람들에게는 염분섭취를 제한하도록 하는데, 이는 소금에 들어있는 핵비소와 다이옥신 때문이다. 그러므로 이 물질을 제거하여 섭취하도록 해야 하며 핵비소, 다이옥신을 제거한 구운 소금(죽염)의 섭취는 오히려 혈압을 내리게 한다.

비만인 사람은 정상인보다 고혈압 발생률이 3배나 높기 때문에 단계적으로 칼로리를 감소하여 체중을 줄이도록 한다. 과음, 과식을 피하면서 식사를 정량의 80%만 섭취한다. 단백질을 충분히 섭취하되, 동물성 단백질은 제한한다. 음식물에는 화학조미료를 넣지 말고, 생선 섭취 시에는 지방이 많은 것을 피한다. 몸 안의 효소작용을 높이기 위해, 채소에 묻은 농약은 잘 씻어내어 사용하고, 방부제 함유 식품, 항생제 등을 피한다. 혈압강하식품으로는 표고버섯, 가지, 귤, 인삼, 메밀이 있다.

밀가루음식 인스턴트식품, 가공식품은 제한하고, 찬물을 섭취 하는 것도 해서는 안 된다. 탄산음료 섭취를 제한하고 둥글레차를 마시면 좋다. 어패류, 대두, 대두식품은 많이 섭취해야 한다. 부식으로는 야채를 보통으로 섭취하고 녹황색채소, 고구마, 호박, 해초, 버섯, 과일은 많이 섭취해야 한다.

3) 당뇨병

당뇨병은 인슐린의 분비량이 부족하거나 정상적인 기능이 이루어지지 않아 혈중 포도당 농도가 높아져 나타나는 질환이다. 이는 식이요법을 꾸준히 계속함으로써 정상인과 같은 생활을 할 수 있다. 식사량을 제한하고 편식을 하지 말고 탄수화물, 단백질, 지방을 균형 있게 섭취하고 균형 있는 영양을 섭취할 수 있도록 신경 써야 한다. 유전자의 문제로 나타나는 경우도 있으므로 이러한 경우는 유전자를 복구하는 기능을 하는 글리코 영양소를 섭취하게 되면 좋은 효과를 얻을 수 있다.

체중이 증가하지 않도록 해야 하며, 술, 밀가루음식은 절대 삼가야 한다. 비타민, 미네랄은 부족하지 않도록 섭취한다.

식물섬유와 자연식품, 생야채, 생과일을 섭취하도록 하고 가공식품을 자제해야 한다. 비타민을 함유하고 있는 오이, 상치, 양배추 등의 녹황색채소, 김, 미역 등 해조류를 먹고 인슐린 합성을 증가시켜주는 아연을 함유한 참깨 등의 깨류, 굴 등을 먹어야 한다.

이외 어떠한 질병이더라도 먼저 체내의 독을 제거하는 해독요법을 먼저 실시하고 그 후 인체에서 노동자 역할을 하는 효소를 충분히 공급해주어야 하며 세포를 정상화시켜주는 영양소 섭취와 균형 있는 영양공급을 해주면 우리 몸은 자연치유력이 향상되어 정상적인 상태로 만들어 나간다.

M · E · M · O

6 해독요법(解毒療法)

1. 해독요법이란?

인체 내에 쌓인 독소와 노폐물을 배출시켜 질병을 치료하고 예방하는 대체의학의 하나이다. 인체에 들어온 독성물질은 신장과 간 · 소 · 변 · 대변 · 호흡 등을 통하여 자연스럽게 배출되어야 하는데 산업의 발달에 따라 화학물질이 증가하고 각종 중금속은 물론, 독소가 많이 들어있는 음식의 섭취가 증가하고, 술이나 담배 · 카페인 등의 물질, 마약류 등 불법 독성물질이 만연하여 인체가 독성물질을 자연스럽게 배출하기에는 한계가 있다.

이러한 독성물질이 인체에 쌓이면 면역기능과 호르몬 기능이 저하되고 신경 및 정신질환, 암 등 여러 가지 증상이 나타난다. 이러한 것들을 해독시키는 것을 말하는데, 절식요법과 식이요법, 장요법(腸療法), 비타민C요법, 발열요법(發熱療法), 등 다양한 방법이 사용되고 있으며, 인체의 각 장기를 해독시키는 해독제제가 나와 있어 섭취하여 해독시키는 방법이 있다.

2. 독소(TOXIC)

▼ 숙변으로 인한 장 팽창, 배설된 숙변 및 독소

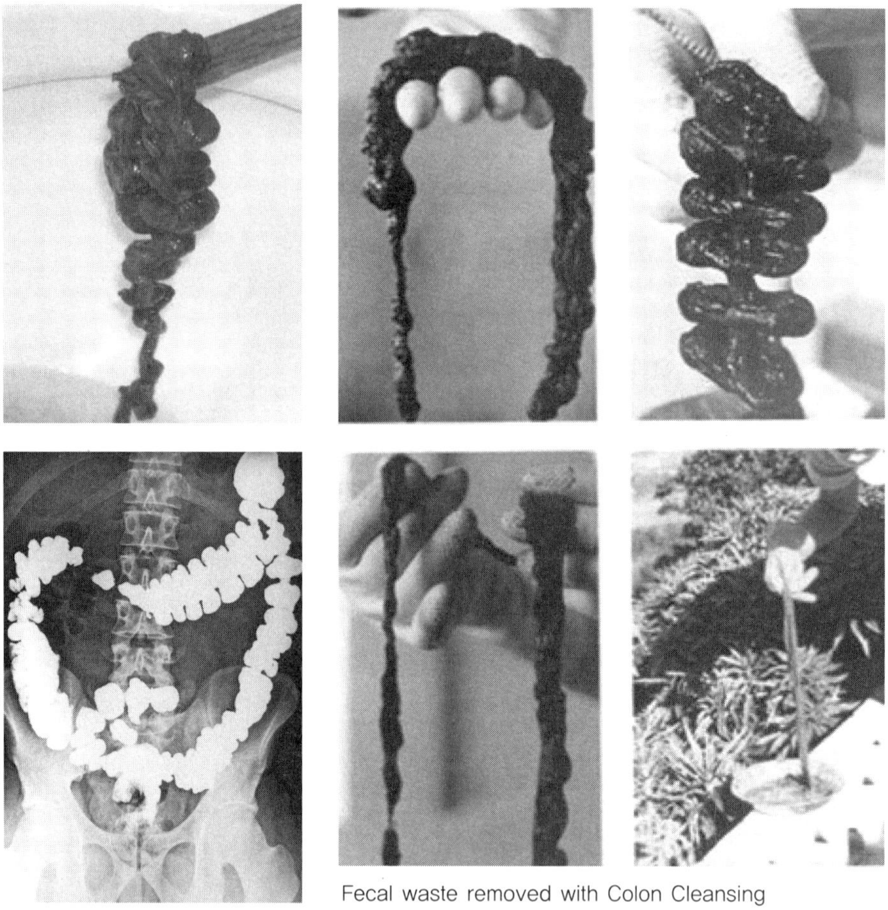

Fecal waste removed with Colon Cleansing

인체에 들어온 독소는 신장과 간 · 소변 · 대변 · 폐, 피부, 림프 등을 통하여 자연스럽게 배출되어야 하는데 산업의 발달에 따라 화학물질이 증가하고 각종 중금속은 물론, 독소가 많이 들어있는 음식의 섭취가 증가하고, 술이나 담배 · 카페인 등의 물질, 스트레스, 마약류 등 불법 독성물질이 만연하여 인체가 독성물질을 자연스럽게 배출하기에는 한계가 있다.

독을 배출하는 가장 큰 역할을 하는 것은 대변, 다음으로 소변, 땀의 순이며, 장기로는 간, 신장, 피부, 폐, 림프계 등이 독소 배출을 하는 역할을 담당하고 있다.

자가 독소 테스트

1. 해조류, 야채, 과일을 즐겨 먹지 않는다.
2. 인스턴트 식품을 자주 먹는다.
3. 담배를 핀다.
4. 음주가 주 2회 이상이다.
5. 탄산음료나 커피를 매일 마신다.
6. 변비가 심하다.
7. 만성적인 소화불량이나 위장의 불쾌감이 있다.
8. 피부 트러블이 잦고 검어지는 느낌이 든다.
9. 감기에 잘 걸린다.
10. 관절에 통증이 자주 온다.
11. 몸이 자주 붓고 무겁다.
12. 두통이 잦고 머리가 멍하다.
13. 진통제나 안정제를 자주 복용한다.
14. 쉽게 우울해지거나 짜증이 난다.
15. 스트레스가 많고 불규칙한 생활을 한다.
16. 늘 피로를 느낀다.

- 13개 이상 : 체내 독소의 수준이 매우 높으며 즉시 전문적인 치료가 필요하다.
- 9~13개 : 체내 독소의 수준이 높은 편이며 관리가 필요하다.
- 4~8개 : 체내 독소의 오염이 시작되었으므로 주의가 필요하다.
- 0~3개 : 현재는 건강하며 식습관과 생활습관을 주의하면 큰 문제는 없다.

해독을 하는데 가장 중요한 것은 식생활습관을 개선시키는 것이고, 운동, 수분 섭취, 마사지요법 등으로 독을 제거할 수 있다.

일반적으로 사람들이 생각하고 느끼는 것보다 심각할 정도로 독에 노출되어 있다. 본인이 느끼지 못하고, 자각증세가 나타나지 않더라도 입과 코, 피부를 통해 독소가 체내로 들어오고 있고, 잘못된 식습관으로 인해 더 많은 독소들이 체내에 쌓여 문제를 일으키는 주범이 되고 있다. 외부적인요인 뿐만 아니라 이로 이내 체내에서도 독소가 발생되는데 이 독소를 제대로 배출하지 못하면 신진대사가 제대로 이루어지지 못하고, 몸의 균형이 깨지게 되어 조직을 손상시키고, 마비 증상이 나타나며 질병이 발생되는 것이다. 만성피로, 만성적인 두통, 어깨 결림, 병원에서 검사를 해도 이상이 없다고 하지만 증상으로 나타나는 이상반응, 이것저것 다 해봐도 완화되지 않는 증상들은 대부분 체내의 독소 때문이다.

3. 질병의 근본치료는 해독요법

현대 과학문명으로 인하여 온갖 공해물질이 물, 공기, 토양 등을 오염시켜 인간 생존을 위협하고 있다. 과거에는 독성물질 하면 기껏해야 기후의 변화로 인한 세균성 감기나 독감 바이러스 같은 경우와 음식물독(술독, 니코친 독, 상한 음식독 등)정도였다. 그러나 현재는 세균이나 바이러스, 진균, 박테리아 등도 내성이 생겨 독성에 강해졌고, 이러한 균 차원을 뛰어넘는 공해 독 들이 지구 전체를 오염시키고 있다. 더구나 온갖 화학약품을 투여하는 중에 오히려 치료약이 독소로 작용하여 몸에 축적되어 나타나는 경우가 많아지고 있다.

그러므로 인체의 질병을 치료하는 데 있어서 해독하는 방법이 우선시 되지 않고는 질병의 근본 치료란 어렵게 되었다. 아무리 좋은 치료방법이나 치료원리가 있다 하더라도 체내에 쌓여있는 독소를 제거하는 해독이 가장 우선적으로 시행되어야 한다. 따라서 해독요법을 모르는 의사나 의학은 앞으로의 공해문명 시대에는 무력해지게 된다.

4. 몸에 독소가 쌓이는 원인

공기를 통해 감염되는 바이러스나 박테리아, 입을 통해 섭취되는 농약 같은 유해 독소, 화학약품, 스테로이드 계통의 약이나 인스턴트 가공식품, 전자파(컴퓨터, 휴대전화기, 텔레비전)나 과도한 방사선(X-선 촬영, 방사선 항암치료), 독한 마음, 분노 등 이러한 여러 독소 유발 물질이 몸에 축적되면 오장육부의 기능에 영향을 미쳐 각 체질에 따라 신진대사 장애를 일으켜 염증, 가래, 담 등을 발생하게 한다. 이러한 것들로 인해 각종 병이 발생된다.

5. 체내 독소 자가진단

1) 만성피로, 무기력증, 항상 몸이 무겁고 쉽게 피곤하다.
2) 어깨나 목 결림 증상이 오래 지속된다.
3) 술자리가 잦은 편이다.
4) 지방간 또는 간 수치가 높은 편이다.
5) 콜레스테롤 수치가 높고 혈압 조절이 잘 안 된다.
6) 소변을 보면 색깔이 진하고 시원치가 않다. 또 거품이 많이 나기도 한다.
7) 평소에 육식을 즐기는 편이다.
8) 속이 더부룩하고 가스가 자주 차며, 소화가 잘 안 된다. 신경성 위장장애.
9) 먹는 양에 비해 복부 비만이 심하다. 비만으로 인한 합병증.
10) 설사나 변비로 고생 중이다. 생리통 및 갱년기 증후군, 과민성 대장 증후군.
11) 고혈압이나 여드름 약을 장기간 복용 중이다.
12) 두드러기나 알레르기 반응이 잘 나타난다.
13) 코, 잇몸, 항문 등에서 피가 날 때가 있다.

14) 팔다리 등에 쥐가 나거나 저림 증세가 자주 나타난다.
15) 당뇨병, 동맥경화, 간기능 부전, 최근 성욕이 감퇴됨을 느낀다.
16) 불면증, 부종
17) 피부가 탁하고 기미, 여드름이 오래 가는 경우

현대를 살아가는 사람은 필연적으로 유해한 자연 환경에 노출되어 체내에 독소가 쌓이고 면역력이 약해져 자가 치유능력이 현저히 떨어지게 마련이다. 이렇게 되면 독소를 원활히 배출하지 못해 암, 당뇨, 심장질환 등을 발생시키게 되는 것이다.

이처럼 다양한 질병을 유발시키는 체내의 독소를 체외로 배출시켜 간 기능을 개선시키고, 원활히 하여 음주로 인한 후유증, 스트레스성 근육통의 성인질환을 개선시킨다. 또한 중풍 전조증에 해당하는 수족 저림이나 복부비만이 빠르게 호전된다. 이렇게 체내의 독소를 해독함으로, 과로하고 긴장하는 직장인들, 스트레스를 많이 받는 수험생들의 떨어진 신체 기능을 회복시켜 줄 수 있고, 비만, 여드름, 변비, 소화 장애 등 다양하게 나타나는 증상들을 해결해 주고 있다.

특히 비만치료에 있어서 반드시 체내의 독소를 제거하는 해독요법이 선행되어야 한다. 체내의 독소를 제거하지 않는 다이어트는 요요현상으로 성공하기 어렵다.

체내 해독지수 체크리스트(항목당 7~8개 이상이면 해독 필요)

장에 독소가 쌓인 경우

- □ 먹는 것에 비해 비만이다.
- □ 보약을 먹어도 효과가 없다.
- □ 늘 배가 더부룩하고 소화가 잘 안 된다.
- □ 이유 없이 복통이 잦다.
- □ 오랜 설사나 변비로 고생하고 있다.
- □ 콜레스테롤 수치가 높고 혈압조절이 잘 안 된다.
- □ 안면홍조가 있다.
- □ 잘 붓고 방광염이나 질염이 자주 생긴다.
- □ 이유 없이 잠이 쏟아진다.

☞ 신장에 독소가 쌓인 경우

- □ 혈뇨나 콜라색 소변을 본다.
- □ 요실금이 있다.
- □ 빈뇨가 있다.
- □ 밤에 소변을 자주 본다.
- □ 잔뇨감이 느껴진다.
- □ 질액이 탁하다.
- □ 성기능이 저하됐다.
- □ 만성피로가 심각하다.
- □ 아침에 일어나면 붓고 오후가 되면 빠진다.
- □ 턱 부위 U자 모양에 난 여드름으로 오랫동안 고생하고 있다.

☞ 간에 독소가 쌓인 경우

- □ 지방간이 있다.
- □ 얼굴이 누렇게 떠 있다.
- □ 담이 결리고 목이 뻐근하다.
- □ 피부 알레르기가 심하다.
- □ 당뇨가 있다.
- □ 소화가 잘 안 된다.
- □ 많이 피곤하다.
- □ 성욕이 감퇴했다.
- □ 눈이 침침하다.
- □ 몸이 항상 무겁고 주량이 갑자기 줄었다.

6. 우리 몸의 독소처리 시스템

우리 몸은 끊임없이 생활환경이나 음식, 공기 등에서 들어온 독소를 배출해내기 위해 전력을 다하고 있다. 우리 몸의 독소 중화 시스템은 참으로 오묘하고 신비롭기까지 하다.

1) 호흡 및 면역시스템

- 우리 몸을 보호하는 최전선이다. 음식, 환경에서 들어오는 독소를 막는다.
- 입과 코의 점막, 코와 귀 속의 털 등이 인체내로 병원균이 들어오는 것을 막는다.
- 병원균이 침입하면 즉각 백혈구와 항체가 생겨나 병원균과 맞서 싸운다.
- 폐도 이 시스템에 속하는데 폐는 호흡을 통해 이산화탄소와 물을 배출하기도 하지만 담배연기나 차의 배기가스 등을 흡입하기도 한다.

2) 소화기 시스템

- 우리가 먹는 모든 음식은 위를 거쳐 장으로 가게 된다.
- 위와 장에서 영양분은 흡수되고 찌꺼기는 배출된다.
- 장은 매일 많은 양의 찌꺼기를 배출하므로 디톡스 시스템 중에서 매우 중요한 역할을 하고 있다.
- 간은 수많은 물질의 해독을 비롯하여 1,500여 가지가 넘는 많은 기능을 수행하는 기관이다.
- 간의 쿠퍼 세포는 쓰레기 처리장과 같은 일을 하는데, 죽은 세포, 암세포, 효모, 바이러스, 박테리아, 기생충, 인공 화합물 등을 먹어치운다.
  또한 약, 호르몬 그리고 인체의 노폐물을 중화시키며, 중화된 물질들은 담낭을 거쳐, 장을 통해 배출된다.

3) 피 부

- 인체에서 가장 큰 기관으로 매우 중요한 해독 기관이다.
- 땀을 흘리는 것은 체온 조절이 목적이기도 하지만 독소를 배출하기 위해서이기도 하다.
- 피부 발진은 독소를 몰아내는 징후이다.

4) 비뇨기 시스템

- 신장의 역할은 혈액속의 독소를 걸러서 소변을 통해 밖으로 배출하는 것이다.
- 또한 필요한 영양분을 걸러 인체가 재사용할 수 있도록 도와준다.

5) 임파 시스템

- 혈관과 함께 인체 내에 흐르면서 세포에 영양을 공급하고 노폐물을 배출한다.

6) 체내 디톡스 시스템

- 소화기 : 간, 대장, 위장관
- 비뇨기 : 신장, 방광, 요도
- 호흡기 : 폐, 인후, 부비강, 코
- 임파계 : 임파관 및 임파절
- 피 부 : 땀, 피지선, 눈물

7. 체내의 독을 없애는 일상의 해독법

항상 몸이 피로감에 젖어 있고, 만사가 귀찮으며, 활동에 어려움을 겪는 사람들이 있다. 그 이유는 각종 산업공해들과 이로 인해 오염된 공기나 물을 통해 흡수되는 중금속, 환경 호르몬이 체내에 쌓여 건강에 문제를 야기하는 것이라 할 수 있다.

대기 오염이 심각한 중국에서 날아오는 황사가 각종 오염물과 혼합되어 체내에 누적됨으로써 비위(脾胃)을 상하게 하여 집중력 장애를 일으키게 되는 경우도 빈번하다. 또한 신체적으로 겨울철의 생체 시계에 따라 순환이 제대로 되지 않아

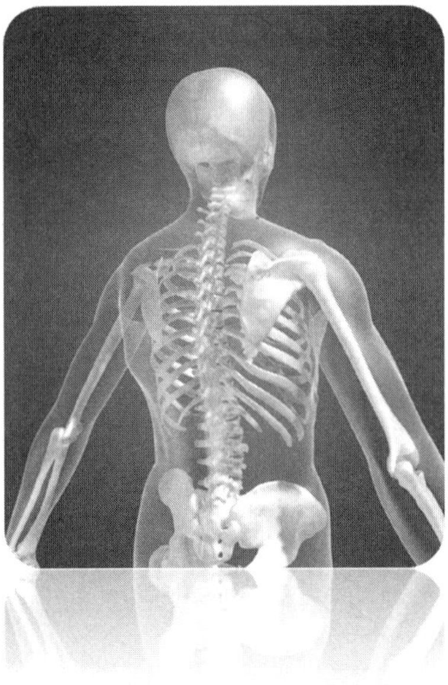

신진대사 등에 의해서 노폐물들이 체내에 많기 쌓이기 때문에 활동성이 느려지는 경우도 발생한다. 이러한 것을 개선하기 위해서는 몸을 깨우는 해독이 필수적이다.

1) 일상생활에서 쉽게 할 수 있는 해독요법

① 매일 아침 10분간 찬물 샤워

찬물 샤워는 몸의 활동을 촉진하는 부신피질호르몬의 분비를 자극해 기분을 상쾌하게 하고 피부의 혈액순환을 증가시켜 노폐물을 체외로 배출 시켜준다.

② 드라이 건포마찰

건포마찰은 피부호흡을 원활하게 해주며 체표의 노화된 각질층을 제거함으로써 몸속의 산을 배출하고 림프계를 자극해 세포 재생과 노폐물 배설을 촉진한다. 또한 내장을 튼튼하게 하는 효능이 있다.

③ 하루 2리터 이상 물 마시기

물은 우리 몸 구석구석까지 흡수되어 세포에 영양분을 공급하고 노폐물을 배출해 준다.

④ 현미잡곡밥

현미에는 옥타코사놀이라는 생리활성물질이 함유되어 있어 근육을 튼튼하게 하고 지구력을 강화해 준다.

⑤ 생명력이 간직돼 있는 컬러 푸드

컬러 푸드란 말 그대로 색깔이 있는 식품을 가리키는 말로, 과일이나 채소의 천연색소가 특정 영양소와 관련이 되어 있다는 이론이다.

⑥ 3일에 한 번 각질제거

몸속에 쌓인 불필요한 지방이나 노폐물도 배출되어야 할 독소지만, 피부에 쌓인 노폐물 역시 신체의 활력을 저해하는 독소 중 하나라고 할 수 있기 때문이다.

⑦ 장기 마사지

장기마사지는 오장육부의 균형을 회복하고 장기의 기능을 활성화시켜 독소를 해독하고 인체의 타고난 치유 능력을 일깨워 준다.

⑧ 하루 30분 땀 흘리는 운동

해독이나 다이어트가 아니라도 적당한 운동은 건강하고 즐거운 생활을 위한 필수요소다.

8. 해독에 좋은 음식들

1) 미 역

미역. 피를 맑게 해주는 성분이 있으며, 중금속의 독을 밖으로 빼주는 효과가 있다.

2) 쑥

쑥에는 피를 맑게 하고 혈액순환을 좋게 해주는 성분과 백혈구 수를 늘리는 등 살균력이 뛰어나다.

3) 현 미

현미에는 몸 안에 쌓인 농약 성분을 밖으로 배출시키는 효능이 있다.

4) 감 자

감자는 폐 조직을 보호해주는 성분이 있어 흡연을 하는 사람에게 좋다.

5) 미나리

미나리는 폐와 기관지를 보호하는 작용과 몸의 산성화를 막아준다.

6) 된 장

동안의 비결이라는 된장찌개. 이 된장에는 유독가스를 해독하고 농약성분을 없애주는 좋은 발효식품이다.

7) 돼지고기

돼지고기는 불포화 지방산이 풍부해 폐에 쌓인 공해물질을 없애준다.

8) 콩

색깔마다 해독의 기능이 다르다는 콩은 공해 해독작용 뿐만 아니라 콜레스테롤을 낮추는 기능이 있다.

9) 양 파

양파는 불면증, 소음 스트레스로부터 마음을 안정시키는 성분이 있다.

10) 녹 두

녹두는 체내의 노폐물을 녹여 배설시키는 성분이 있다.

몸에 독소가 쌓이지 않도록 식습관이나 생활패턴을 바꿔야 한다. 습관을 바꾸면 운명이 바뀐다. 절대적으로 식생활 습관을 변화시켜야 하는 시기이다. 천연생수를 먹거나 유기농법을 통한 무공해 농산물과 천연적인 자연식품을 섭취하고 화학약품의 섭취와 인스턴트식품 섭취를 최소화한다. 운동을 주기적으로 하여 호흡이나 피부를 통해 땀을 배출시켜 체내의 온갖 중금속 같은 여러 독성물질을 배출시킨다. 각각의 독소에 맞는 해독약을 써서 적극적인 치료로 해독시킨다.

해독 프로그램의 장점으로는 몸 안의 독소가 배출되어 활성산소의 발생을 막거나 줄여 세포노화를 방지하는 역할을 하며, 지방분해 사이클이 촉진되고 지방분해가 빠르게 이루어져 다이어트 효과가 있다. 또한 체내에 쌓인 독소는 성인병의 원인이 되기도 하므로 해독 프로그램으로 성인병 예방효과와 피부의 독성을 제거하여 여드름, 기미 등에 효능이 있고, 피부재생도 빨라져 피부의 탄력이 유지된다.

9. 해독 프로그램의 방법

- 1단계 : 위험 요소 제거를 위한 3일 동안 해독제를 섭취하면서 단식
- 2단계 : 순환기 개선을 위한 적당한 운동이나 사우나
- 3단계 : 배설(장 & 신장) 증대를 위한 식이섬유, 장세척, 2L 물 섭취
- 4단계 : 위기능 회복을 위한 대용식이나 유산균 복용

• 5단계 : 간 기능 촉진을 위한 효소요법, 균형 있는 영양요법
• 6단계 : 스트레스 개선을 위한 행동 처방

중금속의 해독을 위하여 킬레이트 미네랄(셀레늄, 아연, 칼슘, 마그네슘, 유황 등)을 충분히 섭취하고 레시틴, 불포화지방산, 필수 아미노산의 섭취와 충분한 물의 섭취로 해독 배설시킨다.

독성화합물은 그 자체의 독성보다는 2차대사 산물이 맹독성을 띄는 경우가 많은데 이는 활성산소와 과산화지질 등 프리라디칼이 다량 생산되어 연쇄적인 세포파괴가 일어나기 때문이다. 이때 해독물질이 항산화비타민, 미네랄, 아미노산이다. 각종항산화물질과 담즙배설 촉진물질(우루소데옥시콜린사, 타우린, 레시틴) 배변촉진물질(알긴산, 차전자피, 커큐민)을 충분히 섭취하고, 물을 많이 섭취 한다.

땅과 대기가 오염된 음식도 문제지만, 칼로리만 높고 영양가가 낮은 음식 섭취는 장내의 유해균 층을 증가시켜서 독성물질과 장내독소를 증가시켜 간과 혈액, 조직을 오염시킨다.

현대의 사람들에게는 스트레스로 인한 맹독성 호르몬의 과다분비에 오염되어 있다. 노프에피네프린은 인체의 불완전 대사를 촉진시켜서 프리라디칼을 많이 발생시킨다. 스트레스로 쌓은 독소를 해독방법은 마음을 비우는 것이 중요하고 발생된 스트레스를 친구와의 대화, 운동 등으로 해소하며, 신경을 안정시키는 칼슘, 마그네슘 등의 미네랄을 충분히 섭취한다.

이러한 체내의 독소를 해독시키기 위해서는 생활습관과 식습관을 개선하고 인체의 해독과 배출을 주재하는 장, 신장, 간 등의 오장육부를 강화시켜 독소를 몸 밖으로 내보내는 해독을 통해 건강을 유지하는 것이 중요하다. 인체자연해독 시스템을 극대화시킬 수 있도록 총체적이고 균형 잡힌 영양소 공급이 필요하다.

10. 상극되는 음식물 해독법

중독자는 우선 토하게 하고 위를 세척하는 것이 상책이다. 그 다음에 해독요법

을 쓰는데 무슨 음식이나 약물에 중독되었을 때는 무조건 검은콩을 한 줌 푹 삶아 그 국물을 마시게 하거나 검은콩과 감초를 같은 비율로 섞어 삶아 그 물을 마시게 한다. 또는 최상의 해독제인 마른 명태(북어) 서너 마리를 두들겨 물에 푹 고아 소금간을 하지 않고 마시게 한다.

- 귤과 털게를 먹고 종기가 생긴 데 → 마늘즙
- 고구마와 석류를 먹고 식중독이 생긴 데 → 부추즙
- 뱀장어와 식초를 먹고 식중독이 생긴 데 → 검은콩과 감초를 함께 달여 복용
- 우유와 신음식을 먹고 뱃속에 어리가 생긴 데 → 녹두
- 미나리와 닭고기를 먹고 식중독이 생긴 데 → 올리브즙
- 꿀과 붕어, 뱀장어와 소간을 함께 먹고 생긴 식중독 → 검은콩과 감초 달인물
- 개고기와 마늘을 먹고 혈액병이 생긴 데 → 모유에 콩국을 섞어 마심
- 우렁이와 조개를 먹고 식중독이 생긴 데 → 고수풀을 달여 마신다.
- 우렁이와 국수를 같이 먹고 구토와 복통이 생긴 데 → 닭똥의 흰 부분
- 귤과 흑설탕 → 녹두
- 돼지고기와 감을 먹고 식중독이 생긴 데 → 녹두
- 시금치와 우유를 먹고 식중독이 생긴 데 → 녹두
- 돼지고기와 우렁이를 먹고 눈썹이 빠지면 → 녹두
- 복어독 → 우선 참기름, 들기름을 먹여 토하게 한다. 백반을 물에 타서 마시거나 백편두나 소두쟁이잎을 찧어 즙을 마신다. 또는 검은 콩 삶은 물도 괜찮다.
- 모든 생선이나 게 어류에 중독되면 → 동과즙을 내어 마시거나 마늘즙, 검은콩 삶은 물 또는 귤 껍질을 달여 마신다.
- 모든 채소 독 → 칡뿌리즙
- 모든 해초류 독 → 양조식초를 뜨겁게 데워 마신다.
- 비상 독 → 녹두를 갈아 마시거나 연근과 사탕을 같이 찧어 물에 타서 마신다.
- 독버섯 중독 → 심산의 거름기 없는 황토를 가져다가 물에 풀어 흙이 가라앉은 다음 위에 맑은 물을 마시게 하든지 오리피를 마시든지 박하잎을 찧어 물에 타 마신다.
- 천초(조피나무)중독 → 계피나무를 달여 마신다.

- 고련(소태나무 껍질) 중독 → 흰죽을 끓여 완전히 식혀 천천히 오래도록 먹는다.
- 명아주독 → 파뿌리를 삶아 그 물을 마신다.
- 파두독 → 검은콩이나 칡뿌리를 달여 마신다.
- 초오, 천오, 천웅, 부자 등의 중독 → 검은콩 삶은 물이나 북어국
- 반묘독(곤충의 일종으로 한약재) → 검은콩과 감초 달인 물
- 유황독 → 삶은 돼지고기나 오리고기국 또는 마른 명태 세 마리를 끓인 국물
- 석웅황(한약재)독 → 방기를 달여 마신다.
- 수은 독 → 돼지비계, 북어국, 검은콩 은 물
- 독한 소주를 지나치게 마시고 중독이 된 데 → 칡뿌리 즙이나 오이 즙을 계속 마신다. 심할 때 냉수를 마시면 즉사할 수도 있으니 주의한다. 모든 냉기는 금물.

7 단식요법(斷食療法)

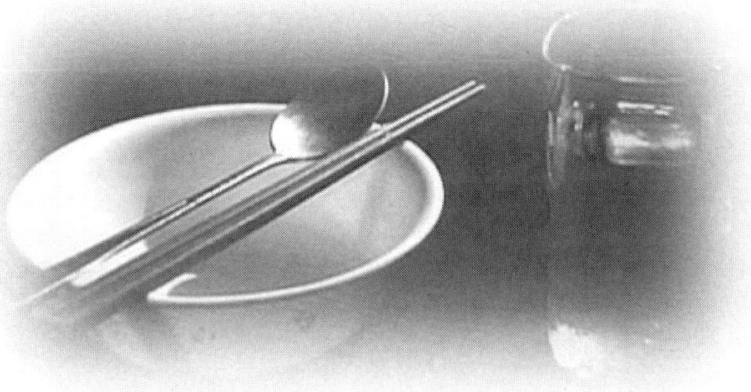

1. 단식요법(斷食療法)의 정의

단식이라 함은 일시적으로 음식섭취를 중단시켜 질병을 치료하는 방법을 말한다. 즉 단순히 굶는 다는 것을 단식이라고 정의 한다면 단식요법은 굶음으로써 소기의 목적을 취하는 것인데 그 목적이 바로 건강의 회복인 것이다. 그러므로 단식요법은 무엇을 잘먹고 건강해 지겠다는 것 보다 안먹음으로써 도리어 건강해지는 방법이다.

생명의 원천은 음식과 공기와 물이며, 이 삼 요소중 물과 공기는 잠시도 없어서는 안되며 특히 공기는 잠시만 없어도 생명의 위험을 초래하지만 음식은 일정기간 끊어도 생명에 위험을 미치지 않는다. 오히려 공복상태에서의 진단(診斷) 및 치료(治療)를 목적으로 일정기간 음식물의 섭취를 중단하므로써 체내의 노폐물을 배설하고 소화기관을 쉬게하여 소화 및 흡수 기능을 새롭게 함과 동시에 각종 질환을 치유할 수 있는 것이다.

2. 단식요법(斷食療法)의 유래와 역사

단식의 유래와 역사를 살펴보면 종교와 불가분의 관계가 있는데 특히 정신수양면에서 미치는 영향이 크므로 종교의 발생시 부터 단식이 중요시되었다.

가장 오랜 역사를 가진 고대 인도의 종교 중에서 바라문교는 교도들에 의하여 종교적으로 가장 먼저 단식이 시행되었다는 기록이 있는데 단식을 바라문교의 수행의 하나로서 몸을 단련하는 동시에 구제(救濟)의 공덕이 된다고 생각하여 행하여 왔다.

불교에 있어서 석가여래가 단식수행을 통해서 해탈을 한 것은 너무도 유명한 것이다.

회교에 있어서도 마호메트가 히라산의 동굴에서 수행할 때 이미 단식을 시행했으며 이를 통하여 신탁(神託)을 얻었고 이런 연유로 그는 단식이야 말로 종교에 들어가는 가장 가까운 문효(門戶)라고 설파하였다.

기독교에 있어서도 단식을 시행한 사실을 찾아 볼 수 있는데, 그리스도가 광야에서 40일간 단식을 행하였고 요한의 제자와 파리사이인 및 바울이 단식을 행하였음이 기록되어 있다.

유태교는 원래 고행을 수행하지 않는 종교인데도 매년 7월 10일 만은 꼭 단식을 시행하고 있다.

또한 우리나라의 항웅(桓雄)설화나 활임심방 등에서 발견되듯이 선조들 중에서도 유명한 승려나 유림들은 단식을 통하여 정신적인 수양을 쌓았고 건강을 유지하며 자신 속에 숨어 있는 위대한 자연의 힘을 찾고자 하였다.

또한 치료법으로서 단식은 2,000년 전부터 시행되었으며 나폴레옹이 이집트 원정시 아라비아인의 병원에서 위장병으로 단식하였다는 기록이 있다. 18세기 중엽부터 치료법으로서 활발히 시행되어 1887년 미국 의사 듀이가 수십일간의 장기 단식을 주장한 이후 1887년 독일 베를린대학에서 10일간, 1888년 동경대학 의학부 해부학교실에서 본격적인 치료수단으로서 활용되었다.

단식의 기원을 요약하면 제 1단계로서 여러 가지 종교에서 수행의 목적으로 시작하여, 제 2단계에선 종교에서 독립하여 건강법으로서 민간요법(民間療法) 차원에서 시행되고, 제 3단계인 현재는 부분적으로 의학적 치료법의 체계로 발전하였다.

3. 단식요법(斷食療法)의 원리

단식 중에는 생리활동의 에너지를 외부에서 섭취하지 않기 때문에 체내에 저장된 영양에서 취하지 않으면 안된다. 그래서 근육(筋肉), 내장(內臟) 등에 저장된 영양은 전신을 순환하는 혈액(血液)에 의하여 운반되어 활동의 원동력으로 사용되며, 또한 조직내에 축적되었던 각종 독소(毒素)-(담음 : 痰飮)까지 빠지게 되어 전신조직내부가 청결하게 된다. 특히 위(胃)는 음식물이 들어가지 않으므로 수축되며, 위확장(胃擴張), 위하수(胃下垂)는 자연회복되고 장관(腸管) 또한 비게 되므로 수축하게 되며 장벽에 오랫동안 부착하여 만병의 원인이 되었던 숙변(宿便)이 제거된다. 특히 결장(結腸)은 분변의 정체로 인하여 장마비가 되며, 거대결장(巨大結腸) 혹은 과장결장(過長結腸)을 일으키기 쉬우며, 이로 인하여 장중첩(腸重疊)을 야기하는데 이들은 조변(燥便)의 분리제거로 정상으로 축소하게 된다. 특히 장의 멕켈씨 게실은 단식요법이 아니면 근본 치유할 방법이 없다.

1) 자연치유력을 집약하는 치료법이다

인간이 외상을 당하거나 질병이 발생하여서 괴로우면 먼저 입맛이 없어진다. 이것은 인간이 가진 자연치유력을 최대한으로 동원코자하는 생체의 한 자연반응으로 보아진다. 그러므로 식욕이 없을 때 음식을 끊는 것이 도움이 된다는 것이다. 우리가 알고 있는 상식은 질병(疾病)으로 인한 체력의 소모(消耗)나 조직(組織)의 결손이 생겼을 경우에 이를 보충해 줌으로써 빠른 회복이 될 것이라고 생각하고 있으나, 이는 림프의 흐름을 탁하게 하고 백혈구(白血球)의 활동을 저해하며, 면역체의 형성과 동원을 방해함으로써 질병에서 회복되는 경과를 지연시키는 경우가 많다는 것을 알아야 한다. 이것은 영양의 흡수와 동화를 위한 작업이 신체의 방어(防禦) 및 해독(解毒), 배설(排泄) 기능에 과중한 부담이 되고 또한 흡수된 영양이 경우에 따라서는 대사과정에 있어서 인체에 유해하고 질병의 세력에 유익하게 작용할 수도 있다.

실제로 가벼운 감기 몸살이나 심한 과로로 심신(心身)의 위화감(違和感)이 올 때 한 두끼를 굶든지 또는 칼로리가 적은 가벼운 식사만을 섭취하면 곧바로 몸이 회복되는 경우를 볼 수 있다.

외부로부터 영양을 끊으면 2-3일간은 과도기적인 현상이 있으나 자기 몸이 가지고 있는 지방이나 단백질을 이용하게 되므로, 혈액내의 혈색소치나 혈청단백은 오히려 평소보다 높은 수치를 유지한다.

단식이 자연치료를 향상시킨다는 또 다른 몇 가지의 기전으로, 일본 구주대학(九州大學)의 "이께이" 교수의 발표에 의하면 아래와 같다.

① 신체적인 면에서의 단식은 적당한 스트레스로 정신적인 반응을 쉽게 일 으켜 저항력(抵抗力)을 증대시킨다.

② 정신적으로는 단식에 의하여 본능적인 욕구불만이 해소되고, 따라서 정신적인 불안, 긴장의 악순환이 사라지고 자연통합력의 강화와 의지의 단련으로 치료력이 항진된다고 하였다.

2) 체내 독소 및 노폐물의 분해 및 해독이라는 측면을 가지고 있다

현대의 사람들은 피곤하다. 정신적인 노동을 요구하기 때문에 운동은 부족하고 피로는 쌓여가는 것이다.

피로는 몸에 노폐물이 축적되었을 때 생기는 일종의 가벼운 중독증상(中毒症狀)으로 모든 병(病)의 전구증상이 된다. 노폐물은 한의학적인 측면에서의 담(痰)이라는 비생리적인 체액(體液)을 말하는 것이다.

어떻게 단식이 체내의 노폐물의 분해 및 해독을 할 수 있는가? 인간이 생명을 유지하고 항상성을 유지하는 것은 신진대사라고 하는 생리적인 현상 때문이다. 우리가 음식을 섭취할 때 다소나마 인체에 해를 끼치는 인자가 들어가게 마련이고 체외나 체내에서 병독적인 이물에 항상 침범당하고 있는 것이 어쩔 수 없는 현실이지만 인간이 건강을 유지하고 생리적인 항상성(恒常性)을 지니고 살아 갈 수 있다는 것은 생리적인 해독(解毒)과 배설(排泄)기능이 이러한 독소(毒素)나 노폐물을 잘 처리해주기 때문이다.

그러나 인간도 40대 이후에는 신진대사작용이 둔화되는데, 이것 또한 자연적인 현상이다. 더욱이 문명인은 자연법칙을 어기고 폭음폭식(暴飮暴食)과 인스턴트 식품 및 기호물의 남용과 날로 늘어만가는 방부제 식품의 섭취, 대기오염, 수질오염 등에서 받는 공해의 피해와 도시인의 안일한 생활은 운동부족까지 겹치게 되어 노폐물과 독소의 축적은 한층 더 증가하게 된다.

사람이 음식을 끊으면 먼저 이화작용(異化作用)과 배설작용(排泄作用)이 항진하여 체내의 노폐물이나 독소의 배설이 잘되고 또한 체내에 저장되어 있는 지방이나 단백질이 소모되어 생리적인 열원으로 전환되기 때문에 이 때에 조직속에 있는 노폐물이 배설되는데, 이 때 한의학의 한(汗), 토(吐), 하(下) 삼법(三法)의 방법으로 나타나는 것이 임상적으로 확실히 증명된다. 따라서 단식요법을 행하고 있는 사람의 옆에 가면 피부(皮膚)에서 발산하는 역겨운 체취(體臭)와 구토(嘔吐)를 발한다.

시키고의 칼슨 박사는 "단식요법은 체내의 노폐물을 몰아내고 젊어지는 비법"이라고 말하였다.

3) 단식(斷食)은 정신의 수양 및 단련에 도움이 된다.

사람의 완전한 건강상태는 건전한 육체(肉體)와 건전한 정신(情神)의 조화된 상태를 말한다. 근래에 와서 현대의학에서도 정신적인 문제를 중요하게 다루고 있어 소위 심신의학(心身醫學)-(Psychosomatic medicine)의 임상적 가치를 크게 중시하고 있다.

단식요법은 인간의 정신력(精神力)을 단련하고 수양하는데 좋은 계기가 된다. 원만한 인격과 성격의 개조에 있어서도 단식요법 중에 적당한 암시요법(暗示療法)으로 매우 좋은 성과를 거둘 수 있다.

단식중에 인간의 가장 큰 본능의 하나인 식욕을 극복함으로써 욕구불만이 해소되고 공포, 불안 등 정신적인 갈등이 없어진다.

대부분의 현대인은 오감(五感)과 이성만으로 모든 사리를 가려 보면서 삶을 영위한다. 그러나 이 우주의 섭리는 본능과 이성만으로 해결할 수 없는 문제가 너무도 많다. 이것은 신비라고 하는데, 이 신비의 세계도 이성을 초월한 제 6감, 즉 영감(靈感)에 의하여 직관력으로 의식되는 것이며, 물질문명이 발달한 현대에 있어 대부분 영감(靈感)의 발달이 저애되고 직관력이 퇴폐하여 정신문명은 퇴보해 가고 있다. 이와 같은 시대적 조류에 따라 현대인의 정신과 육체는 병들어 가고, 이것을 극복하여 심신여일(心身如一)의 건강을 단식이라는 자연적인 수단에 의해 완성할 수 있는 것이다. 옛날부터 종교적 목적이나 수도의 방법으로 절식(絕食)이 많이 이용되고 있는 이유도 여기에 있다.

4) 단식(斷食)과 기아는 다르다.

흔히 단식과 기아를 혼동하는 경우가 많다. 의학적으로 볼 때 단식은 기아와 전혀 다른 것이다. 즉 "혈액중에 함유되어 있는 각종 영양분이 생리적인 정상치를 유지하고 이것이 계속해서 조직세포에 공급되는 동안 세포의 기능은 정상적인 활동을 유지하여 결코 굶주림에 빠지는 일이 없다".

절식(絕食)을 끝내고 기한을 넘어서 계속 단식을 하게 되면 그 때는 조직이 기아(飢餓)에 빠지게 되고 이 시기는 체력의 강화보다는 약화현상이 일어나고 결국에 가서 생명현상의 감퇴(減退)와 아사(餓死)를 면치 못하게 된다.

실제로 단식은 외부에서 영양이 들어오지 않으면 초기에는 체내에 저장된 영양을 사용할 수 있는 조건이 되지 못하는 과도기적 현상이 되지만, 단식 3일이 지나면 체내의 영양은 생명력이 발휘되어 혈액중에 필요로 하는 모든 영양의 조건이 평상시와 같은 저도치를 유지하게 된다.

임상적으로 관찰해 보면 혈당(血糖)이 200mmg/dl정도의 당뇨환자가 절식 3일에는 혈당 70mmg/dl로 떨어져 저혈당치를 나타내다가 점차로 혈당이 100mmg/dl내외의 정상치로 유지되는 것을 볼 수 있다. 따라서 단식중에는 결코 영양실조에 빠지는 일이 없음을 알 수 있다.

또 한가지로는 부신피질 호르몬인 스테로이스의 남용으로 전신부종환자에게 단식을 시행하면, 보통 단식 3일째부터는 저단백혈증에 의한 부종이 소실되는 것을 확인할 수 있는데, 이 때 혈액의 혈청단백을 측정하면 거의 생리적인 정상치로 회복되어 있다는 것을 알 수 있다.

기아와 절식의 한계는 체중(體重)과 병증(病症), 그리고 체질에 따라 각기 다양한 차이는 있겠으나 보편적으로 단식 전의 평소 체중보다 1/4이 감소되었다면 단식을 중단하여야 한다. 단식을 시작하여 체중이 단식전의 1/3이하로 감소하면 기아기로 들어간다고 보아야 한다.

일본에서는 단식요법을 임상에 응용하는 의사들은 호흡의 성분비율이나 요(尿)의 질소성분비로서 단백질의 이용도를 측정하여 단백질의 이용율이 일정량이 이하로 떨어지면 기아기(飢餓期)로 간주한다고 하였다.

5) 단식(斷食)과 영양대사

24일간의 단식요법으로 근육의 단백질이 전체의 30-40%정도 밖에 감소하지 않은 반면에 지방은 90%이상 감소된다.

일반적으로 단식 2~3일간이 체중이 3~4Kg이 줄고 5일까지 총 5Kg정도까지 감소하지만 체중의 변동은 크게 나타나지 않는다. 10일이 지나면 다시 감소율이

▼ 미국 싱크리어씨가 발표한 24일간의 단식으로 피하지방 및 각 장기의 지방소실 백분율

장기(臟器)	지방소실백분율(%)	
지방분(脂肪分)		97
비장(脾臟)		67
간장(肝臟)		54
고환(睾丸)		40
근육(筋肉)		31
혈액(血液)		27
신장(腎臟)		26
대소장(大小腸)		18
폐장(肺臟)		13
췌장(膵臟)		12
심장(心臟)		3
뇌수(腦髓)		3

다소 높아졌다가 15일이 지나면 또한 큰 변동없이 5~6일간 계속된다. 그러나 비만인은 10일간에 14~15kg까지 감소하는 경우가 있다. 이것은 피하지방의 소모가 많기 때문이다. 반면에 수척(瘦瘠)한 사람은 일주일간의 단식중 2~3일 동안 약 3~4kg이 감소후 체중의 감량이 별로 없으며, 대개 1주일 후에는 약 5kg의 감소만 있다.

위에서 살펴본데로 단식중에는 인체의 지방이 많이 소비되고 그 다음이 단백질이다. 에너지원은 체내에 축적되어 있는 지방이나 단백질을 이용한다 하더라도 무기질이나 염분, 그리고 체외에서 매일 공급해야 하는 비타민이나 필수 아미노산 등의 영양을 공급하지 않을 경우에 생명이 위험하지 않느냐 하는 의문이 야기될 수 있으나, 단식중에는 모든 것이 생명의 신비한 힘에 의하여 자연조절되어 영양의 평형을 이루기 때문에 외부적인 영양의 조절은 불필요하며 오히려 자연조절의 기능에 저해요소가 되어 영양실조에 빠뜨릴 수도 있는 것이다.

다만 류마티즘 등의 교원성(膠原性) 질환(疾患)이나 퇴행성병변(退行性病變)-(간경변(肝硬變), 동맥경화증(動脈硬化症) 등)으로 오는 질병을 치료하기 위한 단식중에는 천연 Vitamin-C의 다량섭취가 필요하다고 하였다.

4. 단식요법(斷食療法)의 효과

1) 단식 기간이 계속되면 (최초의 3일이 경과한 후) 인체는 체내에 축적되어 있는 물질에 의해 살아간다. 즉 필요한 영양(특히 단백질(蛋白質)과 지방이 공급되지 않으면, 육체는 자가분해, 또는 자기소화를 시작하여 자기의 조직을 연소, 소화한다. 그러나 그 과정은 결코 불균형적이 아니라 아주 훌륭하게 잘 이루어지는데, 여기에 단식의 치료법으로서 또는 젊어지는 법으로서의 비결이 있다.
   단식중에는 노화되어 쓸모없는 조직과 세포를 분해시키는데 육체는 가장불순하고 하급물질인 죽은 세포, 좋지 않은 축적물, 종기, 지방, 노폐물 등을 소화시키며, 중요한 조직, 두뇌 등은 단식에 의해 손상되거나 소화되지 않는다. 이 때문에 오토 버킹거 박사는 단식을 가리켜 "쓰레기 처리", "찌꺼기 연소"라는 말로 표현하고 있다.
2) 단식 기간중에 노화된 세포와 병에 걸린 조직이 분해되어 연소되고 있는 동안에 새롭게 건강한 세포의 발육은 촉진된다. 그 이유는 체내의 단백질은 항상 가변적인상태에 있고, 항상 분해되고 재합성 되어 체내의 필요에 따라 재생되는 까닭이다.
3) 단식기간중 폐(肺), 간(肝), 신(腎), 피부(皮膚) 등의 배설기관의 배출, 정화작업 능력은 증진되고 축적된 대사 폐기물과 독성물질은 신속하게 제거된다. 예컨데 단식 기간중 소변중의 독소의 농도는 평상시 보다 10배나 더 높다. 이것은 간장(肝臟), 신장(腎臟), 소화기관이 식이(食餌)를 소화시킬 때 생긴 노폐물을 제거해야 하는 평상시의 일에서 해방되고, 요산(尿酸), 퓨린 등이 축적된 노폐물과 독성물질의 정화작업에만 집중할 수 있기 때문이다. 이 배출작업은 다음과 같은 전형적인 단식의 증후로서 알 수 있다. 즉 호흡이 가빠지고, 암갈색 소변, 관장에 의한 결장에서의 대량의 배설물이 계속되는 상태, 분출물, 대량의 땀, 점액배출 등이다.
4) 단식은 소화기계의 생리적인 휴식을 준다. 단식 후 음식물의 소화능력, 영

양물의 흡수능력은 많이 개선되고, 노폐물의 배설정체와 축적 등을 예방할 수 있다.

5) 단식은 생리학상 가장 중요한 신경적, 정신적 기능을 정상상태로 안정시켜 신경조직은 소생되고 정신력은 개선된다. 분비선 조직과 호르몬 분비는 자극되며 촉진되고 조직의 생화학적인 미네랄의 균형도 맞게 된다.

5. 단식중 체내의 생리변화

체중의 감량은 평균 600g/1日으로서 단식 초기에는 지방의 감소보다는 체액(體液)의 변동으로 보아야 한다. 즉, 한의학 치료의 삼대치법(三大治法)인 한(汗), 토(吐), 하(下)의 삼법(三法)이 단식 초기에 활발히 일어난다. 초기에 뇌하수체 후엽에서 항이뇨hormone증가로 소변량의 감소를 나타낸 후 중기 이후에는 정상으로 회복된다. 초기에 요산의 증가, 아세톤뇨의 배설, 저Na혈증에 의한 오심증(惡心症), 중성지방의 저하, 부신피질 hormone의 증가, 자율신경의 불안정, GOT. GPT의 증가, 혈압. 체온의 저하, 적혈구의 상승과 백혈구의 감소 등 단식중에 여러 생리변화가 있어도 이것은 영양공급 중단으로 인한 생체예방기전의 결과이므로 단식기간 이후에는 이러한 제증상이 소실 및 완화된다.

6. 단식의 적응증 및 금기증

누구나 어떠한 병증에나 단식요법을 시행하는 것이 올바른 것은 아니다. 환자의 전반적인 신체상황과 앓고 있는 질환의 종류에 따라 적응증과 금기증을 나눌 수 있다.

1) 적응증(適應症)

① 만성위장병, 위하수, 위아토니, 위산과다, 무산증, 위 및 십이지장궤양(초기), 만성변비등 소화기질환
② 비만증(肥滿症), 고혈압, 동맥경화, 당뇨병, 만성신장염, 류마티스, 신경통, 통풍, 천식, 축농증.
③ 거친 피부, 만성두드러기, 만성습진, 기미, 건선, 여드름, 주근깨, 사마귀, 갈색얼룩점 등 피부병
④ 갱년기 장애 및 각종 부인병
⑤ 노이로제, 불면증, 두통, 견비통
⑥ 회춘을 위한 장수법, 성욕감퇴, 성인병 예방
⑦ 알러지로 인한 모든질환
⑧ 자율신경의 부조화로 인한 모든질환

2) 금기증

① 진행성결핵(進行性結核)
② 말기암종 및 악성종양(惡性腫瘍)
③ 심한 출혈성(出血性) 궤양(潰瘍)
④ 심한 정신병
⑤ 어린이, 노인, 임산부 및 기타 쇠약자
⑥ 급성복증 및 기타 수술을 요하는 외과질환
⑦ 급성전염병(急性傳染病) 및 폐혈증 혹은 출혈증
⑧ 인슐린 주사를 6개월 이상 시행한 당뇨병 환자
⑨ 관절염 등으로 스테로이드제제를 3개월 이상 복용한 자

7. 단식의 기간

1) 단식의 3단계

① 예비단식기(감식기)
② 본단식기(단식기)
③ 회복식기(복식기) + 식이요법기

2) 단식기간

① 예비 단식기, 본 단식기, 회복식기를 포함한다.
② 기간은 본 단식 기간을 기준으로 하는데 첫째 예비단식기는 본단식기간의 1-1/2일수, 회복식기는 본단식 기간의 2배일수, 셋째 식이요법기는 본단식 일수의 6배일수로 한다.
③ 본단식기는 세가지로 분류하는데 첫째 단기는(4~6일), 둘째 중기는(7~10일), 장기는(14~20일 이상)으로 한다.
④ 결과적으로 단식 기간을 표로정리하면 아래와 같다.

예비단식(豫備斷食)	본단식(本斷食)	회복식(回復食)	식이요법(食餌療法)
3~5일	5일	10일	30일
5~9일	9일	18일	54일
5~10일	10일	20일	60일

8. 단식의 방법

단식은 무조건 장기간 일수록 좋다는 잘못된 생각에 의하여 체력 한계를 무시하고 단식을 강행하면 조직의 감퇴와 더불어 생명력이 쇠퇴하기 때문에 병을 치료하는데 도움이 안될 뿐만 아니라 오히려 무모한 체력소모만 가지고 온다.

단식을 시행함에 있어서는 심신을 정화하고 세속적인 것을 떠나 단식에 대한 굳은 신념과 확신을 가지고 단식에 임하도록 하여야 하며 또 단식요법은 본단식보다 그 전후가 중요하다.

1) 예비단식(豫備斷食)

예비단식은 치료과정으로서의 의의가 있으며 원칙적으로 본단식 기간과 같은 시일을 요한다. 이 기간에는 점감식을 하여 체중의 급격한 감소와 이로 인한 체내의 급격한 반응을 방지하고 장 내용물의 부분적인 정체를 없애기 위하여 그에 필요한 보조치료를 수행한다. 그러므로 예비단식은 육체적, 정신적으로 단식에 견딜수 있는 준비를 하는 기간이다.

이시기에 주의하여야 할 사항은

① 단식에 대한 예비지식을 완전히 습득하여 확고한 신념을 갖고 계획대로 시행한다.

② 체중, 신장, 복위의 측정과 특별한 병(고혈압,당뇨병 등)이 있는 사람은 필요한 검사를 하여야 한다.

③ 체온계, 관장기, 하제약, 구충제 등을 미리 구비하여 하제약 및 구충제는 의사의 지시에 따라서 복용토록한다. 일반적으로 구충제는 예비단식기 최종일에 복용한다.

④ 단식 전 2~3주전부터 과식, 편식 및 일절의 약물을 금하고음식을 골고루 섭취하여야 하며 금연, 금주하여야 한다.

⑤ 단식중 피부로 발산하는 악취를 흡수, 제거하기 위하여 속옷을 매일 갈아 입을 수 있도록 준비하며 반지 귀걸이, 목걸이, 틀이, 부레지어, 거들 등의 착용을 금하며, 비누, 샴푸의 사용과 치솥질, 이발, 면도, 손톱 및 발톱깍기 등을 행하여서는 안된다.

⑥ 단식중에는 과거 자신의 생활환경, 부적절한 섭생과 약물로 인한 독소를 조직내로부터 깨끗하게 청소하는 수단이므로 과거 지병의 재발 혹은 발진, 발열 등의 증상이 발현될 수도 있다.

⑦ 병원에서 제공하는 이외의 약물을 복용해서는 안되며, 1일 섭취량과 배설량의 균형을 맞추도록 한다.

⑧ 예비단식부터 회복식 후 최소한 3주까지는 성행위를 금하여야 한다.

⑨ 온열탕은 금하며 냉탕(16℃ 내외) 혹은 냉온욕을 하여야 하며 풍욕은 1일 3회씩 실시하여야 한다.

⑩ 물리치료는 의사의 지시에 의하여 1일 2회씩 실시한다.

2) 본단식(本斷食)

본단식은 외부로부터 일절의 음식물 섭취를 중단하는 기간이다. 본단식기간의 결정은 병의 상태를 기준으로 판단하는 것이 아니고 전신의 건강상태를 기준으로 결정한다. 본단식의 기간은 일반적으로 단기(4-6일), 중기(7-10일), 장기(14-20일)로 분류한다. 본단식 기간의 주의하여야 할 사항은 다음과 같다.

① 특별히 안정을 취할 필요는 없으며 30분-1시간 정도의 산보를 하는 것이 좋으나 과격한 운동은 피한다. 오관이 극히 예민해 짐으로 감정적인 것, 자극적인 것은 가능 한 피하여 정신과 육체가 완전한 건강일체가 되도록 한다.

② 냉온욕은 1일 1회, 물리치료는 1일 2회, 풍욕은 1일 3회씩 각기 시행한다.

③ 미온수(220C 전후)에 정량의 하제약을 혼합하여 고위관정을 매일 1회씩 시행한다.

④ 냉온욕 후나 추울 때 난로, 온방 혹은 침구로 몸을 온열케 하는 것 보다 가벼운 운동 일광욕, 면포마찰 혹은 따뜻한 타올 등으로 발을 따뜻하게 한다.

⑤ 생수 및 감잎차를 조금씩 자주 마시되 따뜻하게 해서 마시는 것이 좋고 생수는 1일 1,000CC이상 마시도록 한다.

⑥ 단식의 목적은 숙변의 제거에 있으나 배출시기가 일정치 않아서1-2개월 후에 배출되는 사람도 있으므로 걱정할 필요는 없다.

⑦ 단식중에는 명현반응(오심(惡心), 구토(嘔吐), 속쓰림, 위통(胃痛), 구취(口臭), 두통(頭痛), 오한(惡寒), 발열(發熱), 불면(不眠), 소양감, 국소동통, 어지러움등)이 발할 수 있으나 일시적 현상으로 일정한 기간이 지나면 소실되는데 이는 지방분해에 의한 자가중독증 즉 acidosis 현상이다.

3) 회복식

회복식기에는 소화(消化), 흡수(吸收), 동화(同化), 배설(排泄)의 과정을 거쳐야만 정상과정으로 복귀되므로 열량 및 무기질의 공급에 무리가 있으며 체액의 평형이 파괴되어 순식간에 혈액 및 체액의 변조를 일으켜 심장(心臟), 신장(腎臟)에 장애가 생기고 소화기 계통에 과중한 부담을 주어 위장운동이 실조되고 말초순환장애가 일어나 수족(手足) 및 전신의 부종(浮腫)과 기타 위험한 증상이 일어날 수 있다. 단식 그 자체가 건강 및 치료수단이 아니며 회복식과 식이요법이야 말로 단식 치료의 성패를 결정한다. 최소한 단식일 수의 두배이상 점증식을 수행하고 본단식의 6배 기간동안 섭생과 절제의 생활과 식염의 제한, 감미료, 지방, 인스턴트식품 및 기호식에 유의하여 그 질병에 따라서 균형있는 식생활이 되어야 한다. 점증식은 처음에 소량의 유동식에서 시작하여 차츰 연식, 경식, 일반식으로 옮기는데 단식전 식사량의 80%까지 증식을 한 후에 계속 이 수준을 유지한다.

9. 단식의 보조요법

1) 고위관장

고위관장의 목적은 숙변을 제거하여 장(腸)의 흡수와 배설을 용이케 하기 위한 것으로 대장(大腸)으로 수분을 흡수시켜 조직에 수분을 공급하고 장내의 독소를 중화하여 변통(便通)을 촉진하는 것이다.

여기서 숙변이란 식물의 잔재가 장관에 장기간 정체되거나 장점막, 장상피세포나 세균이 멸살한 것으로 특이한 자극성 냄새를 나타내며 흑갈색이며 끈끈한 변이다.

고위관장의 방법은 500-1000CC의 미지근한 물(25℃)에 1%의 하제약을 혼합, 압력차를 이용하여 항문을 통하여 관장액을 장내에 서서히 유입시키는 것이다. 이때에는 환자에게 15-25분정도 참았다가 배변하고 내용물의 성상과 색깔을 주시하도록 하며 상황에 따라 대변이 나오지 않는 수도 있으며 이는 수분이 흡수된 것으로 다시 관장한다.

2) 냉온욕

냉온욕은 냉탕(16℃ 내외 단, 병약자, 고령자, 순화계질환자는 20-25℃)과 온탕(42℃ 내외)을 교대로 입욕하는 것인데 반드시 냉탕에서 시작해서 냉탕으로 끝나는 것을 원칙으로 한다.

이때 주의해야 할 점은 온탕의 온도가 높을수록 기분좋게 느껴지지만 43℃ 이상 높을 때에는 피부에 무리가 되므로 탕의 온도를 엄수해야 하며 입욕시에 비누등의 합성세제를 사용하면 피부에서 합성되는 지용성 비타민 A, D의 손실과 피부과민 반응이 일어날 수 있으므로 주의하도록 한다.

입욕횟수는 냉탕 5~6회, 온탕 4~5회를 원칙으로한다.

냉온욕의 작용은 아래와 같다.

① 신경계반응으로 냉탕에서는 교감신경(交感神經)을 온탕에서는 미주신경(迷走神經)을 자극하여 자율신경(自律神經)계의 조화를 유도한다.

② 순환계(循環系)반응으로 냉온의 교대적 피부자극으로 인하여 표천부 맥관계의 순환을 촉진하게 되는데 냉탕에서는 말초혈관을 수축하고 온탕에서는 말초혈관을 확장하여 심장운동을 도와준다.

③ 호흡계반응으로 냉탕에서 심호흡을 하게 됨으로 폐호흡이 왕성하게한다.

④ 피부반응으로 피부에 대한 정화작용 및 탄력을 증진시키는 작용이 있어 신경쇠약, 류마티즘, 동맥경화, 고혈압, 당뇨병, 심장병, 만성위장병, 간장병 등의 질환 치료에 응용될 수 있다.

3) 풍 욕

피부의 기능은 인체를 외부로부터 보호하는 성곽인 동시에 체온조절, 호흡작용, 배설작용, 비타민 C 합성 및 영양소의 저장에 이르기까지 인체의 건강과 직결되는 중요한 기능을 한다.

문명이 발달함에 따라 피부의 기능이 점차 약화되어 여러 가지 질병의 원인이 되고 있다. 풍욕의 목적은 퇴화된 피부의 기능을 풍욕을 통하여 부활, 보강시키고 단식중에 체표로 발산하는 독소의 배설을 촉진하며 피부호흡을 통한 산소의 공급을 충분히 하지여 조직세포의 기능을 왕성케 하는 것이다.

풍욕의 방법은 완전히 탈의(脫衣)한 후, 담요를 벗었다 덮었다 하면서 그 시간(20초, 1분)을 점차 늘려나가는 것(2분, 2~3분)으로 해뜨기 전과 해진 후에 하는 것을 원칙으로 하고, 식사 전후 30~40분의 간격을 두며, 목욕 후에는 1시간 이상의 간격을 두는데 1일 3회 실시 하는 것이 좋다.

4) 복부 된장찜질

된장의 효소작용으로 단식중 장운동을 촉진시켜 숙변을 제거하여 장마비증이나 장의 이상운동을 예방한다.

그 방법은 된장을 약간 따뜻하게하여 배위에(배꼽과의 직접적인 접촉을 피함) 올려 놓은 후 1~3시간 정도 계속 더운 물수건이나 hot pack등으로 가온해 준다. 특히 위장병 환자에게는 쑥을 사용하면 더욱 효과가 좋다.

10. 단식중 식이요법

1) 감잎차

감잎에는 Vitamin C 가 풍부하여 귤의 몇 배에 이르며 또한 일반차는 강한 알카리성이어서 불면증을 가져오나 감잎차는 산성이어서 불면이 되지 않는 이점이 있다. 감잎차를 만드는 방법은 Vitamin C가 열에 약하므로 직접 끓이지 말고 금속용기가 아닌 그릇에 한 움큼의 감잎을 넣고 더운 물을 부어 20~30분 우려낸 후 마시도록 한다.

2) 생 수

인체의 70%는 수분으로 되어 있어 수분공급이 부족하면 혈액의 점도가 진하고 탁하여 순환이 잘 안되므로 단식요법 중에는 감잎차 및 생수를 많이 공급하게 한다.

생수를 마시는 요령은 기상후, 취침시 그리고 식사때마다 한두컵씩 마시고 그 밖의 시간에도 30분마다 30cc씩 조금씩 자주 마시도록 하며, 한꺼번에 많이 들이키지 말고 한 모금씩 입안에 머금었다 자기 체온만큼 되었을 때(약 3분후) 삼키는 것이 좋다.

3) 생야채즙

아무리 좋은 음식을 섭취하더라도 체내 신진대사 과정의 화학반응을 쉽게 도와주는 여러 가지 효소가 부족하면 오히려 조직의 생명현상은 더욱 저하되고 빨리 노화현상을 일으키게 된다.

생야채즙은 흔히 녹즙이라고 하는데, 생명의 모체인 자연의 대지에서 여러 가지 효소를 풍부히 흡수, 정장하고 있는 식물을 가열치 않고 생식함으로써 엽록소를 통하여 풍부하게 함유하고 있는 태양광선에너지 및 여러 가지 무기질을 직접 섭취하게 되어 체내 전리현상의 이상적인 평형을 유지할 수 있다.

예비단식(豫備斷食)의 식이	
예비단식 1일	연식(현미 & 율무) 160g. 단, 아침은 먹지 않는다.
예비단식 2일	연식(현미 & 율무) 140g. 단, 아침은 먹지 않는다.
예비단식 3일	유동식(현미) 120g. 단, 아침은 먹지 않는다.

* 아침을 먹지 않는 이유는 생리상으로 오전중에는 배설기관이 일을 하게 되고 소화기관은 쉬게 되어 있기 때문이다.

예비단식(豫備斷食)의 식이	
회복식 1일	유동식(현미) 120g. 단, 아침은 먹지 않는다.
회복식 2일	유동식(현미 & 율무) 120g. 단, 아침은 먹지 않는다.
회복식 3일	유동식(현미 & 율무) 140g. 단, 아침은 먹지 않는다.
회복식 4일	연식(현미 & 율무) 140g. 단, 아침은 먹지 않는다.
회복식 5일	연식(현미 & 율무) 160g. 단, 아침은 먹지 않는다.
회복식 6일	경식(현미 & 율무) 180g. 단, 아침은 먹지 않는다.
회복식 7일	경식(현미 & 율무) 180g. 단, 아침은 먹지 않는다.
회복식 8-21일	일반식(현미 & 율무) 반공기 → 한공기 . 단, 아침은 먹지 않는다.
회복식 22-35일	일반식(현미 & 율무) 한공기. 단, 아침은 먹지 않는다.

회복식의 주의사항
① 보조요법(냉온욕과 풍욕을 하며 관장 및 물리치료는 의사의 지시에 따름)을실시한다.
② 감잎차 및 생수, 생야채즙을 복용한다.
③ 인스턴트식품, 육류, 밀가루음식, 기호식품 및 자극성음식물을 피하며 나물류 및 채소류를 많이 섭취한다. 특히 過飮, 過食을 삼가며 식염의 과도 섭취를 금한다.
④ 충분한 운동과 적절한 휴식을 취하며 무절제한 생활을 금한다.
⑤ 화장품 및 세제의 선택에 있어 주의를 기울여야 하며, 최소 2주일후부터 사용하도록한다.
⑥ 자신의 체중 및 신체반응에 주목하며, 질병에 이환되었을 때에는 함부로 약물을 남용하여서는 안되며 담당의사와 상의하여야 한다.

재료로는 당근, 양배추, 미나리, 오이, 토마토, 시금치, 무우, 샐러리, 케일등으로 상치나 쑥갓은 즙을 내지 않고 통채로 먹는 것이 효과적이고 무우는 잎과 뿌리를 다 쓸 수 있다.

11. 단식중의 반응

1) 오심(惡心), 구토(嘔吐)

① 원 인

비위(脾胃)의 습담(濕痰), 장내숙변 및 신경성 등의 이유로 인한 것이며 단식요법(斷食療法)으로 장운동이 항진되어 습담, 숙변등이 배설되려는 과정으로 대부분 본단식 3~4일 중에 많이 발현되며 비만(肥滿)한 사람에게 많다. 특히 구토는 대량의 숙변이 분리됨으로써 일어나는 일시적인 장폐색으로 오는 수가 많다.

② 치 료

지압, 결명자차 공급, 삼호기 붕어운동등으로 대처한다.

2) 속쓰림

① 원 인

위(胃)가 공허해짐으로 위액이 위벽을 자극하기 때문이다. 특히 급격하고 예리한 속쓰림은 위장출혈이 의심되므로 혈압의 측정과 하안검, 손톱, 입술, 배변색 등의 허혈상태를 면밀히 검진하여야 한다.

② 치 료

수분섭취를 장려하거나 제산제(오패산 등)를 복용시킨다.

3) 두통(頭痛)

① 원 인

혈중 노폐물의 배출이 용이하지 못하므로 발현된다.

② 치 료

지압을 시술하고 발열이 동반될 때에는 냉찜질을 실시하며 복통을 동반하면 관장을 시행한다.

4) 구취(口臭)

① 원 인

구취는 이화작용과 배설작용이 항진되어 체내의 노폐물이나 독소의 배설이 원활하게 이루어 지고 있음을 뜻한다.

② 치 료

회복식과 더불어 점차 소실되므로 특별한 처치가 필요없다.

5) 오한(惡寒)

① 원 인

에너지원의 부족으로 인하여 발생한다.

② 치 료

회복식과 더불어 점차 소실되므로 특별한 처치가 필요없다.

6) 피부발진(皮膚發疹)

① 원 인

단식중 체내의 노폐물이 한(汗)의 방법으로 배출되면서 대퇴부, 팔, 엉덩이 등에 발진이 발생할 수 있다.

② 치 료

가려워서 긁기 쉽지만 긁지 않도록 해야한다. 약도 바르지 말고 냉수로 자주 닦아 주거나 소금물을 발라 주어야 한다. 냉온욕, 풍욕을 통한 발한(發汗)의 촉진이 도움이 될 수 있다.

7) 하혈(下血)

① 원 인

단식중에 하혈(下血)이 있거나 장농혈이 배설되는 것은 장관의 고장이 치유되는 과정에서 일어나는 현상이며, 부인은 대게 단식 일주일 경에 많은 하혈을 하게 된다.

② 치 료

이것 역시 자궁 및 기타 부분의 이상이 정상으로 회복되는 징후이다.

8) 체중감소(體重減少)

① 원 인

예비단식 및 본단식 기간에 체중이 현저히 감소하는데 이는 체내에서 수분이 적극적으로 배출되어 탄수화물의 예비 특히 간장 내의 글리코겐이 왕성하게 소비되기 때문이다.

② 치 료

탄수화물비축물이 상대적 이화가 끝나면 체중은 그리 심하게 감소되지 않는다.

9) 소변량 감소

단식 초기에 소변량이 감소하는 경우가 있는데, 이는 단식에 의한 뇌하수체후엽(腦下垂體後葉)에서의 항이뇨hormone증가로 소변량 감소를 나타내다가 중기 이후에는 정상으로 회복된다.

10) 공복감(空腹感)

① 원 인

음식을 먹지 않으니 공복감이 생기는 것은 당연한 것이다. 혹은 예비단식을 소홀히 했을 경우이다.

② 치 료

생리적인 공복감은 본단식 2~3일 이면 사라지는 것이 일반적이다. 하지만 심리적인 원인이 깊게 관여하여 공복감이 계속 남을 경우 "안 먹는 것이 좋다", "한 달은 안 먹어도 끗떡없이 살수 있다" 등의 자기 암시요법을 실시하는 것도 좋은 방법이다.

11) 탈력감(脫力感)과 피로감(疲勞感)

① 원 인

탈력감과 피로감은 공복감과 함께오는 경우가 많이 있다.

② 치 료

탈력감과 피로감이 계속되다가도 본단식 5, 6일 경부터는 오히려 심신이 상쾌해지는 경우가 많이 있다. 단식요법의 이해와 자신감을 가지고 단식에 임할 수 있도록 환자지도를 해야한다.

12) 수면시간의 감소

① 원 인

단식은 정신적 각성과 영성(靈性)의 획득을 통하여 수면시간이 감소되기도 한다.

② 치 료

이는 결코 수면부족이 아니므로 몸의 피로를 느끼지 않는 경우가 많다.

13) 소변(小便)의 혼탁(混濁)

① 원 인

일반적으로 단식중에는 소변이 혼탁해지고 냄새도 몹시 나는데, 이는 체내의 노폐물이 배출되기 때문이다. 따라서 체내에 노폐물이나 독소가 많이 있던 사람일수록 심하다.

② 치 료

생수를 많이 마시도록 한다.

14) 설태(舌苔)의 발생

① 원 인

체내의 독소와 노폐물이 배설되면서 입안에서 악취가 나고 설태가 끼게 된다. 위장이 좋지 않은 사람일수록 심하다.

② 치 료

노폐물의 배설과정에서 나타나는 명현반응이고 오히려 식욕을 없애주기 때문에 내버려 둔다.

M · E · M · O

8 효소요법

1. 효소요법의 정의 및 역사

효소(enzyme)란 모든 생명체가 생명을 유지하는데 필수적인 성분으로 단백질로 이루어진 생 촉매를 말한다. 효소는 모든 생명체가 생명을 유지하기 위해 필요한 대부분의 생화학적인 반응에 관여한다.

인체에 부족한 효소를 이용하여 질병을 치료 · 예방하는 대체의학의 하나이다. 효소는 인체에서 일어나는 모든 화학적인 반응에 관여하는데, 식품으로 섭취한 탄수화물과 단백질 · 지질 등을 분해하고 소화시키는 작용을 한다. 효소가 부족하면 인체에 필요한 영양소들을 제대로 얻을 수가 없어 여러 질환이 발생할 수 있으므로 효소를 별도로 보충하는 치료법이다.

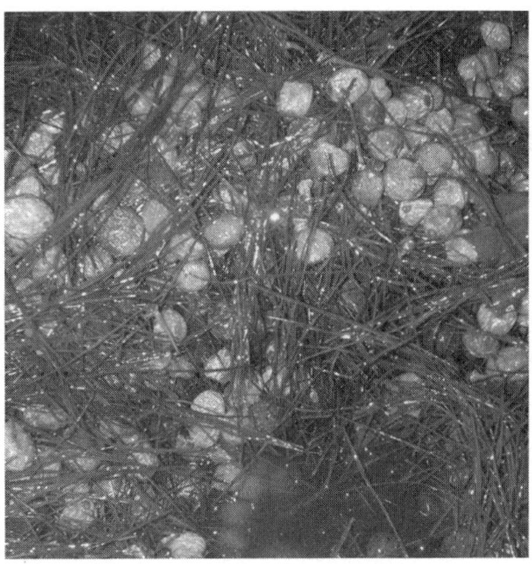

효소의 크기는 미생물보다도 작은 크기이다. 효소는 인체에서 일어나

는 모든 화학적인 반응에 관여하는데, 식품으로 섭취한 탄수화물과 단백질 · 지질 등을 분해하고 소화시키는 작용을 한다. 효소가 부족하면 인체에 필요한 영양소들을 제대로 얻을 수가 없어 여러 질환이 발생할 수 있으므로 효소를 추가로 보충하는 치료법이다. 효소요법은 크게 2가지로 나눌 수 있다. 1. 식물효소법과 2. 췌장효소법 으로 나눌 수 있다.

식물효소법은 신선한 과일과 채소 · 견과류 · 종자 등을 골고루 섭취하여 인체에 효소를 많이 만들어주는 것으로 1920년대에 에드워드 호웰(Edward Howell)에 의해 처음으로 제안되었다.

췌장효소법은 췌장 내의 효소를 사용하여 소화와 관련된 질환들의 치료를 돕는 방법으로 1902년에 영국의 발생학자 존 비어드(John Beard)가 췌장의 추출물을 암환자의 종양에 주사하여 치료에 성공한 후 본격적으로 이용되었다.

효모, 세균, 곰팡이 등의 미생물이 활동하고 생명을 유지하기 위해서도 수천, 수만 종류의 효소가 있어야 하고 식물이나 동물, 사람이 생명을 유지하기 위해서도 효소는 충분히 있어야 한다. 그 이유는 효소는 모든 생명체가 생명을 유지하기 위해 필요한 대부분의 생화학적인 반응에 관여하기 때문이다.

효소요법이란 간단히 말해서 효소를 우리 몸에 공급하여 질병을 사전에 예방하고 질병의 치료를 앞당겨주는 대체요법중의 하나이다.

2. 효소요법의 근본원리

인체는 탄수화물, 단백질, 설탕 및 지방을 분해하고 소화하기 위해 22가지의 효소를 만들어낸다. 음식을 소화하기 위해서는 입에서 시작하여 위장으로 위장에서 소장으로 옮겨지는 단계를 거치는데, 이러한 각 단계에서 각각의 효소가 서로 다른 역할을 담당 한다.

단백질을 분해하는 효소는 탄수화물에는 아무런 작용을 하지 않고 입에서 작용하는 효소는 위장에서는 아무 역할을 하지 못한다.

이러한 반응이 일어나는 주된 이유는 위장관계를 따라 형성되어 있는 산성도 때문인데 이 산성도로 인해 어떠한 효소는 작용을 하게 되는 반면 다른 효소는 아무 작용이 일어나지 못하게 한다. 소화가 이미 입에서 시작되어 위장에서도 일어날 때, 음식이나 건강식품을 통해 얻어진 식물성효소는 이러한 효소와 함께 작용하여 그 기능이 강화된다.

이렇게 소화가 된 음식물은 십이지장으로 내려오게 되는데 여기에 췌장효소가 작용하여 음식물을 더욱 잘게 분해시킨다.

마지막의 분해는 소장 하부에서 일어난다. 이렇게 효소는 함께 협동하여 음식을 소화시킴과 동시에 분해된 성분이 세포로 이동할 수 있도록 도와주는 역할을 한다.

1) 식물성 효소요법

식물성 효소는 음식의 적절한 소화에 도움을 줌으로써 건강을 유지하는데 중요한 기능을 한다. 식물 효소요법은 식습관과 관련이 있는데, 신선한 과일, 채소, 견과류, 종자류가 식물 효소의 급원이 된다. 4개 카테고리의 식물 효소들이 사용되는데. 프로테아제(protease)는 단백질을, 아밀라아제(amylase)는 탄수화물을, 리파아제(lipase)는 지방을, 셀룰라아제(cellulase)는 섬유소를 소화시킨다.

식물 효소의 기능은 위에서 음식을 미리 소화되기 쉽게 해주는 것(predigestion)이고, 식물 효소 요법은 이런 원리를 사용한다.

Dr. Loomis는 “우리가 섭취하고 있는 음식의 영양소를 흡수하는 능력이 건강을 유지하는 근본이다. 만일 소화기계 질환을 치료하면 이에 따른 부수적인 증상이 따라서 회복되게 된다.”라고 했다.

효소요법이란 올바른 식습관과 결부되어야만 한다. 신선한 과일, 야채, 콩 및 곡식 등에는 식물성 효소가 풍부하게 들어있다. 식물성 효소의 보충은 이렇게 자연적으로 얻어진 음식에서 얻어지는 보조요법을 기초로 한다. 야채나 과일 발효식품에 들어 있는 효소는 48° 이상의 온도에서는 파괴되므로 이 이하의 온도에서 조리를 해야 효소 섭취를 극대화 할 수 있다.

① 식물성 효소 결핍

익힌 음식을 주로 먹는 경우 각종 염증성반응, 췌장의 비대, 중독성 결장 및 알러지 반응이 잘 일어난다. 이러한 염증성반응으로 기관지염, 부비동염, 방광염, 비염, 관절염 등이 잘 일어나게 되고 이러한 염증반응으로 인해 홍반, 부종 및 통증 등이 나타나게 된다. 또한 췌장의 비대는 효소가 부족하게 되면 잘 일어나게 된다. 또한 효소가 적으면 중독성 결장을 일으키게 된다. 소화되지 않은 음식은 배설되지 않고 장에 계속 남게 되고, 음식의 분자들이 독성물질로 바뀌게 된다. 이 독성물질이 혈액을 타고 해독작용을 위해 간으로 들어가게 되나 간이 일을 많이 하고 있는 상황이라면 결국 해독이 되지 못하고 다시 혈액으로 돌아다니게 되는 것이다.

Dr. Loomis는 소변 검사를 통해 페놀과 같은 독성성분을 검출해 냈는데 이 페놀은 인체 내에서 여러 가지 유해작용을 하는 것으로 알려져 있고 특히, 알러지, 여드름, 좌골신경통 및 유방의 질환을 유발한다. 또한 익힌 음식을 먹게 되면 백혈구 증가현상이 나타나게 된다. 백혈구가 증가한다는 것은 면역반응이 관여하고 있다는 것을 의미한다. 이러한 현상은 보통 식후 30분만에 나타나게 된다.

그러나, 생식을 하는 경우에는 식물성 효소가 풍부하기 때문에 이러한 반응이 일어나지 않는다. 이렇게 식사 때마다 면역계의 스트레스가 계속되면 결국 감염에 약해지게 되는 것이다.

② 식물성 효소 요법의 장점

식물성 효소는 **건초열, 궤양 및 칸디다증 등의 증상을 회복하는데 많은 도움**이 되고 있다. 또한 **다른 영양성분의 흡수를 돕는 역할**을 한다.

중증근무력증환자의 경우 비타민B 및 E, 그리고 망간이 부족하지만 식물성 효소의 보조요법으로 이러한 성분의 흡수가 촉진된다. **아무리 비타민 섭취가 건강을 증진시키는데 도움이 된다 하더라도 효소가 부족하면 효과가 없다.**

2) 췌장효소요법

췌장효소요법은 식물성효소요법에 비해 훨씬 이전부터 사용되어 왔다. 췌장효소들은 프로테아제(proteases), 아밀라아제(amylases), 리파아제(lipases)를 포함하는 동물성 효소들이고, 장과 혈액에서 작용한다. 췌장효소의 보충은 장에서의 소화를 돕고 신체에서 분비되는 췌장효소들의 부담을 덜어준다.

췌장효소요법은 췌장효소를 보충해 주어 음식물이 장에 다다르기 전에 위에서 미리 소화되기 쉬운 상태로 만들어주는 것이다. 외부 단백질을 소화시키는 능력 때문에 췌장효소는 바이러스와 감염 물질들을 없애 폐렴, 골절, 수술 전에 사용되기도 한다.

췌장효소와 래트릴을 함께 사용하여 래트릴의 항암치료 효과를 상승시키기도 한다.

1902년 영국의 태생학자(embryologist)인 John Beard는 췌장암 환자의 종양에 직접 췌장세포를 주입하여 치료에 성공하였다. 이후 다른 의학자의 시도가 실패로 돌아가 이 치료법이 한동안 보류되었다가, 후에 독일의 의사인 Max Wolf와 Karl Ransberger가 다발성경화증, 암, 및 바이러스 감염에 췌장효소 치료로 성공을 거두었다.

맥시코 의사인 Hector Solorzano는 이 췌장효소요법으로 류마티스성 질환, 결체조직 손상, 바이러스 감염, 관절염, 다발성경화증, 암 및 자가면역성 질환 등에 광범위하게 사용하여 성공적인 치료성과를 얻었습니다. 그는 주로 공복상태에서 췌장효소를 섭취하거나 주사를 통한 주입의 방법을 이용하였고 식물성 효소를 같이 사용하였다.

① 췌장효소의 작용기전

췌장효소에는 프로테아제, 아밀라아제, 리파아제가 있으며 동물성 효소 이다. 이 췌장효소는 주로 소장과 혈액에서 작용한다. 췌장효소를 보조요법으로 사용하면 소장에서의 소화를 도와주어 본래 자신이 가지고 있는 췌장의 역할을 보조해준다. 이 췌장효소는 위장에서는 작용하지 않고, 소화전단계에도 관여하지 않는다.

Dr. Loomis의 보고서에 의하면 만성췌장염 환자에게 췌장효소를 투여한 후 증상의 호전이 없었고, 오히려 식물성 효소를 투여할 때 소화를 쉽게 할 수 있는 전처치단계를 거친 후 증상의 호전이 나타난다는 것을 알게 되었다. **췌장효소의 가장 큰 기능의 환자 자신이 가지고 있는 췌장의 기능을 도와주어 신체의 부담을 덜어**

주는 역할을 하는 것이다. 또한 췌장효소는 **면역기전 특히 방어기전에 관여한다.**

Dr. Loomis에 의하면 완전히 소화되지 않은 단백질은 혈액내로 일부 흡수가 될 수 있다. 그러나, 이 혈액 내에서 이 단백질을 침입자로 인식하게 되고 항체가 이 항원과 결합한 복합체를 형성한다. 이것을 순환면역복합체(CIC, circulating immune complexs)라고 한다. 이 복합체는 보통 건강한 사람은 임파계에서 중화되지만 환자의 경우 혈액을 따라 침착하게 되고 이것이 알러지 반응을 유발한다. **이 복합체의 축적량이 너무 많아지면 신장에서 전부 배설을 시키지 못하게 되므로 결국 연부조직 등에 침착하게 되어 염증반응을 일으킨다.** 이는 예기치 못한 면역계의 스트레스를 유발한다. 췌장효소의 기능이 바로 여기에 있는 것이다. **췌장효소는 결국 췌장의 기능을 도와 순환면역복합체의 형성을 예방하는 효과**를 준다. 그리고 이러한 소화기능 외에도 감염균이나 바이러스, 반흔조직, 염증에 의한 부산물들을 제거하는 기능이 있다. 이런 이유로 췌장효소는 폐의 감염, 치아감염, 골절 및 수술전 처치 등 여러 분야에서 사용할 수 있다.

3. 효소요법의 적용질환

1) 염 증

염증이 일어나면 치유과정이 동시에 시작된다. 따라서 췌장효소는 이 염증반응을 촉진시킴으로 해서 치유의 속도를 더 빨리 진행하도록 도와준다. 육상선수 같은 운동선수에게 운동 전에 이 효소요법을 미리 사용하면 외상 등에 의한 치유를 더욱 빨리 촉진시킨다.

2) 바이러스성 질환

바이러스에는 단백질이 주성분인 외피층이 존재하는데 췌장효소가 바로 이 보호막을 파괴시켜 바이러스를 공격한다.

또한 바이러스 감염에 의해 증가한 순환면역복합체(CIC)를 감소시키는 역할을 한다. 면역력 저하에 의한 대상포진 바이러스 감염에 이 효소치료가 효과적이라는 것을 밝혀냈고, 에이즈 바이러스에 의한 면역 결핍 상태를 중화시킬 수 있다.

3) 다발성경화증

다발성 경화증의 원인은 알려져 있지는 않으나 신경세포의 탈수초현상을 특징으로 하는 병이다. Dr. Solorzano의 환자사례보고에 의하면 이미 걷지 못해 휠체어에 의존하는 다발성경화증환자에게 효소요법을 시행한 결과 1개월 이내에 힘이 생겨났고, 혼자 옷을 입을 수 있게 되었고, 3개월 후에는 힘들지만 혼자 걸을 수 있게 되었으며, 6개월 후에 모든 증상이 사라져 건강한 사회생활을 영위할 수 있게 되었다고 한다.

4) 암

췌장효소는 다음과 같은 여러 가지 기전을 통해 암의 치유를 돕는다. 먼저 이 효소는 암세포 표면에 있는 항원의 모습을 드러내 준다. 이렇게 되어 인체에서 외부물질이라고 인식하게 만든다. 이렇게 만들어진 항원항체의 면역복합체를 파괴하는 능력을 가지고 있다. 또한 췌장효소는 암세포 치유에 도움이 되는 natural Killer cell, T-세포 및 종양괴사인자(TNF)의 생성을 촉진시킨다. 그리고 췌장효소는 암 조직 내로 들어가 암세포의 재생기에 작용하는데 이 시기는 암세포가 잘 파괴되는 시점이기도 하다. 비타민A는 이런 효과를 증진시켜준다.

몸에서 효소가 아주 중요한 역할을 한다. 암환자의 혈액에 효소를 공급하게 되면 암과 싸우는 것을 도와준다. 이런 효과는 여러 가지 식물과 동물로부터 얻은 효소를 복합처방하면서 발견하게 되었다. **효소의 결핍은 사람을 병을 유발하며, 빨리 늙게 한다.** 체중조절과 배변의 조절이 중요하고, 이를 위하여 적절한 식이요법을 시행하여야 한다. 생선과 신선한 과일과 채소의 섭취는 늘리고 동물성 지방은 줄이며 효소를 결핍시키는 흡연과 과도한 커피의 섭취는 제한하고 효소의 작용에 중요하다고 알려진 비타민과 미네랄을 균형 있게 공급하여야 한다. 이러한 조치가 혈관질환, 림프종, 대상포진, 상처, 염증질환에 효과가 좋다.

암이나 난치병과 같은 질병의 치료에 보조요법으로 효소가 쓰이고 있고 또한 건강한 사람이라고 해도 건강의 지속적인 유지와 노화의 지연을 위해 효소를 섭취해야 한다. 특별한 질병이 없어도 피로회복이나 건강을 위해 비타민제를 복용하는 것과 같이 효소를 섭취해야 한다.

일부 선천적으로 특정효소가 결핍된 상태로 태어나는 경우도 있지만 대체로 어렸을 때나 청소년기에는 우리 몸속의 효소보유량이 풍부하다. 소화효소의 분비도 충분하다. 그러나 늙어갈수록 소화흡수에 어려움을 겪게 된다. 또한 혈액순환이나 면역과 관련한 효소의 양도 풍부하여 청소년기에는 중풍 등의 혈액순환관련 질병도 거의 없고 감기 등의 병에 걸려도 노인들보다 빨리 낫는다.

그러나 나이가 들면서 효소의 함유량은 급격히 줄어들어 몸의 신진대사가 확연히 떨어지게 된다. 실제로 조사한 바에 의하면 침 속의 효소가 60대에는 20대에 비해 30분의 1정도라고 한다.

이와 같이 효소가 부족한 상태에서는 병에 걸렸을 때 약을 처방하여도 제대로 듣지를 않는다. 즉 나이가 들수록 몸속의 효소보유량이 줄어들면서 젊었을 때는 없던 갖가지 퇴행성 질병이 생기고 약을 먹어도 잘 듣지 않는 만성질환인 경우가 많다.

만성질환을 다스리기 위해 항상 약을 먹어야 하는데 대부분의 약은 화학적으로 합성한 것이어서 부작용이 있는 경우가 많다.

약이 작용하고 난후 분해 배출되어야 하는데 분해가 어려워 몸의 각 기관 특히 위장관, 간, 신장을 나쁘게 하든지 혈액순환과 면역계에 영향을 미쳐 이차적인 병을 유발하는 악순환을 겪게 된다.

따라서 효소를 보충하여 몸의 신진대사를 원활히 함으로써 자연치유력을 높여주는 것이 질병 치유의 방법이 될 수 있다.

효소는 특정 증상을 없애기보다는 영양흡수, 염증제거, 혈액순환, 면역증대 등의 근원적인 체질을 개선하는 것이기 때문이다.

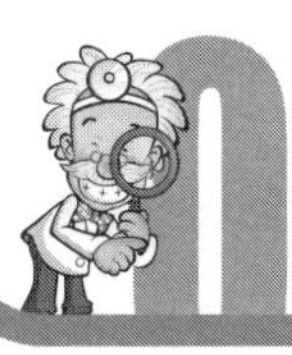

9 영양면역요법

1. 영양요법이란?

균형잡힌 영양소를 섭취하여 건강을 유지하고 예방하는 대체의학이다.

영양처방 또는 식사요법이라고도 하며 식이요법과도 관련이 깊다. 질병을 이겨낼 뿐만 아니라 환경에 대처하는 능력이나 감정적, 정신적 요인들을 이겨내는 데에 효과를 나타낸다. 가공식품과, 인스턴트식품의 남용과 불규칙한 식생활 습관에 의하여 부분적으로 부족해진 영양소를 보충하는 것으로, 개인에 따라 다양한 방법이 있다. 즉 담배를 많이 피우는 경우에는 비타민C와 비타민E, β-카로틴을 일반인보다 많이 섭취 하도록 하며, 술을 많이 마시는 경우에는 비타민B1과 마그네슘을 더 많이 섭취 하게한다. 임산부의 경우에는 태아 발육을 위해 폴산을, 갱년기 여성은 골다공증을 방지하기 위해 칼슘과 비타민D를 많이 섭취하도록 하는 것이다. 각자의 증상에 따라 정상 식사를 수정함으로써 소화 영양흡수를 가능하게 하고, 동시에 질병을 호전시키는 대체의학이다.

2. 영양요법의 종류

1) TNP 메가비타민요법(자연영양요법)

병원균에 의한 세균성 질환은 거의 정복되고 있으나, 이에 반하여 대사이상에서 오는 대사이상성 질환 (만성퇴행성 성인병)은 오히려 급증하고 있어 현대의학의 한계성으로 지적되고 있다. 이러한 시대적 한계성을 해결하기 위해 새로운 의학의 접근방법인 생명과학을 분자교정의학 (Orthomolecular Medicine)이라 하며, 화학합성약 (현대의약품)이 아닌 자연영양물질을 이용하여 인체의 대사기능을 정상화 또는 강화시켜 만성난치성 질환을 치료하는 것이다.

자연영양요법은 체내에서 자연스럽게 생성되는 생리물질의 생합성을 유도하기 위해서 생리물질의 생합성에 필요한 영양물질만을 공급하여, 신체의 외부에서 들어오는 약물과는 비교가 안 될 정도로 무해하고도 강력한 약과 같은 작용을 하는 생리물질을 신체 스스로가 만들어 신체의 부조화를 근본적으로 개선함으로써 질병의 치료하는 것이 다. 인체는 60조~100조개의 세포로 구성되어 있고 각각의 효소의 작용에 의하여 300만 건이나 되는 생화학반응(1효소 1생화학반응)을 하여 신진대사가 이루어지고 있다.

이들 세포 하나하나는 전부 산소를 필요로 한다. 인체세포의 주재료는 단백질이며 인체세포벽은 불포화지방산으로 구성되어 있다. 효소는 단백질, 비타민, 미네랄, 엔자임 등을 의미하며 생명활동의 기초를 이루고 있다. 우리 인체 내에서 생명의 유지와 성장을 위하여 1일 300만 건 이상의 다양한 생화학반응이 이 효소의 작용에 의하여 일어나고 있으며 효소는 이러한 모든 생화학 반응을 촉진, 매개하는 생체족매의 역할을 한다.

균형 잡힌 식단 또는 영양의 균형이 건강의 지표가 되며, 균형 잡힌 식생활을 함으로서 세포가 원하는 모든 영양소를 골고루 우리 몸에 공급할 수 있다. 이것을 실질적으로 돕기 위한 것이 분자교정의학에 의한 자연영양요법(메가비타민요법) 이며, T.N.P(Total Nutrition Supplement program)라고 부른다.

T.N.P 의 필수 영양소들은 8가지의 필수아미노산, 14가지의 비 필수 아미노산, 20여종의 비타민, 16가지의 미네랄군 들을 포함하고 있으며, 우리 인간생명의 사슬(chain of life)을 이루어 생명활동을 건전하게 유지시켜 준다.

2) 산화질소 영양 요법

유해산소로부터 인체를 보호해 주는 항산화 영양소인 비타민C 와 E를 공급해주고 세포, 특히 적혈구 형성에 필요한 영양소인 엽산을 공급하여 활력 있고 건강한 생활을 할 수 있도록 한다. 산화질소는 기체 상태로 직접 흡입할 수는 없으며 체내의 산화질소 생성을 높여주는 것이 가장 좋은 방법이다. 적절한 영양소 섭취를 통해 산화질소 생성을 높여줄 수 있다.

비타민 C, E등과 같은 항산화비타민은 산화질소(NO)를 파괴하고 혈관 상피세포를 손상시켜 산화질소(NO)의 생성을 감소시키는 유해산소를 줄여준다. 따라서 항산화 비타민은 산화질소(NO)의 체내 수준을 높여줄 수 있다.

항산화비타민(Antioxidants)이 풍부한 식품으로는 브로컬리, 당근, 시금치, 고구마, 콩, 포도,오렌지, 사과, 딸기, 토마토, 녹차, 적포도주 등이다.

엽산(folic acid)은 혈관 내벽의 손상을 일으키는 호모시스테인의 농도를 줄여주는 영양소로 혈관을 건강하게 해주므로 산화질소(NO)의 생성을 촉진시켜준다.

엽산이 풍부한 식품 녹색잎 채소, 새싹 채소, 내장고기, 오렌지 주스 등이다.

산화질소(NO : Nitric Oxide)란? 공해물질인 이산화질소(NO2)와 혼동하기 쉬우나 산화질소는 우리건강에 있어 매우 중요한 역할을 한다. 혈관의 내벽에서 자연적으로 분비되는 물질로 체내가 스스로 생성해내는 건강물질이라 할 만큼 체내 각 기관의 기능을 증진시켜 준다.

① L- 아르기닌(L-Arginine)

아미노산의 일종으로 체내에서 산화질소(NO)로 전환되어 혈액순환을 증진시켜 준다. 붉은 고기, 생선, 닭고기, 콩, 견과류 등에 주로 함유되어 있지만 일반 식품을 통해서는 충분한 양을 섭취하는 것이 어렵다.

② L- 시트룰린(L-Citrulline)

체내에서 L-아르기닌으로 전환되어 산화질소(NO)의 생성을 증가시키는 아미노산이다. 수박, 메론 등에 주로 함유되어 있으나 이 역시 일반 식품을 통해서는 충분한 양을 섭취하는 것이 어렵다.

③ L-아르기닌(L-Arginine)과 L-시트룰린(L-Citrulline) **풍부한 식품**

쇠고기, 돼기고기, 연어, 통, 아몬드, 땅콩, 호두, 수박, 메론, 다크초콜릿

3. 영양

음식을 아무리 많이 섭취하더라도 영양소는 편중되어 있으며 영양소도 부족하다. 균형 있는 영양섭취와 소식습관을 가져야 한다. 우리는 식습관을 바꿔야한다.

1) 영양소 함량부족

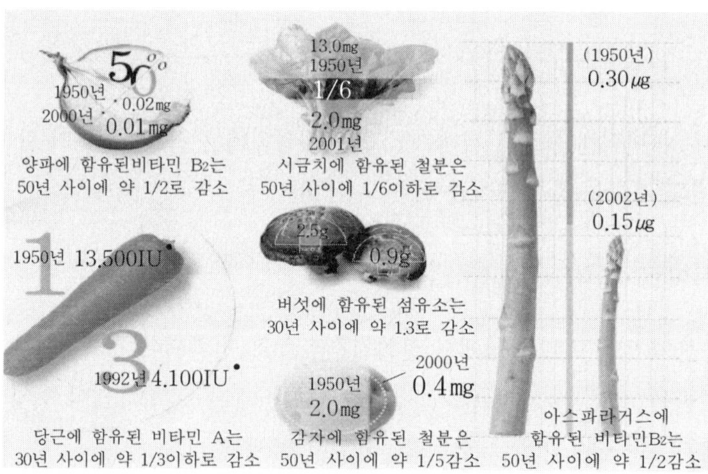

• 3대영양소 - 탄수화물, 지방, 단백질 + 무기질(미네랄)과 비타민은 전해질 균형에 필수적인 물질, 수분, 체액, 햍액의 삼투압유지, 혈압유지, 심장운동 배뇨 등의 작용에 필수적인 요소들이다.

99%의 질병은 면역체계가 균형을 잃게 된 것과 관계

• 가장 훌륭한 의사 ⇒ **자신의 면역체계**
• 면역의 가장 중요한 기관 → **흉선, 골수**
• 흉선 : 면역세포로 하여금 어떻게 외부 침입자에 저항하고 방어하는지 훈련
• 골수 : 면역세포를 만들어 내는 곳

4. 면역, 영양 요법의 중요성

질병 치료를 함에 있어서 환자에게 맞는 영양요법과 면역요법을 병용 시키지 않는다면 암을 비롯한 각종 질병 치료(수술, 방사선, 항암제 치료)는 아무런 치료 의미가 없다. (Prof.Dr. med Zabel Berchtesgadener Zabel- Klinik,Germany) 암 환자의 영양치료는 의사가 환자의 질병종류 및 상태에 따라 치료약과 치료방식을 달리하는 것처럼 환자 영양치료 또한 선택된 종류와 방식을 통해서 만이 그 효과를 발휘할 수 있다. (Prof.Liselotte Kretschmer- dehnhardt, Die Ernaehrung bei Krebs und Krebsgefaehrdung, 1993) 미국 National Research Council 연구기관에도 이미 1982년부터 유방암, 자궁암, 결장암, 직장암, 전립선암, 위암, 간암 등은 식생활이 서구화 됨에 따라 많이 발생되는 암으로 정의를 내리고 있다. 또한 이곳 전문연구기관에 따르면 식생활과 암 발생은 최고 60%까지 차지할 정도로 영양과 암, 질병 발생은 밀접한 관계를 가지고 있다.

의학 기술은 눈부시게 발전하는데 환자는 늘어나는 이유가 무엇일까? 이는 면역기능의 저하가 첫 번째 원인이다. 최근 통계에 의하면 미국인의 평균 면역력이 전체적으로 30% 감소하고 있으며 1년에 3%씩 감소하고 있다.

면역력이 이처럼 저하되어가는 이유는 과연 무엇일까? **영양소 함유량의 현저**

한 저하, 균형 잡히진 않는 영양소 섭취로 인해 나타나는 결과이다. 현재 우리는 아무리 많이 먹고 잘 먹어도 우리 몸은 항상 영양 결핍 상태에 놓여 있으므로, 미국 의학협회는 2002년 소속 의사들에게 환자들에게 영양 보충제를 권장하도록 권고하고 있다.

면역력을 향상시키는데 당 영양소가 반드시 필요하다. 물론 균형 있게 영양소를 섭취해야 하지만 그 중에서도 면역력을 향상 시키는 데는 당 영양소를 가장 필요로 한다. 당 영양소가 부족한 경우 면역세포가 제 기능을 수행하지 못하며, 기능을 수행하더라도 오류를 일으킬 수 있기 때문에 면역력 향상을 위해서는 꼭 필요한 영양소이다.

5. 면역세포가 일하는 방식

외부에서 적이 침입하면 대표적인 면역 세포인 대식 세포는 자기가 가진 당 사슬(당 영양소들의 집합체)을 이용해 적을 인식하고, 역시 당 사슬을 이용해 임파구 세포에게 통보한다. 이 당 사슬은 세포와 세포간의 정보전달을 하는 기능을 수행하며, 인지와 식별 기능을 하고, 면역세포의 조절기능을 가지고 있다.

- 임파구 세포 역시 자기가 가진 당 사슬을 이용해 적을 알아보고 물리치게 된다.
- 면역 세포들이 가진 당 사슬이 제 모습이 아니거나 망가진 경우 적을 알아보지 못하게 된다.

6. 당 영양소(글리코 영양소)

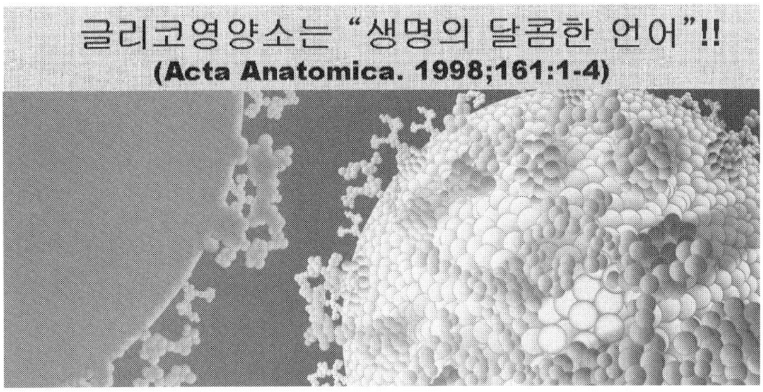

당 영양소는 세포의 DNA에도 관여를 한다. 글리코 영양소가 유전자의 본체인 DNA를 이루는 기본물질이다. 그러므로 글리코 영양소는 손상된 DNA를 수리하고, 복구하는데도 관여를 한다.

뉴튼지에 지놈 해독의 완료 뒤 "포스트지놈"으로 생명과학 분야에서 주목되고 있는 것이 당사슬이며, 4개의 문자로 이루어진 단순한 암호인 DNA보다 복잡한 정보를 지닌 당사슬은 연구가 어려우나 당사슬은 우리의 혈액형이나 수정에 관계하며 독감의 감염이나 암의 전이 등 질병의 메카니즘에도 관여하고 있어 당사슬의 연구에 의해 지금까지 알려지지 않았던 생명 현상을 밝히거나 새로운 치료제를 개발할 수 있다고 하였다.

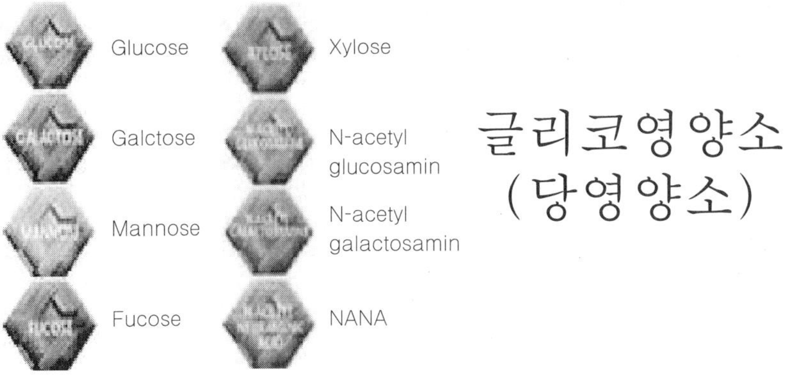

1) 글리코 영양소의 인체 내의 중요한 기능

- 세포간의 의사소통 - 당질암호 (Cell to Cell Communication)
- 인지와 식별의 기능
- 면역세포의 조정 기능

7. 당 영양소 부족으로 나타나는 관련 질환

- **세포간 정보전달 오류 :** 류마치성 관절염, 골관절염, 루푸스, 피부근염, 다발성 경화증, 당뇨병, 건선
- **과 면역반응 :** 알러지, 천식, 비염, 두드러기, 습진
- **저 면역반응 :** 암, 세균감염(기관지염, 소화성궤양, 요도염)
  바이러스감염 (감기, 유행성독감, 헤르페스, B형간염, AIDS)
- **선천성 당화결함**
- **기타 :** 학습 장애, 주의집중장애, 행동과다장애, 알츠하이머 치매, 불임, 심장병 등

1) 글리코 복합체의 모양과 기능

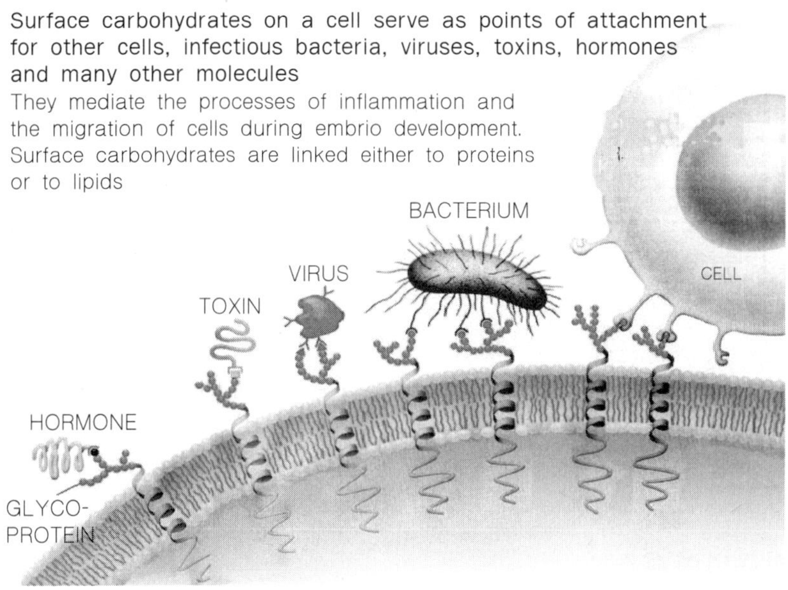

2) 혈액형의 구분

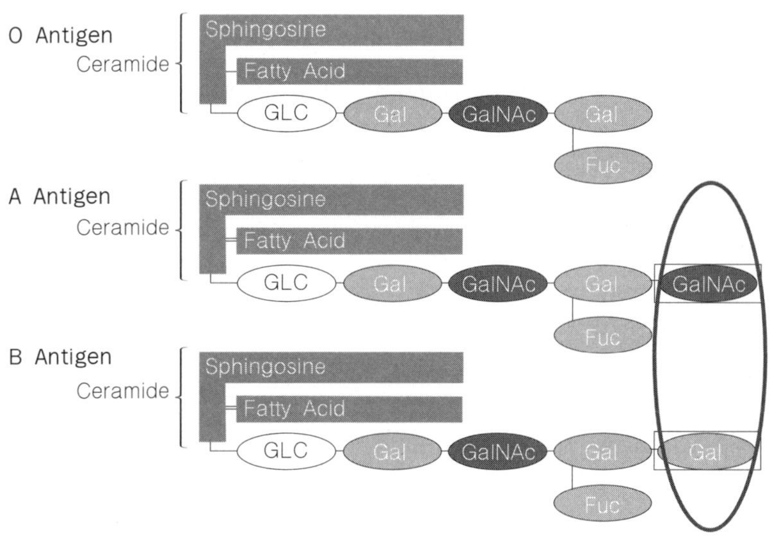

8. 면 역

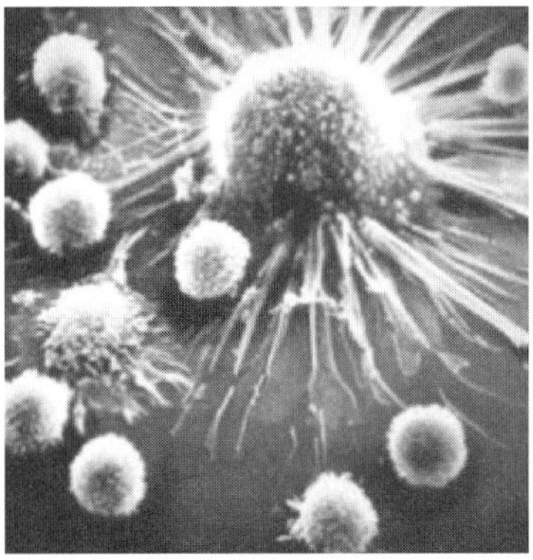

체내에 이상을 감지하여 인체를 지키고 이상 발생시 치유하려는 상태를 조절하는 것

암은 면역억제의 극한 상태에서 발생하는 병

암세포는 건강한 사람에게도 매일100만개 생성된다.

암환자는 임파구의 비율이 백혈구 전체의 30%미만이기 때문에 면역이 억제, 정상적인상태 35%의 비율을 유지, 임파구가 30%가 넘으면 암세포는 줄어들기 시작한다.

1) 신구면역시스템

오래된 면역 : 비교적 초기에 성립된 면역시스템

새로운 면역 : 새로운 단계에서 성립된 면역시스템

면역은 어디에 있을까? **임파구가 있는 장소**

임파구 : 흉선에서 만들어저 임파절과 비장으로 보내진다. 인체내에 면역이 있는 장소는 또있다. 아가미(상부소화관), 장관, 피부

2) 새로운 면역

흉선에서 임파구가 만들어진다.

임파절, 비장으로 보내지는 것

임파절(악하, 액와, 서혜부), 흉선, 비장

외부에서 들어온 이물질, 즉 항원에 대해 싸우는 힘은 새로운 면역이 담당한다.

3) 오래된 면역

누선, 이하선, 편도, 악하선, 유선, 간장, 장관, 충수, 자궁

오래된 면역시스템은 체내 이상을 감시한다.

과립구처럼 삼켜서 처리하는 임파구도 있다.

흉선 이외에서 만들어진 T세포가 오래된 면역시스템으로서 작용, 1960년대 이후 간장과 장관에서도 만들어진다는 것이 밝혀졌다.

암, 만성병, 난치병이 오래된 면역시스템과 관련이 있다.

나이가 들면 오래된 면역시스템이 주도적으로 활동 ☞ 새로운 면역시스템의 중심인 흉선은 20세 무렵까지는 커지지만 그 이후에는 작아진다. 임파절, 비장도 나이가 들면서 위축, 이에 비해 오래된 면역시스템의 중심인 소화관과 간장, 외분비선의 임파구는 활발해진다.

질병의 원인인 스트레스를 받을 때 일어나는 체내이상은 오래된 면역이 담당한다.

9. 면역강화를 위한 올바른 영양의 정의

⇒ **반드시 식물 영양이어야 한다.**

동물성 단백질 섭취시 소화 분해 능력이 약하며 또한 "프로스텍렌던" 이라는 호르몬이 발생하여 면역시스템을 저하시킨다.

⇒ **건강한 식물 영양이어야 한다.**

무자극 무독성으로 신경계를 자극하여 손상시키면 안 된다.

⇒ **완전한 식물 영양이어야 한다.**

오렌지 속의 비타민C는 3차원의 구조로 완전한 결합구조이지만 화학적 추출은 1차원의 구조로 불완전하며 지속적 섭취시 부작용 초래.

⇒ **다양한 식물영양을 섭취해야 한다.**

15가지 이상의 다양한 종류의 식물을 섭취해야 한다.

⇒ **식물화학물질(Phytochemicals)이 많아야 한다.**

자외선이나 환경으로 부터 자신의 생명을 지키기 위해 만들어 내는 물질로 동물의 면역체계와 같은 역할을 한다.

⇒ **세포의 손상된 DNA를 복구할 수 있는 영양이어야 한다.**

10. 세포의 구조와 안전

마음을 항상 편안하고 즐겁게 유지, 소식과 균형 있는 영양섭취, 걷기, 등산 등 가벼운 유 산소 운동, 화학물질, 약물오남용, 인공조미료, 방부제, 중금속, 전자파, 자외선, 방사선, 뜨거운 열 자극, 흡연, 과음 등은 세포에 독작용을 일으키고 세포구조를 파괴할 수 있다. 따라서 세포의 물질, 에너지대사, 유전자적 작용에 이상을 초래.

11. 세포에 유해한음식

인스턴트식품, 가공정제식품. 식후에 내 몸의 변화가 오는지 느낄 수 있어야 하며 피부 감각을 살펴야 한다.

자기의 기호대로 부주의하게 먹는 습관은 오랜 시일이 경과되면서 인체 내 세포가 무차별 파괴당한다.

12. 항산화작용으로 뇌세포, 뇌혈관, 심장세포, 근육의 노화를 방지하는 물질과 식품

- Vitamin A : 과산화지질 생성억제, 눈에 영향.
  ☞ 장어, 미꾸라지, 당근, 시금치, 호박, 고구마, 고추, 녹황색채소, 버섯, 파래, 김

- Vitamin B_2 : 과산화지질 생성억제 분해하여 동맥경화를 방지.
  ☞ 저지방우유, 어패류, 효모, 시금치, 배아

- Vitamin C : 항산화 작용으로 심장근육과 혈관내피세포, 간, 신장 세포를 보호하고 출혈방지.
  ☞ 감잎차, 시금치, 녹차, 고추, 연근, 레몬, 귤, 딸기

- Vitamin E : 불포화지방산의 산화를 억제하고 중금속 축출한다.
  ☞ 콩류, 아몬드, 해바라기씨, 잣, 식물성기름, 장어, 정어리.

1) 비타민

비타민은 13종류가 있다.

- 지용성 비타민 : 비타민 A, D, E, K
- 수용성 비타민 : 비타민B_1B_2B6, 나이아신, 판토텐산, 엽산, 비오틴, Q.

최근 비타민 P, B15, B17, U 등의 비타민 물질도 비타민에 첨가.

비타민은 모두 중요하지만 특히 항산화 비타민으로 알려진 Vitamin C와 E에 주목해야 한다. ⇒ 비타민C는 수용성이고, E는 지용성이라 체내에서 일하는 장소는 다르다. **불포화지방산의 산화를 막는 것이 비타민E이다.**

2) 코엔자임Q10

비타민E는 같은 지용성 기능 영양소 코엔자임Q10에서도 전자를 받아 부활할 수 있다. 코엔자임은 보효소의 의미로 효소의 기능을 보좌하는 역할을 한다. 코엔자임Q10도 항산화작용을 하며 비타민C가 파고들어갈 수 없는 지질 속에서 활약한다.

심장세포에 중요한 물질로 심장의 정상적인 기능에 필수적인 기능성 영양소이다. 이것은 **당사슬에 필요한 단당류를 포도당 등에서 합성할 때도 필요하다.**

3) Vitamin D

칼슘 흡수와 뼈의 침착에 필요한 비타민, 중년 여성에게 많은 **골다공증 예방에 필수적이다.** 자외선을 받으면 콜레스테롤을 재료로 피부에서 만들어지므로 햇볕을 자주 쬐는 사람은 필요량의 절반 정도를 보충할 수 있다.

4) 폴리페놀

노화방지물질
과일이나 채소가 갈색으로 변하는 갈변반응의 원인물질이다.
☞ 붉은 포도주, 녹차, 깨, 사과, 우엉, 머위, 연근

5) 핵 산

노화방지 물질, 활성산소 억제, 신, 심, 뇌혈관세포를 보호한다.
☞ 콩류, 두부, 된장, 멸치, 고등어, 꽁치, 정어리, 조개류, 버섯류

간(肝)에서 핵산이 합성되지만 노화되면서 합성력이 떨어지므로 핵산을 함유한 음식을 섭취하여 활성산소의 피해를 줄여야 한다.

6) 글루타치온

맥주 효모 등에 들어있는 성분으로 간의 해독작용과 지질생성을 억제하여 지방간을 방지

7) Vitamin B_1(티아민)

당대사에 관여

☞ 효모, 밀기울, 굴, 표고버섯

8) 나이아신

비타민B복합체

뇌신경계, 소화기계, 피부질환의 회복을 돕는다.

☞ 커피, 돼지고기(살코기), 닭고기(껍질벗긴것), 생선

9) 판토텐산(B5)

에너지 대사에 관여하며 항체형성 촉진

항스트레스 작용, 나트륨 배설 촉진하여 혈압을 강하.

☞ 콩류, 견과류, 마, 현미, 보리, 간 등

10) 옥사코사놀

전신의 신진대사 촉진, 지구력 증진

철새의 수만리 비행의 원동력

☞ 사과와 포도의 껍질, 밀기울, 밀베아, 쌀겨

11) Vitamin B12

신경섬유의 수초 형성에 관여하므로 신경계에 영향, 뇌졸증으로 인한 기억력 저하, 정신혼돈, 신경통 증세에 유효.

☞ 조개류, 생선, 육류(살코기), 계란

12) 비오틴

유황성분 함유 ⇒ 장내 미생물에 의해 합성. 동, 식물에 널리 분포, 특히 **신(腎), 간(肝)**에 다량 함유. 부족시 지방축적과 탈모현상이 일어남.

☞ 계란, 우유, 버섯류, 채소, 과일

당질영양소~탄수화물

세포가 의사소통을 하지 않으면 생명은 유지될 수 없다.

세포의 정보전달을 담당하고 있는 것이 "당사슬"이다.

각 세포에 필요한 에너지 비타민, 미네랄, 효소가 충분히 공급되어도 **"당사슬"이 없으면 건강을 유지할 수 없으며 효소와 유전자도 제대로 기능할 수 없다.**

13. 영양과 건강

암 예방을 위해서는 식사를 할 때 적당한 양의 **셀레늄, 베타카로틴, 비타민C, E를 섭취해야 한다.** 항산화성분이기도 한 이 영양소들은 **당근, 케일, 시금치, 방울양배추, 브로콜리, 해바라기씨, 순무**에 많이 들어 있다.

지방은 결장암, 유방암과 밀접한 상호관련을 맺고 있다.

식사와 암에 대한 연결고리를 찾는다면 **영양결핍과 지방의 구성상태이다.**

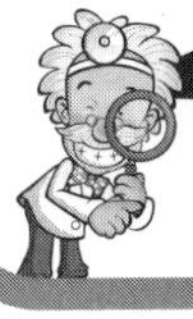

10 보석요법

1. 보석요법이란?

18세기 초 서양의 의사들은 실제로 조제약에 보석조각을 섞기도 했다고 한다. 현재도 중국에서는 진주와 산호 등 보석가루를 약으로 쓰고 있다. 이것은 모두 보석에 어떤 치료가 있다고 보았기 때문이다. 보석에는 각각의 색이 있는데 그 색에 따라 치료효과가 달라진다고 보았던 것, 빛의 스펙트럼 중 흔히 차가운 색에 속하는 보라색 쪽에 가까우면 마음을 안정시키고 반대로 빨간 쪽에 가까우면 자극시킨다. 특히 빨간색은 성적충동을 자극하는 것으로 알려져 있다.

보석요법은 이렇게 치료효과가 다른 보석을 목걸이나 반지, 팔지, 기타 장신구로 만들어 신체에 착용함으로써 효과를 볼 수 있다.

2. 색깔별 보석의 종류 및 효능

1) 백색보석

- 종류 : 수정, 다이아몬드, 진주, 그리고 화이트오팔 등
- 효능 : 몸의 균형과 조화, 막힌 것을 해결하는 즉, 기를 운반하는 역할을 한다.
- 정신적 효능 : 사고를 명료하게 해주므로 깨닮음을 통해 부정적은 영향으로부터 자신을 보호하게 한다.

2) 보라색보석

- 종류 : 자수정, 형석, 두어멀런 등
- 효능 : 가지는 색으로 통증과 불면증 그리고 신경안정제로써의 역할을 충분히 한다.
- 정신적 효능 : 명상과 영적인 발전에 도움을 주며 우울증과 정신을 완화시키는 역할을 하며 직감을 촉진시키며 사고의 조화를 이루게 한다.

3) 짙은청색 보석

- 종류 : 라피스 라즐리, 소달라이트, 청색사파이어, 청색두어멀린 등
- 효능 : 우리의 기억을 좋게 하고 혈압을 낮게 하며 시력을 좋게한다.
- 정신적 효능 : 보라색과 대체로 같은 역할을 하며 다른 것이 있다면 집중력을 강화시킨다.

4) 밝은 청색 보석

- 종류 : 터키석, 아쿠아마린 등

• 효능 : 신경안정에 중요한 역할을 하며 언어표현을 향상시키며 동정과 이해심을 일깨워 준다.

5) 핑크색 & 녹색보석

• 핑크색보석) 종류 : 로즈쿼츠, 쿤자이르, 로도크로사이트 그리고 산호 등
• 녹색보석) 종류 : 에매랄드, 녹색 두어멀린, 비취, 크리소프래어즈 등
• 핑크색보석 & 녹색보석 효능 : 긴장완화과 심장을 강하게 한다.
• 핑크색보석 & 녹색보석 정신적 효능 : 자기사랑과 이웃사랑을 복돋아 마음을 깨끗이 한다.

6) 황색보석

• 종류 : 황수정, 호박, 황색토파즈, 엘로우사파이어 등
• 효능 : 뇌, 신경, 허파를 든든하게 함으로 당뇨병과 우울증에 좋다.
• 정신적 효능 : 목적달생에 도움을 주는 창조성과 의지력을 강하게 한다.

7) 오렌지색 보석

• 종류 : 아게이트, 파파라차 등
• 효능 : 소화분비물을 촉진시켜 음식물 섭취를 도와 혈액순환을 촉진시킨다.
• 정신적 효능 : 창조력을 북돋어 준다.

8) 빨간색보석

• 종류 : 루비, 가넷, 아게이트, 산호 등
• 효능 : 신체를 활발하게 혈액순환을 크게 돕는다.

- 정신적 효능 : 왕성한 사고력을 발휘하게 하여 우울증하고 추진력이 없는 사람에게 매우 좋다.

9) 검정색 보석

- 종류 : 검정색 보석 오닉스, 옵시디언, 마그네타이트 등
- 효능 : 땅의 기를 몸으로 밝게 하여 든든한 몸을 지니게 한다.
- 정신적 효능 : 숙면을 촉진시켜 자신의 저항력을 키워 자신을 무겁게 하는 효능이 있다.

3. 보석요법에 사용되는 보석별 효능 효과

1) 귀감람석(Chrysolth, Chrysolite)

귀가람석 보석은 그리스어로 황금석을 의미한다. 황색 또는 연두색을 띤 반투명의 이 보석은 빛에 반사되면 거의 금색이다.

- 치료 : 이 보석은 생명에너지를 가지고 있어 갓 태어난 새나 맹수의 새끼 옆에 놓아두면 그 에너지가 이들에게 전해져 다른 새끼들보다 먼저 걷기 시작한다. 심장의 통증으로 고생하는 사람도 올리브유에 담갔다가 아픈 부분을 문지르면 곧 통증이 경감된다.
- 귀감람석을 착용하면 인식력이 높아진다. 높은 학식이나 훌륭한 예술적 재능을 가진 사람이 귀감람석을 심장부위에 놓으면 그 지식과 재능을 오래 유지하는데 도움이 된다. 귀감람석을 착용하면 대기 속의 잡귀들도 감히 접근하지 못한다.
- 귀감람석은 슬픔이나 고독과 같은 부정적인 감정을 해소시키고 마음의 상처를 치유하는데 도움이 된다. 또한 신체 발육 및 성장을 돕는다. 어린이들에

게 귀감람석을 착용시키면 건강한 성장과 발달의 촉진에 효과를 볼 수 있다. 또한 여드름, 헤르페스, 풍진 및 대상포진 등이 생겼을 때도 사용한다.

2) 녹석영(Prasem, Prase)

- 치료 : 햇볕에 피부가 그을렸을 때도 도움이 된다. 녹석영을 치료용으로 붙이는 부위는 배꼽에 붙인다. 녹석영은 진통제 역할을 한다. 피멍에 직접적인 효과가 있다.
- 녹석영은 신경과민, 심신의 긴장완화를 위해 사용되기도 한다. "안티 스트레스 보석"이다. 모든 피부질환에 효과(외부적인 타박상, 상처. 내부적 요인인 신경성피부염, 건선, 여드름 등)가 있으며, 고혈압, 건선에 효과가 있다.
  오랫동안 책을 보거나 운전 후, 컴퓨터 작업 또는 심적 부담이 큰 상황이나 정신적인 충격을 겪고 난 후, 눈이 따갑고 피로하면 이물질이 들어 있는 듯한 느낌을 받는 경우. 녹석영을 목걸이를 만들어 달고 다니면 눈의 피로 현상이나 근시 또는 원시의 악화를 막을 수 있고 치유 효과도 볼 수 있다.

3) 녹옥수(Chrysopras, Chrysoprase)

- 치료 : 중풍에 걸렸을 때 녹옥수를 마비 부위에 놓으면 풍이 사라진다. 격렬한 분노나 울화가 치밀어 미쳐 날뛰는 사람 - 목에 대어 보석이 따뜻해질 때까지 기다리면 분노가 가라앉는다.
  치명적인 독이 있는 곳에 놓아두면 그 독성이 사라지고 물처럼 약하고 무력해져 해를 입히지 못한다. 간질을 앓는 사람은 녹옥수를 항상 몸에 지니고 다녀야 한다.
- 중풍, 류머티즘, 관절이 붓거나 운동을 제한하는 장애 - 장애가 있는 부위에 탄력붕대나 반창고로 고정. 살과 직접 접촉하도록 해야하며 가능하면 밤에도 떼지 않도록 한다. 이는 녹옥수의 효험이 밤 시간 동안 가장 강하게 발휘되기 때문이다.

- 독한생각 또는 불안, 미움, 시기, 욕심, 질투등 부정적 감정이 잦을 때, 신들림, 간질환자의 치료에 도움 - 녹옥수를 규칙적으로 착용 특히 밤에는 맨살에 닿도록 한다.
  몸에 지니고 다니기에는 목걸이나 팔찌가 적절하다.

4) 녹주석(Beryll, Beryl)

- 치료 : 독성이 있는 음식이나 음료수를 복용하였을 경우 신속하게 극소량의 녹주석 분말을 샘물이나 다른 물에 섞어 마신다. 닷새 동안 하루1번 공복에 마시면 몸 안에 들어간 독이 구토나 배변을 통해 몸 밖으로 나오게 된다.
- 녹주석을 항상 몸에 지니고 다니거나 손에 놓고 주시하면 다른 사람들과 쉽게 싸움을 하지 않고 평화로운 마음을 유지할 수 있다.
  선박이나 비행기로 여행할 때 녹주석을 몸에 지니고 있으면 멀미를 덜 느끼고 긴장 해소에 도움을 주어 심리적 안정을 도모하고 스트레스와 불쾌감을 없애준다. 녹주석은 향수병을 예방하고 그리움으로 인한 고통을 경감시키며 마음을 안정시켜준다.

5) 다이아몬드(Diamant, diamond)

- 치료 : 단식 중에 공복을 참지 못하는 사람이 다이아몬드를 입에 물면 배고픔이 사라져 단식을 오래 계속할 수 있다.
- 황달이 있는 사람도 다이아몬드를 포도주나 물에 넣었다가 마시면 치유된다.
  음흉한 침묵, 자제력의 상실, 냉혹한 성향, 광신주의, 격분, 허기, 뇌졸중, 동맥경화, 중풍과 황달 등에 도움이 된다.
  스트레스와 탈진방지에 사용되며 만성피로, 정신장애나 심신의 정화에도 사용된다.

6) 루비(Rubin, Ruby)

- 치료 : 전염병이나 오한, 열 또는 통풍증에 시달리는 사람은 체액이 변하는데, 루비의 효험이 가장 강한 자정에 루비를 배꼽위에 올리고 루비가 조금 따뜻해짐을 느끼면 재빨리 제거하도록 한다. 배꼽위에 그 이상 놓아두면 그 영향이 온몸에 번져 환자에게 부정한 영향을 미칠 수 있다. 루비는 적절히 사용하여야 몸 안에 병을 제거하는 힘을 발휘한다. 루비는 30분 이상 사용하지 않는 것이 좋다.
- 루비를 옷이나 다른 물건과 함께 보관하면 좀이 쓸지 않고 오래간다.
- 루비는 심장과 혈액순환의 기능을 강화한다. 전염성질환에 대한 저항성을 키워주며 신체의 저항력을 강화한다. 빈혈증, 백혈병, 동맥경화 고혈압 관련 증세에 효과.

  정신적 차원에서 루비는 정열을 높여주어 신체적, 정신적으로 연인 사이에 촉매 작용을 한다. 또한 삶의 기쁨을 가져다주는데 이를 위해서는 오랜 기간 옷 위에 착용하고 다니면 된다.

7) 마노(Achat, Agate)

- 치료 : 마노는 맨살에 착용하여 항상 체온과 비슷한 온도로 따뜻하도록 한다. 그리하면 마노의 자연스런 성질이 착용자에 작용하여 지혜롭고 이해심이 많으며 말솜씨가 좋은 사람으로 만든다.
- 간질이나 몽유병을 앓고 있는 사람이 몸에 지니고 다니면 병이 호전된다.

  마노는 신체적 장애뿐만 아니라 정신적인 문제에도 효험이 있다. 마노의 에너지는 지혜롭고 이해심이 많으며 말솜씨가 좋은 사람이 되게 만드는 힘이 있다. 마노가 의사소통의 능력을 향상시킨다. 집중력을 높이고 언어 사용 능력을 향상시켜줌으로써 대인관계에서의 어려움을 없애준다.

  마노는 살에 직접 닿게 착용하고 한달에 한번 흐르는 따뜻한 물에 씻어 방전시켜 줘야 한다.

- 열을 동반하는 질병이나 피부장애에도 효력이 있으며, 정신적으로는 긴장해소나 심적 부담이 높은 상황(시험 등)을 극복하는데 도움이 된다.

8) 벽옥(Jasper)

- 치료 : 심장이나 허리 또는 다른 신체 부위에 체액장애 즉 중풍, 사지근육통, 좌골신경통, 류머티즘이 생기면 벽옥을 그 부위에 놓고 눌러 보석이 체온으로 따뜻해질 때까지 기다린다. 벽옥으로 옮겨진 온기가 이 보석의 좋은 에너지로 전환되어 다시 체내로 전이되고 온도가 맞지 않는 잘못된 체액을 치유하고 부드럽게 흐르게 하여 환자가 곧 병의 호전을 느끼게 된다.
- 밤에 악몽에 시달리는 사람, 불면증이 있는 사람은 벽옥을 노리개, 목걸이, 팔찌 등의 형태로 항상 맨살에 착용하도록 한다.
- 해산을 하거나 신생아를 둔 부인은 분만할 때부터 해산 후 산욕열의 위험이 존재하는 기간 항상 벽옥을 손에 쥐고 있는 것이 좋다.
  현대에는 붉은 벽옥을 성적인 문제나 불임증에 권하며 신경증이나 스트레스에 효과가 있다고 한다. 황색 벽옥은 면역체계의 강화와 갱년기 증상을 완화하는데 쓰인다.

9) 사드(Sarder, Sardonyx)

- 치료 : 신체저항력 또는 면역기능 강화 – 밤낮을 가리지 않고 언제나 사드 목걸이나 팔찌를 착용하거나 사드 장신구를 맨살에 닿도록 지니고 다닌다.
  사드는 착용자로 하여금 조화를 추구하게 하는 강한 능력을 갖고 있다. 부정적인 에너지를 제거하고 착용자를 좋은 에너지로 충만하게 함으로써 질병의 퇴치뿐 아니라 타인과의 관계에도 긍정적인 변화에 영향을 미친다.
  현대 치료에서는 암이나 종양, 양성궤양, 류머티즘성 질환의 치료에 적용한다. 사드는 가능하면 오랜 시간 맨살에 착용하는 것이 중요하며 특히 대인관계에 문제가 있는 경우에 사드를 착용하면 상대방과의 커뮤니케이션이 되살아나는 효과를 볼 수 있다.

10) 사파이어(Saphier, Sapphire)

- 치료 : 안질, 충혈되거나 피로한 눈, 시력문제, 시력약화 – 사파이어를 공복에 입에 물어 침을 충분히 묻히고 이 보석에 묻은 침을 손가락으로 찍어 불편한 눈에 조심스럽게 바른다.
- 통풍, 류머티즘성 질환, 통증 특히 두통과 관절통, 지적활동의 증진, 학습부진의 문제, 집중력, 기억력감퇴, 위장질환
- 화를 잘 내는 사람, 담즙질의 성격 – 부드럽게 연마된 사파이어를 항상 몸에 지니고 다니다가 화가 끓어오르면 잠깐 동안 입에 문다.
- 신들림, 충동적 행동, 신경증적 장애, 피해망상, 이유모를 불안, 공포증, 중독행위 – 촛농에 작은 사파이어를 박아 굳어지면 이를 가죽 주머니에 꿰매어 고정한 뒤 환자의 목에 달아준다.

11) 석류석(Hyazinth, Garnet)

- 치료 : 시력장애, 안질, 착시, 알레르기, 결막염
- 정신혼란, 환상, 현실감각의 상실, 감각장애, 약물중독, 심장의 통증, 심장장애, 폐질환, 천식, 알레르기 및 장애문제가 있을 때 사용한다. 정서적인 면에서는 석류석이 침울하고 어두운 기분을 없애주고 삶의 새로운 시작에 대한 준비에 도움을 준다. 새로운 상황에 접할 때 그것이 직업이든 파트너이든 타지역으로 이동이든 석류석을 착용하면 좋은 결과를 가져온다. 석류석은 불안을 덜어주고 긍정적인 활력을 선사한다.

12) 수정(Bergkristall, Quartz)

- 치료 : 시각장애, 시력약화, 안질환 – 수정을 햇볕에 따뜻하게 데워 눈 위에 올려놓는다. 수정이 갖고 있는 에너지는 본래 물에서부터 온 것이기 때문에 눈으로부터 나쁜 체액을 제거하는 효력이 있어 시력이 좋아지게 된다.

- 갑상선장애, 갑상선기능항진, 갑상선종, 목 염증, 편도선염 – 가능한 원석을 사용한다.
- 심장의 통증, 위, 장에 문제가 있을 때, 복통과 소화 장애 – 햇볕에 데운 수정을 큰 냄비에 넣고 약1리터 정도의 물을 부어 45분간 두었다가 꺼낸다. 이 물을 병에 담아 하루에 작은 잔으로 최소한 5번 마신다.

  수정은 심리적인 장애나 불안을 해소하는데 사용되며, 작은 상처나 화상으로 인한 물집을 치유하는데 효과가 있다.

13) 에메랄드(Smaragd, Emeraid)

- 치료 : 치료를 위해서는 결정체, 목걸이나 팔찌의 형태 또는 원반형으로 다듬어진 것이 적절하다. 귀금속과 함께 가공된 것은 맨살과의 접촉을 방해하므로 적합하지 않다.
- 면역체계의 기능증진, 혈액순환기능 저하와 쇠진현상, 체중감소, 심장 및 위장질환 – 에메랄드를 항상 맨살에 착용하다가 문제가 생기면 해당 부위에 보석을 올려놓는다. 심장질환이 있는 경우에는 에메랄드를 목걸이에 달아 심장 높이에 착용한다.
- 피부화농 – 농염이 있는 부위를 천으로 덮고 에메랄드를 올린 후 다시 천으로 덮는다. 3일이 지나면 염증을 유발한 균이 죽는다.

  에메랄드를 시력약화, 두통, 면역성의 약화, 평형감각장애에 사용한다. 또한 어려운 상황이나 충격적인 경험을 극복하는데 도움을 준다. 에메랄드는 지적인 성장을 돕고 선견지명을 선사한다.

14) 오닉스(Onyx)

- 치료 : 무기력, 날씨에 대한 과민성, 대기성 탈진현상 – 오닉스를 맨살에 착용 한다.
- 위통, 위염, 위궤양, 속쓰림, 장기적인 열, 슬픔, 우울증, 의기소침, 무기력

목걸이, 팔찌, 원석조각의 형태로 항상 몸에 지니고 다닌다. 큰 효과를 위해서는 입에 무는 것이 좋다.

피부에 번식하는 곰팡이(무좀 등), 피부의 염증, 햇빛에 타거나 외상이 있을 때 사용한다. 피부는 "영혼의 거울"이라고 할 정도로 매우 예민한 기관이다. 오닉스를 정규적으로 착용하면 피부질환을 예방할 수 있다. 또한 눈, 귀, 심장과 신장의 장애에도 오닉스가 좋다. 자신감을 높여주며 부정적인 에너지를 몰아낸다.

15) 자수정(Amethyst)

- 치료 : 자색 보석인 자수정의 이름은 amethystos라는 고대 그리스어에서 유래한 것으로 "취하지 않는 이"라는 뜻을 갖고 있다. 취한 사람을 깨우는 효험이 있다고 믿었고, 자수정을 착용함으로써 명료함과 강직함을 얻는다고 생각했다.
- 피부트러블, 노화반점, 피부색소 장애, 주근깨, 여드름, 기미 등 피부가 곱지 않는 경우 – 자수정 구술이나 자수정 조각으로 하루에 여러 번 침을 묻혀 해당 부위를 마사지 한다.
- 붓거나 멍든 피부, 곤충에 쏘이거나 물린 곳, 종양, 특히 새로 생기는 종양 – 자수정을 입에 물어 침을 묻힌 후 해당 부위를 부드럽게 마사지 한다. 하루 여러 번 반복하여 며칠 또는 몇 주간 계속하면 가벼운 장애의 경우 빠른 효과를 볼 수 있다.

치료용으로 사용할 때는 자기의 성(性)과 다른 성의 자수정을 선택하는 것이 좋다.

신경불안, 신경성장애 및 정서장애, 불면증 등에 사용한다. 자수정은 특히 심신의 안정과 평화를 가져오는 보석으로 심인성질병, 즉 심리적 요인에 기인하는 질환에 효험이 있다. 신경성위염, 긴장성 투통 등에 좋다.

자수정을 착용하면 심리적, 정신적인 면에 있어서 주의집중이 향상된다. 사고에 있어 명확함을 가져다주고 시험 때와 같은 어려운 상황에 처했을 때 심리적인 측면에서 지원해준다. 또한 환상적인 창의력과 상상력을 높여주기 때문에 시각적인 직업에 종사하는 사람에게 도움이 되는 보석이다.

16) 진주(Margariten)

- 치료 : 일반적으로 Pearl(진주)라고 불리는 간수진주의 활용을 금하고 있는데 이는 치료효과가 없을 뿐만 아니라 건강에 해롭다.
- 바다에서 생산된 진주를 입에 넣는다면 독을 먹는 것처럼 병이 날 수 있다. 그리고 피부 위에 올려놓아 체온으로 더워지면 진주의 독기가 신체로 옮겨져 병이 생기거나 통증을 앓게 된다.

  진주를 사용할 경우 오직 민물에서 탄생한 진주만이 그 효험이 있음을 유의해야 한다.
- 두통, 편두통 – 큰 진주 알2개를 햇볕으로 따뜻하게 한 후 양쪽 이마에 대고 붕대로 감든지 반창고로 고정한다.

  호르몬 대사의 조화를 위해 몇 주간 진주로 정화한 물이나 차의 정기적인 복용을 권한다. 진주물이나 진주 차는 부신기능과 신경계 및 근육 시스템의 기능을 활성화한다. 진주를 맨살에 착용하면 열 질환, 만성두통, 편두통, 류머티즘성 장애, 관절통, 알레르기성 반응에 치료효과를 볼 수 있다.

  심리적인 차원에서는 진주가 우울증을 예방하고 자신의 감정에 대한 의식을 잘 할 수 있도록 해준다. 타인과의 관계에 있어 자신감을 가질 수 있도록 도와준다.

17) 칼세돈(Chalzedon, Chalcedony)

- 치료 : 날씨 변화로 인한 장애에 시달리는 사람들은 칼세돈을 사용하였으며 노래를 부르는 사람이나 말을 잘하는 사람들에게 필수적인 보석으로 알려져 있다.
- 면역체계강화, 허약성, 피로, 무기력, 전염병에 자주 걸리는 사람, 혈액의 정화, 화를 잘 내거나 담즙질인 사람 – 정기적으로 칼세돈을 착용하되 낮에 가능하면 혈관 부위에 닿게 착용한다. 가장 좋은 것은 목의 정동맥 부위에 목걸이를 하거나 팔목의 혈관 부위에 팔찌를 착용하는 방법이다. 그 외에도 작은 보석을 적절한 부위에 반창고로 부착하는 방법이 있다.

- 쉽게 자극을 받는 사람, 신경불안, 무대 공포증, 의사소통의 능력을 증진시키기 위해, 언어장애가 있는 사람
  치료효과는 주로 목 부위의 장애나 질환과 관련, 편도선염, 목이 쉬거나 염증이 있을 경우, 열을 동반하는 감기나 이와 연관된 염증의 경우에 도움이 된다. 유선염 예방에도 도움이 된다. 칼세돈이 자부심을 갖게 하고 착용자의 태도에 당당함을 부여한다. 특히 공공장소에서 강연하거나 환자와 대화를 가져야 하는 치료사와 같은 직업의 사람에게 침착함과 영감을 준다. 칼세돈은 오랜 시간 많은 말을 해야 하는 선생이나 교수등 교육에 종사하는 사람에게 특히 도움이 되는 보석이다. 심리적인 균형과 조화를 도모하는 역할을 한다. 공공장소에서 발언을 해야 하는 사람이 불안에 떨 때 칼세돈은 큰 힘이 된다.

18) 토파즈(Topas, Topaz)

- 치료 : 경미한 또는 만성적 중독현상, 화학물질에 오염된 식품, 식품에 의한 알레르기 – 토파즈를 맨살에 착용한다. 특정한 음식이나 음료가 자신의 몸에 좋은 영향을 끼칠지 아니면 알레르기 같은 거부반응을 일으킬지 알고 싶으면 토파즈를 그 음식이나 음료 가까이 대고 자신의 느낌에 주의한다. 토파즈를 잡고 있는 손에 땀이 나기 시작하면 그런 반응을 일으키는 음식이나 음료에는 손을 대지 않는 것이 좋다.
- 안질환, 시력약화, 어두워지는 눈, 제한된 시각, 내적인 부패 현상, 염증성 병소의 치료, 비장증대, 산화현상, 혈액 정화, 피부질환에 효능이 있다.
  토파즈는 신체의 에너지를 증진시키는데 사용된다. 혈액순환의 기능 저화와 소화기능 및 신경 강화와 지혈 효과도 있다.

19) 호박(Bernstein, Amber)

- 치료 : 호박은 가능하면 햇볕에 닿지 않도록 유의한다. 햇볕을 받으면 부스러지기 쉽기 때문이다.

- 위통, 위염, 위와 장의 질환 – 자연석 또는 호박 조각을 소량의 물, 맥주 또는 포도주에 45분간 담가두었다가 꺼낸 후 점심식사나 저녁식사 후 소주잔으로 1잔 정도 마신다. 약 2주일간 계속하되 절대 공복에는 마시지 않는다. 증상이 사라진 이후에도 치료를 지속해야 한다.
- 방광장애, 방광염, 전립선 장애, 소변장애 – 호박을 24시간 250ml의 소나 양의 우유에 담아두었다가 다음날 꺼낸 후 살짝 끓여서 식기 전에 마신다. 5일 동안 계속한다.

현대의 보석치료에서는 호박을 피부질환 치료에 주로 활용한다. 맨살에 착용하면 습진을 낫게 하고 사마귀나 알레르기성 피부 반응을 치료하는데 도움이 된다. 천식이나 류머티즘성 질환 및 신경염에 탁월한 효과가 있다.

중요한 것은 호박이 살과 직접적인 접촉이 가능하도록 착용해야 한다는 것이다. 특히 목의 염증이나 통증, 열, 천식, 갑상선질환, 호흡기질환 등 목에 관련한 질환에 좋다고 한다. 목걸이 등 장신구로 착용하거나 가루 낸 것을 꿀에 섞어 마신다.

20) 홍옥수(Karneol, Cornelian)

- 치료 : 고대 이집트인들은 이 보석을 생명력을 선사하는 치료석으로 숭배하였으며 죽은 이를 묻을 때 부장품으로 삼았다. 그리스시대 이후로는 태양의 상징이기도 하다.
- 코피, 코감기, 소화 장애나 하복부 통증이 있는 사람에게 맨살에 착용하도록 권한다. 혈액의 형성과 순환 장애의 치료에 뚜렷한 효과가 있다.

4. 자수정 건강요법

한국산 자수정은 외국 자수정과는 달리 황토 암벽의 천궁에서 6000만년간 숙성된 것으로 '황토의 씨앗' 이라 할 수 있다.

이 때문에 한국산 자수정은 아름다운 보석일 뿐 아니라 새로운 건강 신소재로도 이용되고 있다.

첫째, 숙면을 취하지 못하는 사람의 경우 잠자리에 들기 전 베개 밑에 자수정 원석을 두고 잠을 자면 곧 깊은 수면에 이를 수 있다. 자수정에서 발생하는, 안정되고 고정된 파동이 뇌와 마음을 안정시켜서 깊은 잠에 빠져들게 하기 때문이다.

둘째, 피부가 거칠어 화장이 잘 안 받고 얼굴에 여드름이 많이 생긴 사람에게도 효과가 있다. 자수정 원석을 깨끗하고 시원한 생수에 넣어 3시간 정도 '숙성시킨' 후 그 물로 아침저녁으로 정성껏 씻어보면, 자수정에서 방사된 다량의 원적외선이 섞인 물이 피부 노폐물을 자연스럽게 배출시켜 깨끗하고 싱그러운 피부로 가꿔준다.

또한 자수정은 원적외선, 음이온에너지, 생체활성에너지 방사 등에서 백수정보다 두 배의 효과가 있는 것으로 나타나고 있다.

《동의보감》에 의하면 수정은 5가지 색이 있는데, 흰빛과 자줏빛 나는 2가지만을 약으로 사용한다고 한다. 《본초강목》에 의하면 자수정의 약효는 백수정의 2배라고 한다.

자수정의 성질은 따뜻하다. 맛은 달고 매우며, 독이 없다. 심장에서 갈려 나온 경락과 간에 딸린 경락에 작용한다. 심장의 기가 부족한 것을 보하고, 경계증을 치료하며, 정신을 안정시킨다.

기를 내리고, 자궁을 따뜻하게 해주며, 얼굴에 윤기가 나게 한다. 폐의 기를 좋게 하고, 삼초 중 하초(下焦)를 안정시키며, 소갈증을 멎게 한다.

또 냉으로 인한 불임증, 가슴이 뛰고 기침이 나면서 숨이 찬 증세가 있을 때 사용한다. 불에 달궈서 식초에 담그기를 7번 정도 반복한 다음 부드럽게 가루를 내어 물에 풀어서 잡물을 제거하여 쓴다. 탕약, 알약 등에 넣어서 쓰는데 가루를 그대로 사용하기도 한다.

5. 병의 증세에 따라 치료에 적합한 보석

① 각종 눈질환

흑요석, 오렌지색 산호, 붉은 산호, 붉은 마노, 갈색 마노, 토파즈, 호안석, 금색 마노, 금색 녹주석, 공작석, 감람석, 장미석, 에메랄드, 비취, 남옥, 터키석, 사파이어, 라피스라줄리, 월장석, 오팔, 자수정

② 고혈압

적철광, 공작석, 녹색 전기석, 에메랄드, 녹색 사금석, 장미석, 석영, 남옥, 터키석, 크리소콜라, 라피스라줄리, 소덜라이트, 사파이어, 자수정

③ 냉 증

감람석, 녹색 사금석, 터키석, 녹색 전기석, 에메랄드, 남옥, 라피스라줄리, 크리소콜라, 소덜라이트

④ 두 통

푸른 사파이어, 터키석, 흑옥, 토파즈, 장미색 흑영, 녹색, 사금석, 에메랄드, 남옥, 터키석, 소덜라이트, 크리소콜라, 라피스라줄리, 사파이어, 자수정

⑤ 모유부족

터키석, 홍옥수, 공작석, 월장석, 흰색 옥수

⑥ 발 열

혈석, 홍옥수, 붉은 마노, 갈색 마노, 감람석, 녹색 전기석, 에메랄드, 남옥, 터키석, 크리소콜라, 라피스라줄리, 소덜라이트, 사파이어, 이끼마노

⑦ 백대하

터키석

⑧ 소화불량

에메랄드, 녹색 전기석, 감람석, 토파즈, 호박, 오렌지색 산호, 붉은 산호, 황수정, 호안선, 금색 녹주석, 장미석, 비취, 황색 비취, 터키석, 크리소콜라

⑨ 심장병

흑색 오닉스, 루비, 석류석, 혈석, 오렌지색 산호, 붉은 산호, 붉은 마노, 갈색 마노, 히아신스석, 호박, 공작석, 감람석, 에메랄드, 비취, 녹색 사금석, 장미색 석영, 남옥, 터키석, 크리소콜라, 라피스라줄리, 사파이러, 지르콘, 다이아몬드

⑩ 정서불안

흑색 오닉스, 석류석, 공작석, 감람석, 장미색 석영, 핑크색 전기석, 녹색 전기석, 에메랄드, 비취, 녹색 형석, 녹색 사금석, 남옥, 터키석, 크리소콜라, 사파이어

⑪ 종 기

감람석, 에메랄드, 녹색 전기석, 남옥, 전기석, 크리소콜라, 라피스라줄리, 사파이어, 소덜라이트

⑫ 안 정

자수정, 안개색 석영, 흑색 전기석, 적철광, 전기석, 석영, 붉은 벽옥, 붉은 마

노, 호박, 공작석, 부취, 에일라트 스톤, 크리소콜라, 장미석, 석영, 핑크색 전기석, 에메랄드, 녹색 사금석, 남옥, 터키석, 형석, 흰색 옥수

⑬ 천 식

홍옥수, 호박, 산호, 토파즈, 호안석, 공작석, 터키석, 크리소콜라, 사파이어, 자수정

⑭ 청각장애

붉은 마노, 갈색마노, 호박, 장미색 석영, 남옥, 터키석, 라피스라줄리, 월장석, 크리소콜라

⑮ 충 격

토파즈, 안개색 석영, 금홍석, 크리소콜라, 터키석

⑯ 편두통

크리소콜라, 남옥, 터키석, 라피스라줄리, 자수정, 소덜라이트, 사파이어, 녹색 사금석

⑰ 허약체질

터키석

⑱ 호흡기 질환

홍옥수, 오렌지색 산호, 붉은 산호, 히아신스석, 토파즈, 호박, 호안석, 감람석, 장미석, 터키석, 자수정, 지르콘, 크리소콜라

⑲ 화 상

크리소콜라, 터키석, 에메랄드, 남옥, 라스피라줄리, 소덜라이트, 사파이어, 자수정

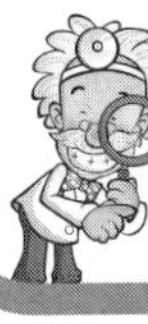

11 색채요법(色彩療法)

1. 색채요법의 정의

색채요법은 여러 종류의 색채 스팩트럼을 이용해 질병을 치유하는 대체 의학의 한 분야이다. 즉 색(色)을 이용해 질병의 원인을 진단하고, 색(色)으로 다양한 질병에 대해 직접적으로 치료를 하며, 색(色)으로서 치료결과를 평가하는 것까지 동시에 할 수 있는 보완, 대체 의학의 한 분야이다.

2. 색채 요법의 적용범위

동양의학적 방법으로는 전통의학적인 침구요법의 원리를 활용하여 신체내부에 순환하고 있는 氣(기)를 조절하는 것으로 자연치유력을 향상시키고 자율신경 대사와 각종 질병을 치유해 나가는 방법과 서양 의학적 방법으로는 각 질병의 증상에 따라 적용하는 약과 동일한 약효성분의 파장을 가지고 있는 색채를 질환부위에 직접 붙이거나 조사하여 질병을 치료하는 방법이 있다. 즉, 화농성 질환을 치료하는 경우에 소염, 진통, 효과를 가진 칼라를 환부에 붙여서 항생제가 가지는 효과와 같이 염증을 치유하되 독성은 전혀 없기 때문에 인체에 해가 없으며 많은 제반증상에 효과를 보이고 있다. 또한 유전인자의 메카니즘을 응용한 유전자 칼라요법은 세포 분자학 레벨에서의 각종DNA변이에 따라 질병을 치유하는 방법이다. 각종 성인병, 암에 이르기까지 적용범위가 넓으며 실제 임상 치료에서도 높은 평가를 받고 있다. 이와 같이 생명 에너지의 파장(波長)을 색채로 조절하면 활성산소의 발생을 저하시키고 에너지의 대사는 활성화된다.

이것은 각종 질병에 대한 면역력을 높이고 치유를 촉진 시킬 수 있으며 또 신체 에너지 대사가 증강되어 근육의 힘이 증강하고 신체가 좋아지는 것을 자각 할 수 있다.

3. 색채 색상요법의 특징

1) 색채 요법의 특징

색채요법은 대체의학의 한분야로 전 세계적으로 많은 논문과 연구가 활발하게 진행되고 있는 분야이다. 진동요법의 보다 정밀한 한 갈래이기도 하며 색채의 물리적인 측정보다는 감정적인 측정에 보다 관심을 가지고 발달해 왔다. 때문에 색채요법은 감정적인부분과 색채를 받아들이는 어떠한 정신적인 반응에 대한 요법으로서 그 자리 매김을 하고 있다.

색채는 그 속성에 따라 모두 다른 파장을 지니고 있다.

따라서 색채요법은 몸속에 흐르는 기 (氣)가 막혔을 때 그 부분에 특유의 파장을 일으키는 색채를 붙임으로써 기의 흐름을 원활하게 해준다.

생활 속에서 쉽게 할 수 있는 색채요법은 적색, 황색, 청색, 녹색, 흑색, 백색, 보색등 기본적인 7가지 색을 이용한다.

① 환자의 증상에 대해서 정확한 방법으로 진찰하고 진단의 결과를 근거로 타당성 있는 최선의 방법으로 치료하고 시술에 대한 정확한 평가를 환자와 더불어 할 수 있다. 즉 병상에 대한 탐색치료가 가능하다.

② 색을 피부(병소, 경혈)에 붙일 때 직경 5~8cm 접착면에 1mm정도의 색포(色布)를 붙이는 방법으로 통증이나 자극이 전혀 없으므로 유 · 소아 질환과 허약한 질환자에게도 시술할 수 있다.

③ 색채가 가지고 있는 색의 파장(빛의 파장)을 이용하는 용법임으로 부작용이나 세균, 바이러스 감염의 위험이 없다.

④ 색채요법은 즉 효성이 뛰어나서 색패취를 붙이자 즉시효능을 나타낸다.

⑤ 색패취를 환부에 붙이는 요법으로 짧게는 일주일 길게는 한 달을 붙여도 시술의 효과는 지속되어 경제적 요법이라 할 수 있다.

2) 색상이 지니고 있는 특징

적색은 신장, 황색은 비장, 녹색은 간, 흑색은 신장, 백색은 폐, 보라색은 발열부위에 좋은 것으로 알려져 있다.

네델란드 암스테르담 대학에서는 100명의 의대생을 대상으로 약 색상에 따른 위약(僞藥) 효과에 대한 임상사례를 분석했다. 이결과 성분이 같은 약이라도 색상에 따라 효과에 차이가 나는 것으로 밝혀졌다. 이 실험에서는 특히 가짜 알약을 복용한 학생중 66%가 안정감을 느꼈다고 대답했다.

색채요법은 과학적으로 증명된 것은 아니지만 경험적으로 볼 때 확실한 효과를 얻고 있다.

4. 색채요법과 차크라(색채가 신체와 정신에 미치는 영향)

신체기관의 각 차크라가 주파수로 진동하듯이 색채 또한 각 주파수로 진동한다. 색채주파는 항상 그대로 남아 있지만 인간의 신체는 균형을 맞추고 적절한 상태를 유지하기 위해 끊임없이 작용한다. 여기에 설명한 색채들은 신체의 7개의 차크라(에너지 센터)와 부합된 것이다. 각 차크라는 태양빛의 스팩트럼, 즉 7개의 무지개 색으로 구성되어 있다.

1) 빨강(회음 차크라)

빨간색은 부신피질/아드레날린선, 신장, 방광, 결장, 척수, 다리와 관련되어 있다.

내분비선인 뇌하수체선은 사람이 빨강색에 노출될 때 동작한다. 단 수분의 일초 이내에 화학적 신호가 뇌하수체선으로 부터 부신으로 전달되고 아드레날린이 분비된다. 아드레날린은 혈류를 통해 흐르며, 신진대사의 영향과 함께 특정한 생리적 변화를 일으킨다. 다음의 반응들은 즉시 시작되지만, 개인의 항상성에 따라 몇 분, 또는 몇 시간 동안 나타나지 않을 수도 있다.

① 혈압이 상승한다.
② 증가된 맥박 수에 의해 알 수 있듯이 혈액의 흐름이 빨라진다.
③ 호흡이 가빠진다.
④ 자율신경계가 작용해서 반응이 자동적으로 일어나다.
⑤ 식욕이 왕성해진다.
⑥ 후각이 예민해진다.
⑦ 남성은 황색계의 빨강색에 여성은 청색계의 빨강색에 이끌린다.
⑧ 무기력증 향상, 적혈구 생성증가, 혈당 증가
⑨ 세포활성, 통증완화, 시각중추에 반응.
⑩ 아드레날린 방출증가(초능력의 힘을 생성)

- **특성 : 물질계와 관련된 일**
  성공, 안정, 육체, 현실적 바탕, 개체성, 인내, 투정, 위험, 본능적, 능동적, 활동적, 감각적, 즉흥적
- **적응증 :** 천식, 기관지염, 혈액 이온화증, 변비, 내분비, 내분비기관장애, 무기력, 중풍, 폐렴, 결핵

2) 주황(생식기 차크라)

주황색은 재생산 기관들, 생식선, 비장, 전립선과 관련 되어 있다.

주황색은 반은 빨강이고 반은 노랑색이기 때문에 그 음영의 밝기나 어두움에 따라 분류계의 색이 되기도 하고 비분류계의 색이 되기도 한다.

캘리포니아의 산타바바라에 있는 와그너 색채 연구소는 분류계 색을 "지위를 유지하거나 매력을 변화시킴으로써 제한된 수의 사람들만의 긍정적으로 반응하는 색"으로 정의한다. 반대로 비분류계 색은 "그 지위를 하향 조정하여 더 폭넓은 계층의 사람들에게 어필하는 색"으로 정의한다.

분류계의 색으로서, 주황은 사람들의 구매 결정을 하기위해 중요한 색이다.

또한 분류적 모드에서의 주황은 일반적으로 제한된 수의 사람들에게만 흥미를 끈다.

주황색의 생리적 영향들은 다음과 같다.

① 식욕 조절 중추가 자극되고 식욕이 왕성해 진다.
② 나른함이 유발되어 잠이 들 가능성이 증가한다.
③ 혈류의 속도가 감소한다.
④ 주황색과 파랑색이 결합하면 안정감, 고요함, 침착성 등의 감각이 발달하게 된다.
⑤ 육체의 활동과 활력을 의미
⑥ 손톱, 발톱 등 말단부위 작용
⑦ 부신에 작용(신장 기능 강화)

- **특성 :** 관능, 주고받음, 욕구, 쾌락, 열정, 변화, 동기, 새로운 아이디어흡수, 건강, 가족 중심적, 기꺼이 받아들이는 관용, 생명력, 항복, 타인과 화합하고 창조적으로 작용한다.
- **적응증 :** 생리불순, 간질발작, 감기, 양성 및 악성종양, 담석, 갑상항진증, 류머티즘, 관절염

3) 노랑(태양 신경총 차크라)

노란색은 췌장, 간, 담낭, 쓸개, 위장, 신경계, 근육과 관련 되어 있다.

폭넓은 인기를 지닌 비분류계 색으로서, 노랑은 다음과 같은 생리적 변화들을 일으킨다.

① 시각이라 불리는 눈으로부터 뇌로의 전기화학적 전도는 노랑색이 존재하는 상황에서 가장 신속하게 이루어진다. 사람이 무언가를 보게 될때 가장 먼저 구별해 내는 색이 바로 노랑이다. 노랑색은 또한 두뇌가 처리하기에 가장 복잡한 색이기도 하다.

② 인간은 본능적으로 노랑색에 대한 경계적 반응을 유전적으로 물려받았는데, 특히 노랑이 검정색과 결합될때 그러하다.

③ 스트레스를 받는 상황에서 노랑색은 순간적인 반응을 갖게 한다.

④ 노랑색은 비행이나 싸움을 준비하도록 함으로써 스트레스를 가중시킨다.

⑤ 노랑색으로 칠해진 방안에서 아이들은 더 자주 울게 된다.

⑥ 노랑색 환경에 둘러쌓이게 되면, 알레르기 반응은 더 심해진다.

⑦ 교감(감정)신경계, 소화작용, 신진대사에 생명을 준다.

⑧ 신경계통, 내분비계통, 활성화

• 특 성

☞ 노란색 환경에 둘러 쌓이게 되면 알레르기 반응은 더 심해진다.

☞ 노란색으로 칠해진 방안에서 아이들은 더 자주 울게 된다.

☞ 노란색은 비행이나 싸움을 준비하도록 함으로써 스트레스를 가중 시킨다.

☞ 스트레스를 받는 상황에서 노란색은 순간적인 반응을 갖게 한다.

☞ 인간은 본능적으로 노란색에 대한 경계적 반응을 유전적으로 물려 받았는데, 특히 노란색이 검정색과 결합할 때 그렇다.

☞ 시각이라 불리는 눈으로부터 뇌로의 전기화학적 전도는 노란색이 존재하는 상황에서 가장 신속하게 이루어진다. 사람이 무언가를 보게 될 때 가장 먼저 구별해 내는 색이 바로 노란색이다. 노란색도 또한 두뇌가 처리하기에 가장 복잡한 색이기도 하다.

☞ 의지, 논란, 개인능력, 권위, 에너지, 욕망의 정복, 자기통제, 광채, 온정, 유머, 웃음, 능률적인, 사회, 조직화, 융통성, 비겁함, 창조성향상

- **적응증 :** 소화장애, 당뇨, 습진, 탈진, 반신불수, 간질환, 우울증, 중풍, 손발마비

4) 초록(가슴 차크라)

녹색은 심장과 흉선, 순환계, 팔과 손과 관련 된다.

짙은 초록, 연두색, 그와 비슷한 색을은 특정 부류의 사람들, 이를테면 건초열이 있는 사람들에게 항알레르기제 또는 감감제로 작용한다. 반대로 흰색이 많이 섞이고 노랑색이 적게 섞인 초록색은 더 광범위한 사람들에게 호소력을 갖는다.

초록색 계통의 색에 둘러쌓여지면 인체 내에서 유익한 신진대사 작용이 일어나다.

이런 미묘한 생리적 변화들은 다음을 포함한다.

① 혈액 히스타민수준이 올라간다.
   히스타민은 인체의 거의 모든 조직에서 발견되는 화합물로서, 주로 혈관의 팽창과 폐와 같은 부드러운 근육의 수축과 관련이 있다.
   히스타민은 염증의 중요한 중재자이며, 피부가 손상 되었을 때 다량으로 분비되어 붉은 빛이나 부스럼과 같은 피부반응을 일으킨다.
   히스타민은 또한 과민성 반응이나 알레르기 상태에서 분비되어 몇 가지 증상들을 발생시킨다.
② 음식물에 대한 알레르기 반응이 감소한다.
③ 글루탐산 소다에 대한 민감 반응이 약화된다.
④ 항원과 그밖의 알레르기 분자들이 자극을 하면 비만세포와 호염기성체로부터 히스타민 분비가 억제된다.
⑤ 비만세포와 호염기성체를 안정시킨다.
⑥ 음식 첨가제에 대한 초과민성이 약화된다.
⑦ 습진, 설사, 위장 질환 등으로 인한 고통이 줄어들고, 지속 기간이 감소한다.

⑧ 시각의 정확도를 향상시키는 시계화학물이 생성된다.
밖으로 노출된 내부 신체 조직의 반대색은 외과용 초록색으로서 이색은 의사들의 시력을 보충해 주는데 도움이 된다.
⑨ 혈액활성화, 육체재건, 순환계를 도와 뼈를 성장 시킨다.
⑩ 피부의 탄력성 증가, 인체의 노폐물과 독소배출 시킨다.
⑪ 손떨림에 효과, 파킨슨병, 성생활 문제 개선, 피부강화(상처회복, 화상) 살균 작용

• **특성 :** 무조건적인 사랑, 용서, 평화, 열정, 이해, 수용, 양성, 개방, 관대, 조화, 만족, 확고함, 사랑의 에너지, 이해시, 로맨틱, 안정적, 희망, 바다, 균형, 조화

5) 파랑(목 차크라)

파랑 (청색)은 갑상선과 부갑상선, 허파, 입, 목과 관련되어 있다.

진정의 효과가 있다고 알려진 진한 하늘색은 모든 색중에서 가장 사람을 안정시키는 색이다. 사람의 시각 영역에 파랑색이 들어오면, 뇌는 안정시키는 11가지의 신경 전달 물질들을 분비한다. 이 호르몬들은 신체 전체에 안정을 가져다 주는 화학적 신호들이다. 이 호르몬들은 또한 다음과 같은 반응을 일으킨다.

① 맥박을 느리게 한다.
② 호흡을 깊게 한다.
③ 발한작용을 감소시킨다.
④ 체온을 낮게 한다.
⑤ 땀의 발산을 약화시킨다.
⑥ 비행 또는 싸움의 반응을 감소시킨다.
⑦ 식욕을 감퇴시킨다(자연에서 파랑색을 띄는 먹거리는 거의 없다)
⑧ 연설, 소리, 진동, 의사소통
⑨ 저항력 강화, 스트레스에 효능
⑩ 살균작용, 목, 코, 귀에 도움을 준다.
⑪ 순환계조절, 부교감신경 활성화

- **특성 :** 언변능력, 수용과 헌신, 명백한 의사소통, 창조적 언어와 예술적 표현능력, 인격통합, 평화, 진실, 지식, 지혜, 충성, 성실, 정직, 신뢰성, 온순, 친절, 정절, 죽음, 안정(사람을 가장 안정시키는 색), 의지의 에너지
- **적응증 :** 띠머리, 히스테리, 불면증, 화상, 가려움증, 황달, 후두염, 홍역, 생리불순, 소아마비, 백내장, 복내장, 안구염증, 이질, 간질, 편도선, 두통, 공수병, 장티부스, 위장암

6) 남색(미간 차크라)

남색은 뇌하수체와 왼쪽 눈, 코, 귀, 공동과 관련 되어있다.

① 하부두뇌 중앙 신경계와 비전을 활성화 시킨다.

② 출혈 장질환

③ 자중근종, 부종

- **특성 :** 자아인식, 직관, 통찰력, 상상력, 명확한 사고
  집중, 마음의 평화, 지혜의 에너지
- **적응증 :** 충수염, 귀질환, 청력상징, 목질환, 호흡기질환, 기관지염, 경련, 폐렴, 코피

7) 보라(정수리 차크라)

보라색은 송과선 대뇌피질, 중앙 신경계와 오른쪽 눈과 관련되어 있다.

① 상부두뇌를 활성화 시킨다.

② 부교감신경, 뇌하수체 작용

③ 림프체계를 자극

④ 노이로제 환자, 폭력적 성향을 가진 사람에게 안좋음

⑤ 좌골 신경통, 두통, 간질병에 효과

⑥ 좌뇌, 우뇌의 균형을 맞추는 색(명상, 정신적 정화)

• **특성** : 우주적 사랑과 하나됨, 영적 동기, 영감, 신성한 지혜와 이해, 이상주의, 자기헌신, 존재의 에너지

5. 생활 속에서 쉽게 할 수 있는 색채요법

적색, 녹색, 청색, 흑색, 백색, 황색, 보라색

일곱 가지 색상을 알루미늄 판에 도금 처리한 테이프(패치)를 몸의 특정한 부위에 붙이는 것이 색체요법이다. 고혈압의 경우 116명을 대상으로 목뒤에 백색과 청색패취를, 왼쪽 유두위에 적색패취를 붙이고 혈압을 분석한 결과 약85%가 혈압이 떨어졌으며 간염인 경우 색채요법과 약물요법을 병용하며 3개월 후 병원검사를 실시한 결과 상당히 치료 효가 나타났음을 알 수 있었다. 등산을 할 때 숨이 차고 심장에 부담이 많으면 적색 패치를 왼쪽 두 번째 손가락에 붙이면 가슴의 두근거림이 줄어들고 운동선수들에게는 운동시합 시작할 때의 체력이 시합 종료 시점까지 유지 된다. 색채요법은 옷의 색상으로도 건강을 지킬 수 있다. 즉 간장이 안 좋은 사람은 녹색 상의에 흑색 하의를 입고 심장이 안 좋은 사람은 붉은 색상의 상의에 녹색 하의를 입으면 좋고 신장이 안 좋은 사람은 흑색 상의에 백색 하의를 입으면 좋다. 폐가 안 좋은 사람은 백색 상의에 황색 하의를 입으면 좋고 위가 안 좋은 사람은 황색 상의에 붉은색 하의를 입으면 좋다. 어떤 색상의 의복이 나에게 적절할까? 자신의 몸에 이로운 색상은 생일과 깊은 인연이 있다.

• 음력 1, 2, 3월생은 붉은색이 좋으며
• 음력 4, 5, 6월생은 황색이 좋으며
• 음력 7, 8, 9월생은 흑색이 좋으며
• 음력 10, 11, 12월생은 녹색이 좋다.

6. 증상별 색채요법의 실제

★ 색상별 증상

- 빨간색 : 혈액순환 촉진대사에 도움이 된다.
- 청색 : 염증을 가라 앉히는데 도움이 된다.
- 노란색 : 운동신경 활성화에 도움을 주며 코감기에 도움이 된다.
- 보라색 : 식욕을 억제하여 비만 치료에 도움이 된다.
- 녹 색 : 항암효과와 담석증에 도움이 된다.
- 주황색 : 인슐린 분비를 증대시켜 당뇨병에 효과가 있다.
- 파란색 : 혈압 강화 효과가 있다.
- 주광색 : 우울증 환자에 도움이 된다.
- 남색 : 심리적 안정에 도움이 된다.

1) 소화기 질환

① 위염, 소화불량, 구역질 : 염증이 있을 때는 파란색의 빛을 조사하고 위에는 붉을 빛을 조사한다.또한 초록빛도 통증을 가라앉히는 효과가 있다.
② 간기능 저하 : 붉은 빛 또는 노란빛을 조사 한다.
③ 설사 : 하복부에 파란빛을 조사한다.
④ 변비 : 하복부 및 결장에 노란빛을 조사한다.
⑤ 신장질환 : 신장염은 파란빛을 조사한다.
⑥ 신장 기능 저하 : 노란빛 또는 빨간 빛을 조사한다.
⑦ 방광염 : 파란빛을 조사하고 중간 중간 노란빛을 중간 중간 노란빛을 잠깐 조사한다.

2) 호흡기 질환

① 결핵 : 가슴부위에 노란빛을 조사하고 때에 따라 붉은 빛을 조사한다. 붉은 빛 은 경부가 자극을 받을 수도 있다. 보랏빛은 결핵의 간상균을 박멸 한다.
② 천식 : 노란빛을 인후와 가슴에 교대로 잠깐씩 조사한다.
③ 기관지염 : 염증을 가라앉히면 파란빛을 조사한 다음 노란빛을 잠시 조사한다. 경부에는 붉은빛을 조사 한다.
④ 히스테리 : 태양 신경층, 머리 및 복부에 파란빛을 조사한다.
⑤ 경련 : 머리와 척추에 파란빛을 조사 한다.
⑥ 졸도 : 이마에 파란빛을 조사 한다.
⑦ 신경염 : 통증을느끼는 부위와 척추에 파란빛을 조사한다.
⑧ 간질 : 머리, 척추와 태양신경총에 파란빛을 조사한다.

3) 심장 및 순환계질환

빨간빛은 자극을 주며 파란빛을 진정 시키는 효과가 있다
① 심계항진(가슴이 몹시 두근거리는 증세) : 심장 부위에 빨간빛을 잠깐 조사하고 태양신경총에는 붉은빛을 조사한다.
② 관절염 : 빨간빛을 잠깐 조사한 다음 파란빛을 충분히 조사한다.
③ 류머티즘 : 염증이 생겼을 때는 파란빛을 조사하고 그렇지 않을 경우는 빨간빛, 노란빛을 조사하고 자주빛을 조사한다. 파란빛은 통증을 완화 한다. 노란빛은 척추에서 나오는 신경들과 장을 자극하는 경향이 있다.
④ 갑상선 부종 : 염증을 일으키지 않았을 경우에는 빨간빛과 노란빛을 조사하며 나중에 파란빛을 조사하면 효과를 볼 수 있다.

4) 신경증

① 중풍 : 두부에 파란빛을 조사한다. 마비가 온 부위에는 노란빛을 조사하고 태양신경총, 명치에는 붉은 빛을 척추에는 노란빛을 조사한다.

② 신경통 : 관자놀이, 안면, 귀 및 기타 통증을 느끼는 부위에 파란빛을 조사한다.

③ 좌골신경통 : 통증을 느끼는 장딴지 및 환부에 파란빛을 조사하고 요추부위에는 파란빛을 조사하고 잠시 노란빛을 조사한다.

④ 히스테리 : 태양신경총, 머리 및 복부에 파란빛을 조사한다.

⑤ 경련 : 머리와 척추에 파란빛을 조사한다.

⑥ 졸도 : 이마에 파란빛을 조사한다.

⑦ 신경염 : 통증을 느끼는 부위와 척추에 파란빛을 조사한다.

⑧ 간질 : 머리, 척추와 태양신경총에 파란빛을 조사한다.

5) 피부질환

① 습진 : 적색 빛을 조사하거나 자주 빛과 파란 빛을 같이 조사한다. 파란빛만 조사하여도 된다.

② 단독 : 적색 빛과 파란빛을 교대로 조사한다.

③ 옴, 백선 : 파란빛에 자주 빛을 같이 조사한다.

④ 타박상, 화상 : 파란빛을 조사한다.

6) 열 병

① 장티푸스 : 머리와 복부에 파란빛을 조사한다. 변비가 생길경우에는 하복부 부위에 노란빛을 조사한다.

② 천연두, 성홍열, 홍열 : 열을 내리려면 빨간빛과 노란빛을 파란빛과 교대로 조사한다.

③ 말라리아 : 열이나는 상태에서는 파란빛을 조사하고 오한을 느끼는 상태에서 노란빛과 자주 빛을 조사한다. 머리에는 계속 파란빛을 조사한다.

④ 황열병(황달을 병발시키기 쉬운 열대병) : 변비가 생기는 것을 막으려면 머리에 파란빛을 조사하고 복부부위에는 노란빛을 조사한다.

7) 안 질

① 눈에 염증이 생기면 파란빛을 조사한다.
경부와 소내 부위에 적색빛을 조사한다.

② 시 신경이 퇴화되었을 경우는 적색 및 또는 적색 빛을 첨가한 파란빛을 조사 하여 시 신경을 자극한다.

8) 귀 질환

① 충수염, 귀질환, 청력상실, 목질환, 호흡기질환, 경련, 폐렴, 코피, 기관지염, 알콜등에 의한 섬망증 등에는 남색으로 환부에 조사한다.

② 환부에는 초록빛을 보랏빛과 붉은빛을 교대로 조사한다. 파란빛은 통증과 긴 장을 완화시키기 위해 조사한다.
초록빛, 남색 빛을 조사하고 노란빛 자주 빛을 조사하고 다시 조사한다.

9) 생리불순, 자궁탈출증

생리불순, 간질발작, 감기 양성 및 악정종양, 자궁탈출, 담석, 갑상선 항진증, 류머티스성 관절염 등에는 주황빛을 조사한다.

주황빛은 빨간빛과 노란빛이 혼합된 색으로 효과는 더욱더 강하다. 주황빛은 갑상선 기능을 자극하고 부갑상선 기능을 저하시킨다. 또한 폐를 확장시키며 근육의 경련을 진정시켜 준다.

특히 아기를 출산하고 난후 주황색옷을 입으면 자극을 받아 모유의 분비에 영향을 미친다.

10) 자외선 치료

갑상선종, 구루병, 매독, 임질, 심장질환, 궤양, 호흡기 질환, 상처 등은 자외선으로 조사하여 효과를 볼 수 있으며 자외선은 박테리아성 독소를 없애는 화학적인 살균성을 지니고 있다. 색의 분광에서 끝에 있는 자외선을 림프와 순환계통 항체 형성 폐와 심장 교감신경계의 활동에 영향을 준다.

11) 기타의 질환

파란 빛에 화상, 두통 및 피로감을 치료하는 특효가 있다.
남색빛은 구토와 치통을 치료하는 데 쓰인다.
자홍색의 빛은 남성의 발기불능과 여성의 불감증을 치료하는데 처방된다.
자주색의 빛은 불면증의 치료에 특효가 있다.
주홍색의 빛은 우울증을 치료하는데 쓰인다.
주황색의 빛은 탈모증과 복통의 치료에 적용된다.
노란색 빛은 기억력 감퇴의 치료에 좋다.
담황색의 빛은 가슴앓이의 격통을 없애준다.

M·E·M·O

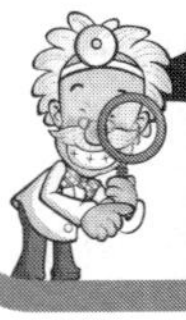

12 습포요법(濕布療法)

1. 습포건강법

습포는 물이나 약액(藥液)을 적신 수건이나 헝겊을 몸에 대는 치료법으로 열이 날 때 찬 물수건을 댄다거나, 다리를 삐었을 때 뜨거운 물수건을 얹어두는 것 등 응급처치용으로 주로 사용되었다.

습포건강법의 으뜸으로 꼽은 것이 바로 뜨거운 물과 찬물을 이용한 습포였다. 그에 따르면 습포를 하기 어려운 경우 맨발로 젖은 잔디밭이나 자갈밭, 눈밭을 걸어 다니는 것만으로도 인체의 면역력을 증강시킬 수 있다고 하였다. 물이나 각종 야채, 조미료, 술 등을 이용한 습포를 할 경우 인체의 땀구멍이 열리면서 땀과 함께 몸의 독소가 빠져나가 건강에 큰 도움을 준다.

2. 습포의 효능

첫째, 인체를 맑게 정화시켜준다. 습포를 하게 되면 피부의 땀구멍이 모두 열리면서 땀과 함께 체내 노폐물이 빠져 나와 몸 속이 깨끗해진다.

둘째, 수축과 팽창이 반복되며 인체의 움직임이 활발해진다. 지나치게 열이 많으면 늘어날 대로 늘어나고 반대로 차가워지면 극도로 수축되는 것이 바로 인체이다. 이럴 때 적절하게 습포를 해주면 팽창과 수축이 자연스럽게 반복되면서 건강 체질로바뀌진다.

셋째, 물, 약의 효과가 그대로 전해진다. 이는 물 혹은 각종 습포의 재료들이 가지고 있는 약효가 그대로 몸 속에 전해지기 때문이다. 마치 피부에 마사지를 하면 그 영양분이 충분히 흡수되듯 습포도 이러한 원리로 건강을 지켜준다.

3. 물 습포

36℃ 정도 되는 물은 신경안정제이고 40℃ 이상의 물은 진통제이며, 찬물은 인체 면역력을 높여준다.

1) 온몸을 따뜻하게 해주는 뜨거운 물 습포

겨울철에는 인체 온도 조절 장치가 추운 날씨로 마비돼 온몸이 차가워지는 사람들이 많다. 몸이 차가워지는 냉증은 어깨 결림, 두통, 불면증 등 자율신경 실조증은 물론 근본적으로 혈액순환이 이루어지지 않아 여성들에게 각종 부인병의 원인이 되기도 한다. 이럴 때 뜨거운 물 습포를 하게 되면 뭉쳤던 혈액이 돌면서 몸에서 열이 발산된다. 습포를 할 때는 몸에서 차가운 부분부터 해준다.

• **습포방법**

① 타월을 4~5장 준비하여 수증기가 생길 만큼 뜨겁게 해놓는다.

② 이를 비닐봉투에 넣고 따끈한 타월로 다시 한 번 싼 뒤 원하는 부위에 올려 둔다.

③ 10~15분 정도 지나 타월이 식을 때까지 습포해준다. 뜨거운 물찜질을 하고 나면 땀과 노폐물이 배어 나온다.

2) 감기 없는 겨울철 나게 해주는 찬물습포

찬물 습포를 하면 심장이나 신장 등 오장육부의 활동이 활발해지면서 수축과 팽창이 자연스럽게 이루어져, 인체 시계가 잘 돌아간다. 차갑지만 몸에서 열과 땀, 노폐물이 빠져 나와 감기 등 몸의 면역력이 약해서 생기게 되는 각종 질병을 예방, 치료하는 효과가 있다. 또 갑자기 열이 나거나 편도선염으로 목이 아플 때 그 부위에 찬물 습포를 해주면 열이 금방 잦아들고 목 주위의 염증도 완화된다.

• 습포방법

① 찬 물수건을 꼭 짜서 준비하고, 몸 전체를 감쌀 담요나 몸을 따뜻하게 유지할 뜨거운 물주머니를 마련한다.

② 습포할 부위를 제외하고는 뜨거운 물주머니나 담요로 따뜻하게 해준다. 습포 가 끝나도 계속 덮고 있는 것이 좋다.

③ 찬물 습포를 하는 동안에 땀이 나게 되는데 이는 노폐물이므로 잘 닦아내도록 한다. 10분이 지나도록 몸에서 땀이 나지 않으면 습포를 하지 않는 것이 좋다. 열이 나거나 편도선염이 생겼을 때 응급처치용으로 찬물 습포할 경우 그 부위에만 해주면 된다.

4. 증상에 따른 습포법

1) 붓고 열날 때 좋은 감자습포

염증을 가라앉히는 효과가 있다. 화상으로 붓고 열이 날 때, 편도선이나 기관지, 폐렴 등으로 목이 붓고 아플 때 하면 효과적. 감자습포를 목에 대고 있거나 간 것을 그대로 환부에 붙이면 열과 통증이 서서히 없어지고 부기도 빠지게 된다. 수분을 흡수해서 부기를 빼고 배설하는 작용이 있어서 신장병에도 좋다.

방법은 감자를 갈아 걸쭉해진 것을 탈지면에 흡수시켜 습포하면 효과가 있다. 하루 4~5회 교체한다. 가벼운 화상에도 열을 식히는 작용으로 통증을 없애고 물집이 생기지 않게 한다.

2) 감기, 만성피로 회복에 좋은 마늘습포

매일매일 쌓이는 피로를 풀기위해 마늘습포가 효과적. 특히 마늘습포를 발바닥에 해주면 인체의 모든 경혈이 담겨 있어 피로를 풀어주는 효과가 배로 커진다.

방법은 마늘 한 쪽을 다져 밀가루에 버무려 반죽한 것을 발바닥 용천혈에 붙여둔다. 이것을 하루 정도 붙여두면 몸의 부기도 빠지고 피로 회복도 된다. 마늘습포를 하고 나면 발에서 냄새를 없애는 방법으로는 녹차를 미지근한 물에 타 5분 정도 발을 담그면 냄새가 말끔히 사라지는 것은 물론 녹차의 향 성분으로 인하여 기분까지 좋아지는 일석이조의 효과를 볼 수 있다.

3) 혈액순환을 도와주는 양파습포

두통(頭痛), 어깨 결림, 요통(腰痛), 좌골신경통(坐骨神經痛), 무릎 통 등 통증의 원인은 다양하다. 양파에는 혈액이 침체된 부분의 혈행(血行)을 촉진하고, 염증을 진정시키는 데 유효한 성분이 풍부하게 들어 있어 양파습포를 하면 성분을 보다 빨리 피부를 통해 흡수시킬 수 있다. 양파는 세포가 파괴되었을 때 독특한 냄새를 발산하는데 이러한 휘발성 성분이 통증과 염증을 진정하는 데 효과를 발휘한다.

방법은 간 양파만으로는 피부에 달라붙지 않고 흘러내리므로 접착제용으로 밀가루를 섞는다. 그러면 이 밀가루는 피부를 보호해주는 역할까지 한다.

두통에는 관자놀이에 습포하면 좋다. 양파의 휘발성분은 작용이 강해서 그대로 바르면 염증이 생기는 경우가 있다. 피부가 과민반응을 보일 경우엔 밀가루의 양을 늘리거나 습포를 중지한다. 습포시간은 하루 3~6시간까지 한다.

4) 진해, 진통에 좋은 매실주습포

거즈를 매실주에 적셔 가볍게 짠 후 아픈 목이나 가슴을 습포하면 진해, 진통 효과를 볼 수 있다.

5) 열 날 때 좋은 알로에습포

겨울철 감기로 인해 아이들이 열이 많이 날 경우 알로에를 갈아붙이면 열이 내린다. 가시를 뗀 알로에 생잎을 강판에 간다. 이때 녹색 부분에 유효한 성분이 있으므로 녹색 부분도 같이 간다. 이를 무명천에 싼 뒤 가제로 다시 씌워 환부에 댄다.

6) 감기에 좋은 두부습포

열 나고 코 막히고 기침, 고열과 기침이 심해지면 천식으로 이어지는 수가 많다. 이때 두부습포를 해주면 열이 내려간다. 두부는 열을 내리는 작용이 있음은 물론 이마로부터 체내에 있는 독을 빨아들이기 때문에 감기는 물론 혈액순환 장애로 인해 생기는 노폐물을 없애는 데도 효과가 크다.

방법은 두부를 물기 없이 꼭 짜 그릇에 담고 두부 한 모 분량의 밀가루와 다진 생강을 섞어 버무린다. 이를 무명천에 두께 3cm 정도로 펴 바르고 그 위에 다른 천을 댄 뒤 이마에 붙인다. 사용한 천은 노폐물이 배어 있으므로 뜨거운 물로 깨끗이 빨아준다. 두부습포는 가슴에서 열이 나는 울화병 증세에도 효과가 있다.

7) 쑤시고 저린데 좋은 생강습포

생강의 향이 독을 없애거나 식욕 증진에 도움이 된다. 생강은 식욕을 증진시킬 만큼 위를 편안하게 해줌은 물론 풍부한 정유 성분이 혈액순환을 촉진시켜 노폐물이 쌓이고 울혈 되어 생기는 류머티즘이나 신경통 등을 예방, 치료한다.

방법은 생강을 짓이겨 가제에 고루 발라 통증이 있는 곳에 붙이고 붕대로 고정시킨다. 하루 두세 번 정도 갈아 붙여주는 것이 좋다. 피부가 약한 사람은 덧날 수 있어 과민성 피부의 경우는 하지 않는 것이 좋다.

8) 허리가 결릴 때 좋은 소금습포

요통은 척추 손상에 의한 것이 아니라면 대개 척추를 지탱하는 근육이 피로해서 발생한다. 뜨거운 소금으로 긴장된 근육을 자극하면 혈관이 확장되고 피의 순환이 활발해져 뭉쳤던 근육이 자연스럽게 풀리면서 요통이 사라진다. 소금 습포는 요통뿐만 아니라 겨울철 냉증으로 인한 복통과 설사, 견비통 개선에도 도움이 된다. 한번 사용한 소금은 버리지 말고 다시 구워 쓰면 된다.

방법은 굵은 소금을 물에 한번 씻어 체에 밭친 뒤 이를 30분 정도 중불에 볶다가 다시 30분 센 불에 볶아 습포용 소금으로 사용하는데 소금을 볶아 두꺼운 종이에 싼다. 이를 천으로 덧씌워 허리에 댄다.

9) 부인병에 효과적인 후추습포

후추에 밀가루를 버무려 환을 만들어 경혈에 붙이면 마치 뜸과 같은 효과를 낸다. 매운 성분에서 나오는 열로 인해 생기는 약효로 겨울철 냉증을 치료하는데 부인병을 치료하는 경우 좌우 삼음교(바깥쪽 복사뼈의 5cm 윗부분)에 붙이면 온열 효과로 인하여 여성 호르몬의 분비를 촉진시키고, 월경불순이나 갱년기 증상 등 여성 특유의 질병에도 효과가 크다.

냉증으로 인하여 허리가 뻐근하고 시린 경우에도 삼음교 자극으로 증세가 개선된다. 후춧가루와 밀가루의 비율을 1 : 1로 해서 버무려 가제에 바른 후 좌우 삼음교에 붙인다. 단 몸에 열이 많은 사람들은 후추습포를 하게 되면 더 열이 오를 수 있으므로 삼가도록 한다.

M·E·M·O

13 동종요법과 역종요법

1. 동종요법 : 역종요법

병을 다스리는 방법에는 '그 병과 비슷한 것'을 쓰는 동종(同種)의 치료법과, '그 병과 반대되는 것'을 쓰는 역종(逆種)의 치료법이 있다.

우리가 보통 복용하는 약들은 대부분 '그 병과 반대되는 것'을 쓰는 역종요법(逆種療法, antipathy)에 해당하는 것으로 예를 들면 변비에는 설사를 유발하는 하제를, 불면증에는 잠이 오게 하는 수면제를 복용하는 것이다.

이와는 반대로 '그 병과 비슷한 것'을 쓰는 동종방식의 치료법을 동종요법(同種療法, homeopathy)이라 하는데, 동종요법의 원시적인 형태는 동서양의 민간요법에서 공통적으로 발견할 수 있다.

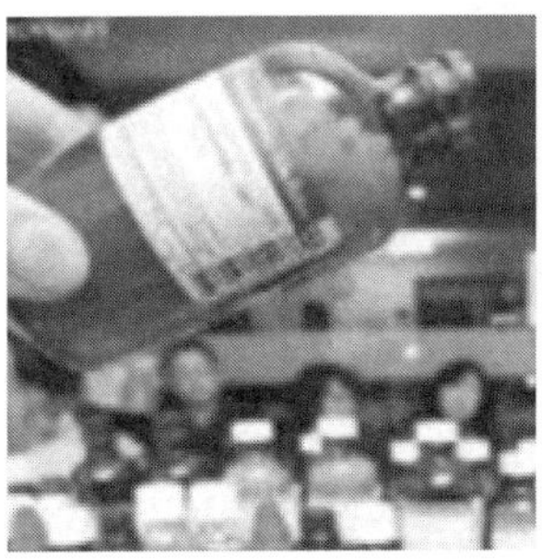

동상의 예를 들면, 독일에서는 동상에 걸린 발을 소금에 절인 양배추를 얼려서 발을 감싸거나, 차가운 눈으로 발을 마찰하여 치료했다고 하고, 민간요법에서도 찬 콩자루에 발을 넣어 치료하는 방법을 찾아 볼 수 있다. 또 과음 후에 주독(酒毒)을 풀려고 해장술을 마시는 것도 일종의 동종요법인데, 인도

에서도 역시 과음 후에 전 날 마신 술 한 방울을 물에 희석해서 마시게 한다고 한다. 소주를 과음했다면 소주 한 방울을, 위스키를 과음했다면 위스키 한 방울을, 그 다음날 아침 생수 한 컵 정도에 떨어뜨린 후 잘 섞어서 마시면 숙취에서 빨리 벗어날 수 있다고 한다.

2. 비슷한 상태를 만들면 낫는다

동종요법은 영어로 homeopathy라고 하는데, 어원은 그리이스말인 homoios (like : 비슷한)와 pathos(suffering : 괴로움)에서 나온 말로 환자의 괴로움과 '비슷한 괴로움', 동종(同種)의 괴로움을 인위적으로 만들어 주는 것을 의미한다.

동종요법은 환자의 그것과 가장 '비슷한 괴로움'을 일시적으로 유발할 수 있는 약을 환자에게 투여하는데 환자가 그 약을 복용하면 치유가 일어나기 시작한다. 이렇게 치유가 일어나는 현상을 "비슷한 것은 비슷한 것을 다스린다(like cures like)", 이른바 '유사(類似)의 법칙'(the law of similars)이라 한다.

이러한 치료법은 기원전 5세기경 히포크라테스 시절부터 사용되었다고는 하나, 체계적 치료법으로 정립한 이는 18세기말 독일의 의사 한네만(Hahnemann, 1755~1843)이다.

3. 동종요법의 원리

치유반응을 유발한다.

동종요법의 원리는 외부에서 적절한 자극을 주어 이에 대한 우리 몸의 내적 치유반응(endogenous healing response)으로 질병을 치유하는 것이다.

적절한 자극이란 환자가 괴로워하고 있는 증상과 '비슷한 증상' 을 유발할 수 있는 자극을 말하며, 동종요법에서는 그 수단으로 동종요법 약을 사용한다.

잠이 오지 않고 정신활동이 지나치게 활발하다면, 이 사람에게 수면제를 투여하는 대신 오히려 정신활동을 자극하는 커피를 극미량 사용하여 동종요법 약을 만들어 투여하면 불면증에서 벗어날 수 있게 된다. 또 독감으로 코가 맵고 다량의 눈물과 콧물을 흘리는 사람에게는 유사한 증상을 유발할 수 있는 양파를 극미량 사용하여 동종요법 약을 만들어 투여하면 치유가 될 수 있다.

이와 같이 동종요법 약은 단지 우리 몸의 치유반응을 이끌어내기 위한 수단에 불과 하기에 아주 소량만을 사용해도 충분하고 자주 반복해서 투여할 필요가 없다.

일단 환자가 자신의 괴로움과 '비슷한 괴로움' 을 가볍게 겪을 수 있게 하면 그 자극에 대한 우리 몸의 반응으로 치유는 시작되는 것이다.

4. 안에 있는 치유력

기계와 달리 사람은 성장, 발육하며, 스스로 치유할 수 있는 능력을 가지고 있습니다. 고대 의사들은 병을 제어할 수 있는 자연적인 힘에 익숙해 있어서 자연치유력(healing power of nature)이라고 표현하였고, 한네만은 자연 치유력을 생명력(life force)이라 불렀다.

동종요법에서 병이란 이 생명력의 동요(disturbance of life force)일 뿐이다.

우리가 아플 때 경험하는 증상은 동요된 생명력의 반향(a reflection of the disturbed life force)이다. 환자의 그것과 비슷한 상태를 만들 수 있는 약을 찾아 투여하면, 동요된 생명력이 교정되면서 우리 몸이 스스로 치유하는 능력이 향상된다. 병은 조율(tuning)이 잘못된 악기와 같다. 그런 악기는 자연히 곡조가 아름답지 않다. 각각의 음표를 고치려는 것은 소용이 없다. 고쳐야 할 것은 잘못된 조율인것이다.

5. 독성이나 부작용이 없는 약

동종요법에서 쓰는 약은 할미꽃, 석송, 측백나무, 옻나무 같은 식물, 오징어, 꿀벌, 거미, 뱀 같은 동물, 그리고 금, 은, 동, 철, 소금, 모래, 비소 같은 광물처럼 대부분 자연에서 그 원료를 얻는다. 또 때에 따라서는 결핵환자의 고름, 암 환자에서 얻은 암 조직 같은 것을 약으로 만들어 쓰기도 한다.

이 세상의 모든 물질이 약의 원료가 될 수 있으니 약의 종류는 수 천 가지이지만 그 중 100여 가지가 임상에서 흔히 사용되고 있다.

동종요법 약은 원액을 수십, 수백 번을 희석하고 진탕하는 특수한 과정을 거쳐 만든다. 자연계의 모든 물질에는 독특한 생명력(life force, dynamis)이 숨어있는데 그러한 생명력만 순수하게 추출해내는 과정을 동종요법에서는 역동화(dynamization, 또는 potentization)라고 부른다.

이를 위해서는 그 물질에 다양한 방법의 충격을 주어야 한다. 강하게 흔들어준다거나 빻아주어 충격을 주면서 독성을 약화시키기 위해서 희석을 시키는데, 수십번, 수 백번, 수 천번 등 희석을 많이 할수록 역설적으로 그 물질의 치유력은 더 강력해지게 된다. 이러한 제약과정이 아직 과학적으로 설명이 되지 않기 때문에 그 동안 기존 의학계에서 비판의 대상이 되어 왔지만 최근 동종요법 약의 물리, 화학, 생물학적 작용에 대해서 기초과학적 연구가 활발하게 진행되는 중이다. 이러한 약은, 그 약리작용이 현대 과학적으로 입증되지 않지만, 사람에서 각각 독특한 몸과 마음의 변화를 일시적으로 확실하게 일으키지만 독성이나 부작용은 없다.

6. 부분이 아니라 전체로

동종요법의 원리는 그 사람의 병적 상태와 가장 비슷한 상태, 즉 동종(同種)의 상태를 약으로 만들어 주어 그 사람의 치유반응을 유발하는 것이다. 이를 위해서는 우선 그 사람의 몸과 마음의 상태를 정확하게 파악하는 것이 중요하다. 때문에 동종요법에서 초진시간은 보통 1~2시간 정도 걸린다. 환자는 시간 여유를 충분히 가지고 자신의 괴로운 사정을 마음껏 표현하고 의사는 그 이야기를 자세히 들어서 몸과 마음의 전체적인 상태를 깊이 이해하려고 노력해야 한다.

환자의 '병변(pathology)' 에는 큰 관심을 두지 않는 대신 그 사람의 괴로운 느낌(feeling), 정서(emotion), 감각(sensation)에 초점을 두고 병력을 채취하며, 또 꿈, 공포심, 취미, 상상(fantasy)의 세계 등에 관심을 가진다.

왜냐하면 이런 정보들은 그 사람의 마음 상태를 이해하는데 크게 도움이 되고 이에 따라 약이 달라지기 때문이다. 그런 다음 수백 종의 동종요법 약 가운데에서 그 사람의 전체적인 몸과 마음 상태에 가장 잘 맞는 약을, 동종요법 약물학 문헌을 검색하여 고르게 된다.

7. 몸과 마음을 함께 연결

동종요법에서는 신체증상(physical symptoms)뿐만 아니라 특히 그 사람의 주관적 느낌(subjective feeling)을 아주 중요하게 생각한다. 몸과 마음이 밀접하게 연결되어 있다는 것은 요즈음은 누구나 인정하는 사실이지만, 한네만은 이미 200년 전에 정신-신체(psycho-somatic)관계가 강조되는 병의 전일적 개념에 입각하여 몸과 마음의 증상을 함께 연결하여 볼 것을 강조했다.

왜냐하면 치료를 해야 할 대상은 '병적 변화를 일으킨 몸의 일부분' 이 아니라 '고통을 호소하는 사람 전체(totality)' 이고, 몸과 마음의 증상을 연결하여 전체로 볼 때 그 사람만의 개성(individuality)이 드러나게 된다.

8. 역종요법의 문제점

만약 어떤 사람이 밤에 잠이 오지 않고 정신활동이 지나칠 정도로 활발한 경우 수면제를 투여하면 졸리게 되고 잠을 자게 된다. 그러나 수면제의 작용기간이 지나면 다시 잠이 오지 않게 되고 불면의 증상은 오히려 더 심해질 수 있다. 따라서 시일이 지남에 따라 수면제의 양은 점차 늘어나게 되고 매일 약을 복용해야 잠을 잘 수 있게 된다. 따라서 불면증이 있는 사람에게 수면제를 먹이는 것과 같은 역종방식의 치료법은 외부에서 투여한 약의 효과에 의지하기 때문에 약이 작용할 때는 증상이 없어진다. 그러나 약의 작용기간이 지나면 오히려 증상은 더 심해질 수 있고, 이 때문에 약효가 더 강한 약을 반복적으로 복용해야만 하는 문제점이 있다.

다시 말하면, 단기간에 증상은 좋아지지만 그 상태를 유지하려면 장기간 약에 의지하여 살게 되고 전체적인 건강은 오히려 나빠질 수 있다.

14 봉침요법 (Bee venom Therapy, 蜂針療法)

봉침요법은 수 천년 전부터 의학적으로 사용해 온 방법이다. 고대 이집트의 파

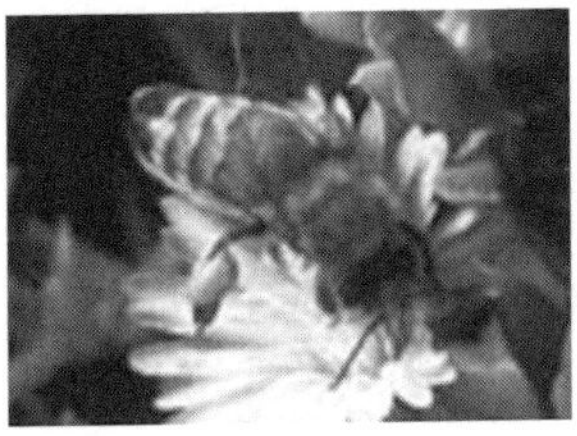

피루스나 바빌로니아의 기록에 봉침을 치료에 이용했다는 기록이 있으며, 히포크라테스는 환자 치료에 봉침을 사용했고 봉독을 '대단히 신비한 약' 이라고 극찬하였다. 또한 실험적 생리학의 아버지라 불리는 갈렌(Galen, AD 130-200)은 꿀벌의 치료 효과에

벌침의 모양

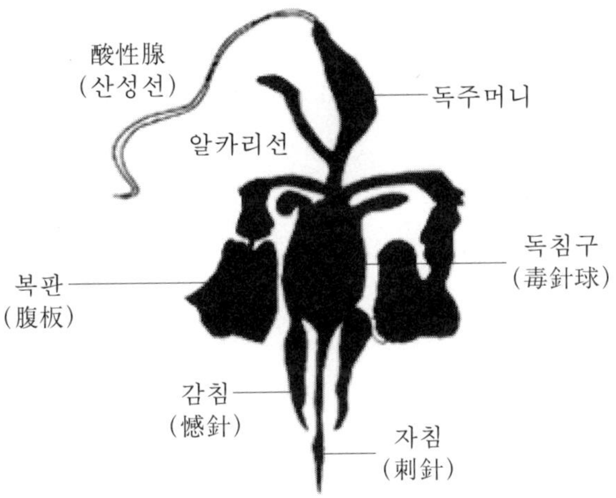

대해서 그의 저서에 기록해 두었다. 그 외 중국, 인도, 유럽, 아라비아에서도 거의 유사한 방법으로 치료에 이용해 왔으며 근대에 이르기까지 계속 연구되어지고 있는 분야이다.

1. 봉침요법이란?

봉침요법은 정제한 벌의 독을 침으로 경혈을 자극하고 경혈에 주입하여 면역 기능을 향상시켜 질병을 치료하는 대체의학의 하나로 자리 잡고 있다. 히포크라테스는 신비의 의학이라고 하였다. 봉침요법은 염증성 계통의 질병과 통증성 계통의 질병에 탁월한 효과를 보인다.

봉독은 극히 적은 미량에 불과하지만 아미노산계의 펩타이드, 히알로 니다제 등의 성분이 빠른 속도로 피하조직과 인체의 깊숙한 부위까지 침투한다. 이 자극으로 지각신경을 흥분시켜 기혈의 흐름을 원활하게 하고 산소호흡을 활발하게 한다.

페니실린의 1000배나 되는 소염작용을 하고 청혈, 용혈작용, 살균작용, 신경 부활작용, 조직의 생성 및 파괴 작용의 효능이 있다. 여드름이나 화상, 무좀, 검버섯, 기미, 주근깨, 잔주름, 탈모 등의 증상과 불치병은 버거씨병의 치유에도 효과가 있다.

2. 봉침의 성분과 약리작용

봉침의 성분명	약리작용
멜리틴(melitin)	세포용해작용
포스포리파제(phospholipase)	세포조직의 분해, 용혈, 촉매작용
히얼루로니다제(hyalurondase A2)	조직의 분해작용, 항원 성분
히스타민(histamin)	장관수축, 위산분비촉진, 혈압강하
아파민(apamin)	면역작용, 항염증작용, 신경통완화작용, 진통작용
아돌라핀(adolapin)	항염, 진통, 해열작용
엠시디 펩타이드(MCD peptide)	항염작용
도파민(dopamine)	신경전달물질
프로테아제 억제인자(protease inhibitor)	단백질과 에스테르 용해 억제작용, 항염작용
세카핀(secapine)	저온증 진정작용
텔티아핀(tertiapin)	비만세포의 탈과립작용
프로카민(procamine A, B)	방사선 보호성과 관련성분
알파-글루코시다제(α-glucosidase)	항체증진
리소포스포리파제(lysophospholipase)	항체증진

3. 봉침시술법과 치료점

1) 발침법과 시술종류

꿀벌을 핀셋을 이용하여 벌의 등쪽을 엄지와 인지로 가볍게 잡아 핀셋으로 벌침 끝을 잡아 뺀 후 경혈이나 환부에 쏘이게 한 후 다시 벌침을 뽑아낸다.

① 직 자

봉침을 직접 환부 또는 경혈점에 쏘이게 하는 것으로 가장 강하게 치료하는 시술 방법이다.

② 단자시술법

봉침을 뽑아서 한 부위에 하나씩 놓거나, 자침 하고자 하는 곳에 봉침을 놓은 후 1~3초 경과한 후 다시 뽑아서 다른 부위에 시술하는 방법으로 봉침 하나로 여러 곳을 치료할 수 있으며 봉침 하나로 20~30곳 정도에 놓을 수 있다.

③ 산자시술법

봉침을 뽑아서 하나로 여러 곳에 산침(散針)하는 방법이다. 안면부위나 대상포진 같이 아주 약하게 넓은 곳을 치료할 때 사용한다.

2) 치료점

① 통증이 나타나는 부위에 자침한다.
손가락으로 눌러서 통증이 나타나는 부위나, 피하에 단단한 느낌이 있는 부위, 탄력이 없고 움푹 꺼진 곳, 차게 느껴지는 곳에 자침한다.

② 신경계통에 따라 자침한다.

③ 경혈점에 자침한다.
환부의 범위가 넓을 때 전체를 자침하는 것이 아니라 경혈의 치료점을 찾아내 어 최소한의 양으로 최대의 효과를 얻기 위해서 경혈을 사용한다.

4. 봉침의 적응증

① 염증성, 화농성 질환

② 신경성 질환

③ 혈관성 질환

5. 봉침 명현현상

환자에 따라 침을 맞은 뒤 1-2일 동안 붓거나 가려우며 가벼운 몸살 증세를 보이는 경우가 있다. 이는 부작용이라기보다는 일종의 치료반응으로, 봉독이 몸에 들어가 체내의 면역기능을 증강시키는 과정이며 약간의 시간이 지나면 호전된다. 몸살은 시간이 지나면 자연히 없어지며, 열이 심하게 나는 경우가 있는데 이럴 때는 얼음찜질을 하면 된다.

M·E·M·O

15 씨앗요법

1. 붙이는 씨앗요법

씨앗을 이용해 현재의 건강상태를 점검해 볼 수 있는 방법이다.

① 대형 반창고 위에 씨앗을 붙여서 신발 깔창을 만들어 신고 다닌다.

② 발바닥은 인체의 축소판이자 오장육부의 상응반사부이다. 따라서 씨앗 깔창을 하게 되면 그 사람의 건강상태에 따라 반응이 각기 다르게 나타난다. 건강이

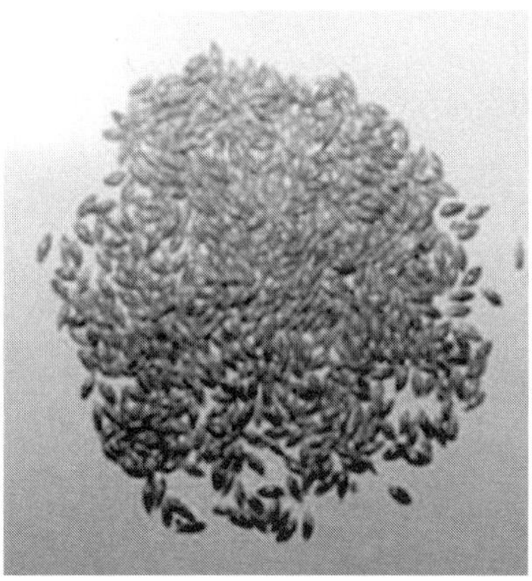

정상 씨앗

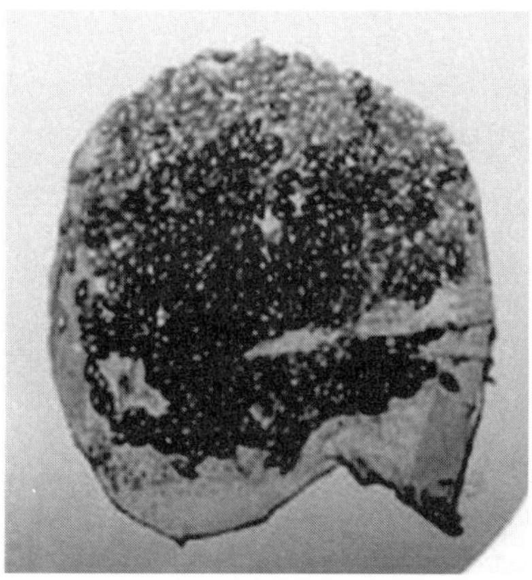

인체의 병독을 흡수하여 오염된 씨앗

나쁜 사람은 깔창에 붙은 씨앗이 거무튀튀한 색으로 변한다. 그것도 현재 상태가 좋지 않은 장기에 해당되는 발 반사구에 극히 검은빛이 두드러지게 된다.

③ 이처럼 씨앗 깔창은 건강진단과 동시에 몸 상태를 회복하는 효과를 지니고 있다. 씨앗깔창은 보통 6-8시간 사용한다.

☞ 씨앗방석 : 정력부족, 부인병(婦人病), 치질(痔疾) 등 하반신과 관련된 질병에는 방석에 씨앗을 넣어 앉으면 효과가 있다. 씨앗 방석은 스트레스와 만성피로, 냉증(冷症)에도 도움을 준다. 보통 장미씨, 국화씨, 담쟁이씨 등을 넣어 만든다.

☞ 씨앗 파스, 씨앗 등판, 씨앗 벨트 : 요통(腰痛), 신경통(神經痛) 등에는 공기가 통하는 대형 반창고 위에 씨앗을 올린 다음 아픈 부위에 붙인다. 과로로 근육이 계속 뭉칠 때에는 씨앗으로 파스를 만들어 몸에 붙이면 효과가 있다.

☞ 씨앗요 : 온몸이 아픈 질병이나 만성 질병에는 씨앗요가 보다 효과적이다. 각종 씨앗의 특징을 살리면 항암용, 원기회복용, 중풍용, 당뇨병용 등 다양한 용도의 씨앗요를 만들 수 있다.

2. 씨앗요법의 적응증

1) 비만(肥滿)

① 질경이씨와 아욱씨를 각 20g씩 가루 낸 뒤 메밀가루160g과 섞어서 하루 한 차례 생식한다. 저녁을 굶거나 소식하고 한 번에 50-80g씩 먹되 30-50번 이상 꼭꼭 씹어서 먹는다.

② 질경이씨 : 동규자 : 나팔꽃씨를 5 : 4 : 1의 비율로 섞은 가루를 차처럼 물에 타 먹어도 좋다. 지방을 분해, 배설하는 힘이 강하므로 별다른 부작용 없이 한두 달 사이에 3-5kg까지 감량되는 효과가 있다.

2) 각종 암질환

① 수신초씨(카나리아씨), 살구씨, 복숭아씨, 서목태, 등나무씨, 회양목씨, 팥, 율무, 은행 가운데 체질에 맞는 것을 골라 씨앗요를 만들어 하루 6시간 이상 사용한다.

② 수신초씨, 율무, 살구씨를 가루 내어 6 : 3 : 1의 비율로 생식하면 좋다.

3) 해수, 천식

등의 위쪽 기(氣)가 자주 뭉치는 곳에 개암나무씨로 등판을 대주는 한편 은행의 겉살을 기름으로 짜 먹는다.

4) 당뇨병

도토리 : 서목태 : 붉은 팥을 2 : 5 : 3의 비율로 섞어 가루로 만든 다음 천연소금을 섞어 수시로 생식한다. 이때 서목태, 수신초, 팥, 산이스라치씨, 대추씨로 만든 요를 하루 3시간 이상 사용하면 보다 효과적이다.

5) 피부염(皮膚炎), 관절염(關節炎) 등 각종 염증성 질환

수신초씨末 10g, 천연소금 10g, 달걀 노른자 1개를 섞어 연고를 만들어 바르면 효과가 있다.

• cf) 만드는 법

① 수신초씨 10g을 준비해 절구에 넣고 갈아 곱게 가루를 낸다.

② 갈아 놓은 수신초씨에 자연소금(1000℃ 이상에서 녹여 만든 생소금)을 5g 넣는다.

③ ②에 달걀 한 개를 준비해 노른자만 분리해 넣은 다음 고량주를 조금 붓는다.

④ 나무젓가락으로 고루 젓은 다음 유리병에 담아 냉장고에 넣어 두고 쓴다. 밤에 잠들기 전 아픈 부위에 충분히 바른 뒤 랩이나 붕대로 바람이 통할 수 있도록 살짝 고정시키고 다음날 아침에 일어나서 잡아뗀다. 나을 때까지 며칠 되풀이한다.

6) 치질(痔疾)

오건초씨 10g, 달걀 노른자 태운 기름, 천연소금 5g을 섞어 연고를 만들어 잠잘 때 바르고 자면 효과가 있다.

3. 씨앗별 건강법

1) 참외씨

참외씨는 숙변을 없애고 피를 맑게 해 주며 장을 튼튼하게 하고 변비에도 효과가 있다. 속에 울화가 끓는 화병에는 참외 두세 개를 속의 씨앗까지 다 먹으면 속이 편안해진다고 한다.

2) 수박씨

① 신장(腎臟)이나 방광(膀胱)의 기능이 나쁠 때 먹으면 특히 효과가 있다. 소변을 잘 빠져나가게 하기 때문이다. 신장염이나 방광염에는 발등 위 새끼발가락 옆에 있는 '족통곡(足通谷)' 에 수박씨를 하루 5-8시간 붙인다. 양쪽 발 모두 부쳐야 된다.

② 미열이 오래 지속되는 증상에도 수박씨를 이용하면 차츰 나아진다. 수박씨

를 따로 모아 두었다가 곱게 찧어 꼭꼭 씹어 먹는다.

③ 한 번에 30알 정도의 수박씨를 하루 한두 차례 먹으면 뱃속에 있는 기생충들을 없애는 효과가 있다. 쿠크르비린이라는 구충성분이 있기 때문이다.

3) 포도씨

포도씨는 볶아서 먹으면 스태미너가 좋아지는 효과를 볼 수 있다. 포도씨는 당뇨병(糖尿病)이나 시력회복에도 많은 도움을 준다. 그러나 신경을 날카롭게 하는 작용이 있으므로 신경질적인 사람에게는 맞지 않다.

4) 감 씨

① 모아 두었다가 시퍼렇게 멍든 곳에 부치면 효과가 있다. 가루로 만들어 물을 약간 넣고 개서 걸쭉하게 만든 뒤 멍든 곳에 붙인다. 위에 랩를 씌워 6-8시간 정도 붙여 둔다.

② 발바닥 밑 움푹 들어간 곳인 '涌泉穴'에 붙이면 신장병, 정력감퇴, 만성피로, 생리불순 등에 효과가 있다. 공기가 통하는 테이프를 이용해 양쪽 발바닥에 다 붙인다.

5) 사과씨

① 찧어서 무릎이 아플 때 붙이면 효과가 있다.

② 변비(便秘)나 고혈압(高血壓)에는 찧어 생식하는 것이 좋다.

③ 찧어서 물을 약간 넣어 팩을 하고 잠을 자면 기미를 없애 주는 효과가 있다.

6) 호박씨

① 예로부터 젖이 부족한 임신부가 수시로 까먹으면 좋다고 해서 애용했던 식

품으로 수박씨와 마찬가지로 구충 성분이 많으며 즐겨 먹다 보면 변비(便秘)나 수척증(瘦瘠症)에 좋은 효과를 나타낸다.

② 기침이 심할 때는 호박씨 까서 말린 것 500g을 보드랍게 가루낸 뒤 꿀 300g과 섞어 하루 세 차례 식후 30분 뒤에 먹는다.

7) 오이씨

① 방광염(膀胱炎)에 특히 좋으며 술독을 없애는 효과 또한 뛰어나다.

② 설사(泄瀉)가 잦을 때는 도토리 가루나 묵을 자주 먹는다. 도토리는 중금속을 흡착하는 능력도 뛰어나다.

8) 해바라기씨

태양의 기운을 많이 받아서 시력증진에 대단히 좋은 효과를 보인다. Vt A, E가 많으며특히 몸이 냉한 사람에게 좋다.

9) 고추씨

폐(肺)와 기관지(氣管支)를 튼튼히 하는 성분이 들어 있다. 그러므로 풋고추를 먹을 때 씨를 빼지 않도록 한다.

10) 밤 씨

허리나 무릎이 시큰거리고 아플 때 많이 먹으면 좋다. 당뇨 예방과 치료에도 도움을 준다.

11) 모과씨

천연 진정제나 불면증 치료제로 쓰인다. 가루 내어 먹거나 꼭꼭 씹으면 좋다. 평소 가슴이 두근거리거나 심장질환이 염려되는 사람은 모과씨와 친해질 필요가 있다.

12) 개암씨

불면증(不眠症)이 심할 때는 호두같이 생긴 개암씨 100개를 자루에 넣고 평평하게 해서 어깨와 등에 갈고 누우면 금방 잠이 들게 된다.

M · E · M · O

16 약초요법(藥草療法)

1. 약초요법(藥草療法)의 정의 및 역사

병의 치료를 위해 식물을 사용 하는 것은 아주 오랜 옛날부터 전해 내려오는 보편적인 요법(療法)이다. 약초요법이란 약초의 잎, 꽃잎, 줄기, 열매 그리고 뿌리를 이용하여 질환을 예방하며 증상을 호전시키고 치료하는 요법이다. 아직까지 약초의학을 현대의학의 눈으로 바라다보면 비과학적이고 아직 검증되지 않은 학문으로 바라다보는 견해가 있다.

하지만 20세기에 개발되어 주요 질환을 치료하는 많은 약들이 약초 에서 발견되어졌으며 최근의 연구에 의해 많은 수의 약물들 이 바로 개발되어지고 있다.

약초요법은 합성의학과 같이 항균성, 항 바이러스성 같은 성분들을 가지고 있다. 그러나 합성 약물들과는 달리, 약초에는 부작용 없이 몸의 균형을 바로 잡고 정화하여 몸 자체의 자연적인 치료 능력을 자극해 주고 나아가서 인간의 몸을 건강한 상태로 되돌리게 하는 이점이 있다 .

현재 25%의 약이 아직도 나무와 관목 그리고 약초로부터 얻어지고 있다. WHO의 발표에 의하면 119종류의 식물로부터 얻어진 약물 중 74%가 현대의학에서 사용되어지고 있다고 보고하였다.

현대의학에서 약초는 경제적 이유와 쉽게 얻어지지 않는다는 이유, 그리고 현대인들이 합성되어진 약물에 보다 익숙해져 있기 때문에 제한적으로 사용되어지고 있다. 하지만 최근 현대의학은 약초요법을 바라보는 이런 관점들이 빠르게 변하고 있다.

Mark Blumenthal은 "약초의학에 대한 관심의 증가는 이제 세계적인 추세이다"라고 말한다. 약초에 대해 알려진 최초의 기록은 기원전 3,000년경으로 추측된다. 동양에서는 북 중국에서 약초의 사용이 기록되었고 서구에서는 이집트에서 맨 먼저 기록되었다. 그러한 기록에서 발견되는 몰약(沒藥 : 동아프리카, 아라비아 산수지 (樹脂)의 일종으로 향료, 약재로 사용), 유향(乳香 : 아시아, 아프리카 원산의 감람과 나무에서 채취하는 종교 의식용의 향료)과 같은 것은 오늘날에도 여전히 사용되고 있다.

약초를 이용한 치료법은 수 천 년 동안 동서양에서 의약 처방의 주된 부분을 형성해왔다. 아마도 가장 유명한 약초들은 유럽의 르네상스(인쇄술의 등장이후)에서부터 유래 한다. 그때 출간된 엄청 나게 많은 책들은 의약적인 식물들에 대한 사람들의 끝없는 지식욕을 반영했는데 그중 가장 두드러진 것은 니콜라스 쿨페퍼(Nicholas Culpeper)의 〈완전한 약초〉였다. 그러나 그 당시 약초요법은 흔히 점성술과 민속학의 용어로 설명되었다. 19세기까지, 약초요법에 대해 출판된 간행물들은 과학적인 식물학의 발전을 통해 상당한 증가를 보였다. 20세기에 들어 서 우리에게 익숙한 많은 약들이 수많은 약초로부터 생산되어지고 있고 연구도 활발하게 이루어지고 있다.

2. 약초요법의 근본원리

약초의학은 일반적인 약물과 대부분 비슷한 방법으로 치료적 효과를 나타낸다. 약초는 많은 양의 생물학적인 활성을 갖고 있는 화학물질을 갖고 있으며 이러한 화학물질을 이용하여 많은 약이 생산되었다.

약초에 의한 치료효과는 비교적 간접적으로 혈액과 장기에 흡수되기 때문에 합성약물보다는 대부분 천천히 작용하게 된다. 따라서 현대 의학에 익숙한 사람들은 합성약물의 신속한 작용에 익숙해져 있기 때문에 약초의 사용을 꺼리기도 한다. 하지만 약초는 천천히 진행하는 만성질환에 대해 신중히 선택되어지면 합성약물이 갖는 부작용이 없이 우리의 몸을 치료할 수 있다.

약초는 약초 자체가 갖고 있는 특별한 화학물질에 의해 직접적으로 작용하기도 하며 다른 물질과의 상승작용으로 우리 몸의 생리를 변화시킨다.

여러 가지 약초가 인체에 작용 하는 원리는 다음의 몇 가지로 설명할 수 있다.

- adaptogenic(**적응 능력의 향상**) : 인체의 부신호르몬의 작용을 도와 스트레스에 대한 저항능력을 증가시켜서 우리의 인체가 여러 가지 문제에 적응하는 능력을 키운다.
- alterative(**회복 작용**) : 인체의 기능을 회복시킴으로 건강과 생명력을 키운다.
- anthelminitic(**항 기생충작용**) : 인체의 기생충을 제거 한다.
- anti-inflammatory(**항 염증작용**) : 약초들이 서로 다른 방식으로 염증작용을 억제한다.
- antimicrobial(**항균 작용**) : 몸의 면역 기능을 향상시키며 인체의 해로운 미생물을 제거시킨다.
- anti-spasmotic(**항 진경작용**) : 인체의 평활근과 골격근의 수축을 억제한다.
- astringent(**수렴성**) : 인체의 점 막에 결합하여 염증과 자극을 줄이며 상처의 회복을 증가 시킨다.
- bitter(**쓴맛 을 내는 효과**) : 약초의 쓴 맛은 입맛을 돋구며 소화액의 분비를 촉진 시킨다.
- carminative(**위장 내의 가스를 배출하는 효과**) : 위장관의 기능을 원할하게 하여 염증을 억제하고 가스의 배출을 증가 시킨다.
- demulcent(**진통 효과**) : 위장관의 자극을 줄여서 설사와 복통을 억제한다.
- diuretic(**이뇨작용**) : 이뇨 작용 을 하여 우리 몸의 노폐물의 제거를 촉진 시킨다.
- emmenagogue(**생리촉진**) : 여성의 생식기관에 작용하여 생리를 원할 하게 한다.

- expectorant(**거담효과**) : 폐에서 생성되는 점액의 배출을 촉진한다.
- hepatic(**간을 보호하는 효과**) : 담즙의 흐름을 원할 하게 하여 간을 보호 한다.
- hypotensive(**혈압을 낮추는 효과**) : 높은 혈압을 낮춘다.
- laxative(**완하제**) : 장의 움직임을 원할 하게 하여 변비를 없앤다.
- nervine(**진정 효과**) : 정신적 불안과 긴장을 없앤다.

약초의 사용 형태는 여러 가지가 있다. 약초 자체를 말린 후 잘라 사용하기도 하며 티백 형태로 제조되어 차(茶,tea)로 만들어 마시기도 한다. 차로 만들어 마시는 것은 약초가 약간의 카페인을 함유하고 있기 때문에(마테차) 카페인의 효과를 보기위해서 마시기도 하고 향기의 치료효과 (peppermint(: 후추), spearmint(: 박하향), 들장미, 레몬, anise(: 아니스, 미나리과 식물)를 이용하거나 여러가지 약리효과(peppermint 와 cnamomile은 위경련을 억제하고 소화를 도우며. chamomile(: 카밀레)과 hops(홉 : 맥주의 쓴맛 을 내는)는 수면을 도와주고 cinnamon tea(계피차) 는 설사를 억제한다)를 위해서 마신다.

또한 너무 쓴맛이 나는 식물이나 복용하기 쉽게 캡슐이나 알약형태로 만들어 먹기도 하며 추출물 형태로 농축 하거나 에센셜 오일(essential oil) 형태로 만들어 먹는다. 피부의 질환을 위해서는 연고 형태로 이용하기도 한다.

3. 약초요법(藥草療法)의 적용질환

위경련, 감기, 가벼운 통증, 변비, 설사, 기침, 두통, 생리통, 소화불량, 피부 발진, 태양에 의한 화상, 비듬, 불면증, 위궤양, 장염, 과민성 대장증후군, 관절통, 류마티스 관절염, 습진과 건선, 생리불순, 폐경기 증후군, 불안장애, 기관지염, 고혈압, 알레르기, 간경화와 간염(엉겅퀴 씨), 심장질환(hawthron : 산사나무).

① **Aloe Vera(알로에)** : aloe gel은 피부를 연화시키는 작용으로 로션으로 많이 사용되며 aloe latex는 변비에 사용된다.

② cayenne(고추) : 자극제로 사용되어 혈액의 순환을 향상시켜 손과 발이 차가운 사람에게 도움이 되며 심장박동을 돕는다. 소화불량과 복통, 요통과 류마티스 질환에 사용된다.

③ chamomile(카밀레) : 꽃을 이용 하여 차를 만든다. 이는 소화불량과 복통에 효과적이다. 유럽에서는 구강을 청결하게 하고 피부 연고로도 사용한다.

④ chasteberry : 에스트로젠과 프로제스테론 호르몬의 균형을 맞추어 여성의 생리통과 폐경기 증후군, 여드름에 사용된다.

⑤ echinacea : 피부의 상처에 인디안 들이 사용하던 약초로 면역 증강효과가 알려지면서 감기와 결핵과 같은 상기도 감염과 비뇨기과적 감염, 백혈구증가 증, 결체조직 질환, multiple sclerosis, 각종 피부 감염에 사용되어진다.

⑥ Ma-huang, ephedra(마황) : 중국에서 5천년 전부터 천식과 열성질환에 사용되어 왔었다. 현재는 혈과 수축작용이 있는 ephedrine과 기관지확장제인 pseudoephedrine의 중요한 화학물질로 사용 된다 .

⑦ feverfew(화란 국화) : 로마시대부터 사용되어진 약초로 여성의 생리를 원할 하게 하는데 사용되었다가 유럽에서 이를 해열제로 사용하였다. 편두통의 치료와 예방에도 사용된다.

⑧ garlic(마늘) : 항균, 항 곰팡이, 항바이러스 작용이 있어서 감기와 기관지염과 같은 상기도 감염과 기생충, 이질, 궤양, 통풍, 류마티스성 질환에 사용되며 위암과 같은 항암 효과도 있다. 또한 혈압을 낮추고 고혈전의 형성을 억제 하며 면역기능을 향상시킨다.

⑨ ginger(생강) : 항 구토 작용과 멀미를 억제하는 작용이 있으며 심장의 기능을 향상 시키며 편두통에도 사용되어진다.

⑩ ginkgo(은행) : 은행잎 추출물은 말초혈관의 순환을 돕는다. 이런 작용으로 인해 어지러움 증, 이명, 기억력 향상, 두통, 불안증과 같은 증세를 호전시킨다. 또한 심장과 안과 질환에도 사용된다.

⑪ ginseng(인삼) : 부신의 기능을 향상시켜 인체를 스트레스로부터 보호하고 항 산화제효과와 간을 보호하는 효과 그리고 혈당을 낮추는 효과가 있다. 또한 면역효과를 증가시킨다.

⑫ Goldenseal : 면역효과가 있어 항균작용을 나타내며 이것의 쓴맛은 위궤양과 장염과 같은 여러 가지 소화기계 질환을 치료한다.

⑬ hawthorn : 전통적으로 유럽과 중국에서 사용되어졌던 약초로 꽃과 열매 그리고 잎이 모두 사용된다. 심장의 기능을 도와 혈압을 낮추고 심박수를 감소시키며 진정작용도 나타낸다.

⑭ hops(홉) : 전통적으로 이것이 갖는 쓴맛과 양조 제조 시 보존제로 사용되어왔었다. 불안증과 수면장애에 사용되며 입맛을 돋구는데 사용된다.

⑮ licorice(감초) : 면역계에 작용하여 항염증작용이 있으며 간을 보호하여 만성간염과 간경화의 치료에 사용 된다. 또한 위궤양과 위염 그리고 복통에도 사용되며 기침과 기관지염과 같은 호흡기계에도 사용된다.

⑯ milk thistle : 전통적으로 간염과 간경화와 같은 간 질환에 사용되었다.

⑰ nettle(쐐기풀) : 류마티스 관절염과 골관절염에 사용되며 알레르기성 비염과 소아습진, 그리고 이뇨제로 사용된다.

⑱ passion flower : 신경안정제로 작용하여 불안증과 진경제로 사용되어지며 위염과 장염에도 사용된다.

⑲ peppermint(박하) : 박하기름은 장의 경련과 담낭의 수축을 억제 하고 상기도 감염의 치료에 사용된다. 자극성 대장 증후군의 치료에도 사용된다. 또한 피부의 발진과 두드러기, 가려움증의 치료에도 사용된다.

⑳ St. John' s Wort : 신경통에 효과적이며 항염증 작용이 있으며 최근에는 여러 가지 감염 (독감 바이러스, HIV 바이러스)등의 치료에 사용된다. 상처의 회복을 돕는다.

㉑ Saw Palmetto : 남성의 생식기계에 작용하여 양성 전립선 비대의 치료에 사용된다.

㉒ Senna(센나) : 잎과 열매를 이용하여 변비의 치료에 사용된다.

4. 산초(山草)

1) 인삼(人蔘)

인삼(人蔘)은 미감(味甘)하다. 원기를 보(補)하고 갈증을 멎게 하고 진액(津液)을 나게 하고 영(동맥혈), 위(정맥혈)을 조절한다.

① 생것은 냉(冷)하고, 익힌 것은 온(溫)하다.

② 수태음폐경(手太陰肺經)으로 들어간다.(기(氣)와 더불어 혈(血)의 약이다.)

③ 세신(細辛)을 넣어 밀봉해 두면 해를 묵어도 좀이 나지 않는다.

④ 여로에 반하고, 오령지, 조각, 흑두, 자석영을 외하고 철을 기한다.

⑤ 기(氣)를 보함에는 꼭 인삼을 써야 하고 혈허(血虛)에도 이를 꼭 써야 한다.

⑥ 인삼은 오장(五腸)의 양(陽)을 보하고 사삼은 오장의 음(陰)을 보한다.

⑦ 원기회복을 자연스럽게 한다.

⑧ 승마와 함께 폐(肺)와 비(脾)의 화를 사하고, 복령과 함께 신의 화를 사하고, 맥문동과 함께 생맥하고, 건강과 함께 기를 보하고, 황기 감초와 함께 대열을 제하고 음화를 사하며 창병에 성약이다.

⑨ 불에 말려서 쓴다.

⑩ '노두' 허약한 사람은 과체 대신 삼로를 쓰는데 담이 흉중에 축적되면 삼로탕 에 죽려를 가해 토한다.

⑪ '미삼' 은 주로 기를 내리는데 귤피와 생강을 함께 쓴다.

⑫ '잎' 은 산후 감기 를 다스리는데 백길경과 함께 조복한다.

2) 감초(甘草)

감초는 미감(味甘)하고 성온(性溫)하다. 모든 약을 조화시키며 생것은 화(火)를 사(瀉)하게 하며 구운 것은 온화하게 한다.

① 일명 '국로(國老)'

② 족태음(足太陰), 궐음(厥陰)과 수족 십이경에 들어간다.

③ 원지, 대극, 원화, 감수, 해조를 오하고, 제육과 숭채를 기한다.

④ 열(熱)과 백약독을 푼다.

⑤ 오르기도 하고 내리기도 하여 사를 물리치고 인통(咽痛)을 없애 완화하게 한 다. 기(氣)를 바르게 하고 음혈(陰血)을 보양한다. 그 약성이 완급하고 협화 할 수 있으므로 모든 약이 이를 사용하되 시샘 하진 않는다. 열약과 함께 쓰면그 열을 누그러뜨리고 한열이 섞인 데 사용하면 순평해 진다.

⑥ '뿌리끝' 격열과 경통을 다스린다.

⑦ '노두' 옹저를 다스리며 토약에 넣는다.

3) 황기(黃芪)

황기는 미감(味甘) 성온(性溫)하며 한표(寒表)를 거둔다. 창을 헤쳐 살이 나게 하며 허한때 많이 쓴다.

① 족태음(足太陰), 수소양(手少陽), 족소음(足少陰), 명문(命門)에 들어간다.

② 표증(表症)을 다스림에는 생용하고, 허증(虛症)을 보함에는 밀적한다.

③ 기(氣)가 오르면 신(腎)이 수음하여 붕루(崩漏), 대하(帶下) 등이 저절로 멎는다.

④ 귀갑 백선피를 오하고 방풍과 함께 쓰면 그 효력이 더욱 커지는데 이는 상외 하고 상사하는 셈이다.

⑤ 모든 허증(虛症)을 다스리며 기(氣)를 돕고 비(脾)를 건장하게 하고, 열을 없애 며 고름을 빼고 피를 살리므로 창병에는 성약이 된다. 땀이 없으면 발한시키 고 땀이 나면 지한 시키니, 소아의 여러 병과 부인의 붕루(崩漏), 대하(帶下)같은 여러 질병을 다스린다.

⑥ '사군자탕' 에서 백출(白朮)과 복령(茯苓)을 빼고 황기를 가한 것을 '보원탕' 이라 고 하는데 백출(白朮)은 조습하고 복령(茯苓)은 삼수하므로 두진에는 이를 금 기하니 '보원탕' 을 쓴다.

⑦ 영월에서 생산되는 껍질이 누렇고 속살은 희고 솜처럼 부드러운 것이 좋다.

4) 모싯대(제니)

제니는 미감(味甘), 성한(性寒)하다. 해수, 조갈, 창종에 좋다. 백약의 독을 풀고 뱀, 화살 상처에 쓴다. 인산과 비슷하나 잎이 작고 길경과 비슷하나 심이 없다.

5) 길경(도라지)

길경은 미고(味苦)하다. 인후종(咽喉腫)을 치료하고 약기를 끌고 상승하여 가슴 막힌 것을 열어준다.

① 미온(味溫)하고 독이 적은데 일설은 무독하고 몹시 한(寒)하다고 한다.

② 수태음(手太陰) 기분(氣分) 및 족소음(足少陰)으로 들어간다.

③ 용담초 백급을 외하고 저육을 기한다.

④ 노두를 버리고 미감한다.

⑤ 감초와 마찬가지로 보좌약으로 쓴다.

6) 황정(일명 둥글레)

황정은 미감(味甘)하다. 오장육부를 편안하게 하며 오로칠상(惡露七傷)을 다 보할 수 있다.

① 성평(性平)

② 태양의 풀인 황정을 먹으면 장생하고 태음의 풀인 구문이 입에 들어가면 당장 죽는다.

③ 물에 씻어 쪄서 햇볕에 말리는데 아홉 번 쪄서 아홉 번 말리기도 한다.

④ 삼시충을 내린다.

⑤ 진장기가 말하기를 구문은 야갈의 별명이고 황정과 구문 이 두 가지는 서로 닮은데가 전혀 없으므로 의심 할 필요가 없다고 하였다.

⑥ 평안도에서 산출된다.

7) 지모(知母)

지모(知母)는 미고(味苦)하다. 신열, 갈증을 없애며 골증, 발한, 기침을 누그러뜨린다.

① 미신(味辛), 성한(性寒)

② 신경의 본약으로서 족양명(足陽明), 수태음(手太陰) 기분으로 들어간다.

③ 피모를 제거해서 쓰는데 철을 기한다.

④ 황백과 술을 함께 쓰면 좋고 소금과 봉사를 복한다.

⑤ 보약에는 염수초 하거나 밀초하여 넣는다. 상행용으로는 주초한다.

⑥ 무근한 신화를 사하고 땀이 나는 골증을 다스리고 허로의 열을 멈추고 화원의 음을 기른다.

⑦ 황해도에서 많이 난다.

8) 육종용

육종용은 미감하다. 정혈을 보양하는데 별안간 쓰면 도리어 대변이 활설 된다.

① 약성은 미온(微溫)

② 말의 정액이 떨어진 곳에서 난다.

③ 철을 기한다. 술에 담가 하룻밤 재워 비늘과 껍질을 벗기고 찌거나 수적한다.

④ 무릇 종용을 복용함은 신을 다스리려 함인데 반드시 심을 방해한다.

⑤ '쇄양' 은 육종용의 일종인데 (육종용의 뿌리라고도 함)

9) 천 마

천마는 미신(味辛)하다. 두현, 소아간련 및 탄탄을 몰아낸다.

① 성평(性平)

② 간경기분에 들어간다.

③ 겻불에 구워 술에 담갔다가 불에 쬐어 발린다.

④ 속에서 겉에 이르는 작용이 있다.

10) 적 전

적전은 미고(味苦)하다. 별명이 정풍이다. 기생충의 독을 없애며 산옹을 제거한다.

① 천마의 싹이다. 표(表)로부터 이(裏)로 들어가는 공력이 있다.

② 이 풀은 바람이 있으면 움직이지 않고 바람이 없어지면 스스로 흔들린다.

11) 백출(白朮)

백출은 감온(甘溫)하다. 비위(脾胃)를 건강하게 하고 설사를 멈추고 담비낀 습을 없앤다.

① 수태양 소음과 족삼음 양명으로 들어간다.

② 미감에 담갔다가 노두를 떼어 버리고 윤조(潤燥)에는 젖을 타서 저어 쓰고 위 허(胃虛)에는 황토에 초해서 쓴다.

③ 복숭아, 오얏, 숭채, 참새고기를 기한다.

④ 옛날에는 창출, 백출이란 이름이 없었는데 도홍경이 처음으로 구분 하였다.

12) 창출(蒼朮)

창출은 감온(甘溫)하다. 땀을 잘 내고 제습하고, 속을 편하게 하고 장기를 막을 수 있다.

① 족양명, 족태음, 수태음, 수양명, 수태양으로 들어간다.

② 차발 뜨물에 담가 기름을 없앤다.

③ 기하는 것은 백출과 같다.

④ 웅장하게 상행하는 약이다.

13) 구 척

구척은 미감하다. 제비와 허리등 무릎의 동통을 다스린다. 주증해서 쓴다.

① 약성은 미온하고 사초를 오한다.

② 금모를 그슬려서 쓴다.

14) 관 중

관중은 성한 유독하다. 징병과 충증에 좋고, 칠창, 골경, 혈증에도 통용한다.

15) 파 극

파극은 미 신감(辛甘)하다. 허손, 정활, 몽유를 보하며 근본을 건장케 한다.

① 약성은 미온하며

② 신경혈분으로 들어간다.

③ 뇌환과 단삼을 오한다.

④ 거심하고 주침 일숙하여 쓴다.

16) 원지(遠志)

원지는 약기가 온하다. 계경을 몰아내고 정신을 안온하게 하고 심기를 진정시켜서 더욱 총명해지게 한다.

① 신경기분에 들어 간다. 심경약이 아니다.

② 감초수에 하룻밤 담갔다가 거골하여 폭건하거나 배건한다.

③ 진주와 여로를 외한다.

④ 싹의 이름을 '소초'라고 하며 정력을 더하고, 허로와 몽설을 멈춘다.

17) 음양곽

음양곽은 미신(味辛)하다. 음양(陰陽)을 흥성하게 하고, 근(筋)을 굳히고 뼈를 보태고 지력을 늘인다.

① 일명 '선령비'

② 소한(小寒)하거나 미온(微溫)하다.

③ 수족양명, 삼초 명문으로 들어간다.

④ 술과 함께 쓰면 좋다.

⑤ 양이 이 풀을 먹으면 하루 백번 교미한다.

18) 선 모

선모는 미신(味辛)하다. 요족(腰足)의 마비와 허손 노상을 다스리며 양도를 발기시킨다.

① 약성은 미온(微溫)

② 소독이 있다.

③ 흑두수에 하룻밤 담갔다가 술에 타서 찌거나, 미감침해서 적즙을 버린다.

④ 열근의 유석이 한근의 선모만 못하다.

19) 현삼(玄蔘)

현삼은 미고(味苦), 성한(性寒)하다. 상화를 맑게 하고 종기와 골증을 없애고 신기(腎氣)를 보할 수 있다.

① 신경의 군약이다.

② 포초를 사용하여 쪄서 말린다. 주증해도 좋다.

③ 황기, 건강, 대추, 산수유를 오하고, 여로를 반하고, 동철을 기한다.

④ 이 현삼은 중요한 약재이다. 제기를 관령하여 상하를 맑게 하고 흐리지 않게 하므로 무근의 화에는 성약으로 삼는다.

20) 지 유

지유는 침한(沈寒)하다. 혈열(血熱)에 쓰이며, 이질(痢疾), 붕루(崩漏), 금창(金瘡)에는 지통(止痛)의 효능도 있다.

① 하초(下焦)에 들어간다.

② 모발을 함께 쓰면 좋다.

③ 맥문동을 오하고 단사, 웅황, 유황을 복한다.

21) 단삼(丹蔘)

단삼은 미고(味苦)하다. 생신에 능하며 적체를 파하고 경도를 순조롭게 하며 붕루(崩漏), 대하(帶下)를 없앤다.

① 약성은 미한(微寒)하다.

② 심락(心絡)과 심포락(心包絡)의 혈분으로 들어간다.

③ 함수를 외하고 여로를 반한다.

④ 오래 복용하면 안적이 많아진다. 약성은 필시 열할 것인데 지금 미한 하다라고 함은 잘못이 아닌가 싶다.

⑤ 단삼 한 가지 효력은 '사물탕' 의 효력과 맞먹는다.

22) 자초(紫草)

자초는 미고(味苦), 성한(性寒) 하다. 구규를 통리 시키며, 수도도 통리하고, 팽만을 해소 하며 두진에도 필요하다.

① 수족 궐음으로 들어간다.

② 음건 주세한다.

③ 인뇨, 마분, 연기를 기한다.

④ '용' 은 지치의 싹인데 양기는 생기지만 두창을 유발한다. 이런 이치를 모르고 이를 일률적으로 쓰는 것은 잘 못이다.

23) 백 급

백급은 미고(味苦)하다. 수렴작용이 많아서 종독, 창양, 등 주로 외과를 다스린다.

① 약성은 평(平), 미한(微寒)하다.

② 폐경(肺經)으로 들어간다.

③ 행인을 외하고 오두를 반한다.

24) 삼 칠

삼칠은 미고(味苦), 성온(性溫)하다. 오로지 혈을 다스린다. 외용하고 내복하면 통증이 절로 건힌다.

① 양명(陽明)과 궐음(厥陰)으로 들어간다.

② 삼칠의 분말을 돼지피에 뿌려서 그 피가 용해되는 것이라야 진품이다. 호교, 사상도 다스린다.

25) 황 련

황련은 미고(味苦)하다. 주로 열을 가시게 하며 비를 제거하고, 눈을 밝게 하며 이질, 설사를 멈춘다.

① 약성은 소한(小寒)하다.

② 심경으로 들어간다.

③ 본장화에는 생용하고, 간담화에는 저담초하고, 허화에는 초초하고, 삼초화에는 주초하고, 중초화에는 생강초하고, 하초화에는 염수초하고, 기분화에는 오수유탕초 하고 혈분화에는 건칠수초 하고, 식적화에는 토초하여 쓴다.

④ 국화, 현삼, 백선피, 원화, 백강잠, 냉수를 오하고, 관동, 우슬을 외하고, 오두를 승하고, 파두독을 풀며, 저육을 기한다.

⑤ 고방에 '황련저두환' 이 있는데 어찌하여 육만 기하고 장은 기하지 않을까?

⑥ '도홍경' 이 황련은 장을 두껍게 한다는 말을 했는데 '하간' 이 다시 증언 하기를 고한한 약은 설하는 것이 많은데 오직 황련과 황백만은 약성이 냉하면서도 조하다고 하였다. 이로 인하여 후세에 기견이라고 여겨, 무릇 설리를 다스리는 자는 손을 들어 이에 편들게 되었다. 황련에 관한 한 마디의 말의 잘못이 유염함이 이와 같고 씻어버리기 어려움이 이와 같으니 패리가 사람을 현혹 시키는데에 이처럼 심한 것은 없을 것이다. 그것은, 실열(實熱)이 있으면 혹 쓸 수도 있으나, 본래 화사가 없는데 함부로 쓰면 비(脾)와 신(腎)이 날로 패해 백에 하나도 살지 못한다. 대개 이질을 앓다가 죽는 것은 이런 것 때문이다.

26) 호황련

호황련은 미고(味苦)하다. 골증류, 도한, 허경, 소아감리에 쓴다.

① 약성은 대한(大寒)하다.

② 오하고 기하는 것은 위의 황련과 같고 파두 독을 푼다.

③ 속은 검고 겉은 누런 것으로 꺾으면 먼지가 연기처럼 나오는 것이 진품이다.

27) 황금(黃芩)

황금은 미고(味苦), 성한(性寒)하다. 폐화(肺火)를 사(瀉)하며, 자금은 대장의 습열을 맑히는데 사용한다.

① 속이 충실한 것을 자금 또는 조금이라고 한다.

② 수태음 혈분과 수소양 양명으로 들어간다.

③ 주초하면 약력이 상행하고 변초하면 약력이 하행한다. 보통은 생용한다.

④ 총실을 오하고, 단사, 모란, 여로를 외한다. 후박, 황련과 함께 쓰면 복통을 멈추고, 오미자, 모려와 함께 쓰면 잉태하고, 황기, 백렴, 적소두와 함께 쓰면 서루(나력)를 고치며 술과 함께 쓰면 약력이 상행하고 저담과 함께 쓰면 간화와 담화를 제거하고 시호를 함께 쓰면 한열을 물리치고 작약을 함께 쓰

면 이질을 다스리고 상백피를 함께 쓰면 폐화를 사하고, 백출을 함께 쓰면 안태한다.

28) 진 교

진교는 미한(微寒)하다. 습(濕)을 다스리며 하혈, 골증, 지절풍에 효험이 크다.

① 수족의 양명 및 간과 담으로 들어간다.

② 우유를 외한다.

29) 시 호

시호는 미고(味苦)하다. 간화(肝火)를 사(瀉)하며 한열왕래(寒熱往來)와 학질(瘧疾)에 좋다.

① 약성은 미한(微寒)하다.

② 수족소양과 궐음경으로 들어간다.

③ 외감에는 생용하고 내상에는 주초한다. 해한에는 밀수초하고 간담화에는 저담초해서 쓴다.

④ 조각을 오하고 여로를 외하며 동, 철을 기한다.

⑤ '해장' 이 말하기를 '만약 실열(實熱)인데 시호를 썼다면 죽지 않고 무엇을 기다리 겠는가?' 라고 하였다.

30) 전 호

전호는 약성이 미한(微寒)하다. 해수(咳嗽)와 담(痰)을 가라 앉히며 한열 두통과 비(脾)를 감내하게 할 수 있다.

① 수족태음, 양명으로 들어간다.

② 조각을 오하며 여로를 외한다.

③ 그 공력은 하기(下氣)를 잘 시킨다. 기(氣)가 내리고 나면 화(火)가 내리고 담(痰)이 내린다.

31) 방 풍

방풍은 미감(味甘), 성온(性溫)하며 골절비 제풍증(臍風症), 구금(口噤), 두훈(頭暈) 등을 다스린다.

① 수족태양(手足太陽) 및 족양명(足陽明), 태음(太陰)에 들어 간다. 또 간경기분으로 들어 간다.

② 백렴, 건강, 원화, 여로, 등을 오하고, 비해를 외하고, 부자독을 죽이며, 모든 약독을 푼다.

③ 차두로 된 방풍을 먹으면 발광하고 차미로 된 것은 고질이 생긴다.

④ 총백을 함께 쓰면 전신으로 돌아 다닌다. 택사와 고본을 함께 쓰면 풍을 다스리고 당귀와, 작약, 양기석, 우여량과 함께 쓰면 부인 자장풍을 다스린다.

⑤ 방충은 황기를 제어 할 수 있으나 황기가 방풍을 얻으면 그 공력이 점점 커져서 마침내 서로 외하고 서로 보좌하게 된다.

⑥ 상초의 풍사를 제거하는 선약이다.

32) 강활(羌活)

강활(羌活)은 약성이 미온(微溫)하며 풍(風), 습(濕), 신통(身痛), 두통(頭痛), 근골급(筋骨急)을 없앤다.

① 이는 수족태양(手足太陽)과 족궐음(足厥陰), 소음(少陰)의 표리(表裏)로 인경하는 약이다. 발란 반정의 군주가 대에 불통함이 없고 소에 개입 못하는 것이 없듯이 전신의 백절통을 이 강활이 없이는 다스릴 수 가 없다. 강활은 기가 웅대하므로 족태양(足太陽)으로 들어가고 독활(獨活)은 기가 세소 하므로 족소음(足少陰)으로 들어간다. 이는 풍을 다스리되 표리는 다르다.

② 강활과 독활은 다같이 강원도에서 난다.

33) 독활(獨活)

독활은 미감(味甘)하다. 목을 펴지 못하는 증세와 양족의 습비(濕痺) 등 풍증(風症)의 제거 할 수 있다.

① 약성은 미온(微溫)하다.

② 족소음(足少陰) 행경약이다.

③ 독활은 바람에 흔들리지 않으니 풍증(風症)을 다스리고 부평은 물에 가라앉지 않으니 수독을 없앤다.

34) 승 마

승마는 성한(宬寒)하다. 위를 맑게하며 독을 풀고 올라가서 치아의 동통도 가시게 한다.

① 족양명(足陽明)과 태음경(太陰經)의 약이다.

② 발산(發散)에는 생용하고 보중(補中)에는 주초하고 지한에는 밀초해서 쓴다.

③ 인삼과 황기는 이 승마의 인도가 아니면 상행이 불능하다. 시호와 어우르면 생발의 기를 인도하여 상행하고, 갈근(葛根)과 어우르면 양명(陽明)의 땀을 나게 하고, 어혈(瘀血) 입리에는 '서각지황탕' 을 쓰는데 이는 곧 양명(陽明)의 성약이다. 만일 이때에 서각이 없으면 승마로써 대용한다.

35) 고 삼

고삼은 미고(味苦)하다. 외과를 주치하며 미탈, 장풍, 하혈등 고질에 쓴다.

① 족소음(足少陰)의 군약이며 족소양(足少陽)으로 들어간다.

② 찹쌀 뜨물에 담갔다가 쪄서 말린다.

③ 패모와 토사자를 오하고, 여로를 반하고, 수은을 복하고, 자황과 염초를 제한다.

④ 능히 음기를 준보하며 대풍을 다스리는데 하물며 풍열과 세진이야 말할 나위가 있으랴?

⑤ 위(胃)가 약한 사람은 사용을 삼가해야 한다.

36) 연호색

연호색은 기가 온하다. 박질, 심복졸통과 아울러 제(諸) 혈증(血症)을 다스린다.

① 본명은 현호색이다.

② 수족태음(手足太陰), 궐음(厥陰)으로 들어간다.

③ 초자해서 쓴다.

④ 혈중을 순행하면서 기체(氣滯), 기중, 혈체(血滯) 등 일신 상하의 모든 통증에 쓰이는 묘(妙)는 형언 할 수 없다.

⑤ 만일 산후의 혈허(血虛)와 기허(氣虛)와 작통이 심대 하다면 거기에는 현호가 좋은 바 아니다.

37) 패 모

패모는 미한(微寒)하다. 담증과 해소에 좋고 개울하고 제번하니 폐옹(肺癰)과 폐위(肺痿)에도 좋다.

① 폐경기분으로 들어간다.

② 거심하고 강즙포하여 쓴다.

③ 도화를 오하고 진교와 반석을 외하고 오두에 반한다.

38) 모 근

모근은 미감(味甘)하다. 통관을 잘 하여 토혈(吐血), 뉵혈(衄血), 객혈(喀血), 어혈(瘀血) 등을 아울러 없앤다.

① 성한(性寒)하다.

② 즉, 백모근인데 곡식 대용을 할 수 있다.

③ 소변을 잘 통하게 하고 소갈과 황달을 다스리는데 세인은 이를 소홀히 하고 고한만 알고 충화의 기를 상하게 한다고 하니 어찌 이것을 안다고 할 것인가?

39) 용 담

용담은 미고(味苦), 성한(性寒)하다. 안적동통, 하초풍습종, 간열 등을 다스린다.

① 족궐음(足厥陰)과 소양기분으로 들어간다.

② 철을 기한다.

③ 감초탕에 하룻밤 담갔다가 폭건해서 쓴다. 주초하면 상행한다.

④ 허한 사람에게는 검게 주초해서 쓴다.

40) 세 신

세신은 미신(味辛), 성온(性溫)하다. 관규를 통하게 하며 소음(少陰)의 두통과 풍습에 필요하다.

① 족궐음(足厥陰), 소음(少陰) 혈분(血分)과 수소음(手少陰)으로 인경한다.

② 황기, 낭독, 산수유를 오하고, 생채를 기하며 소석, 활석을 외하고 여로를 반한다.

③ 세신 말을 단독으로 쓸 때는 반전 이상 중량은 불가하다. 많으면 기색해서 죽는다. 혹시 죽지 않는다 하여도 상처가 생긴다.

④ 두면풍 통에는 반드시 써야 한다.

5. 방초(芳草)

1) 당 귀

당귀는 성온(性溫)하다. 주로 생혈 시키며 보심하고 부허하며 어결(瘀結)을 쫓는다.

① 입심하여 그 심에 생혈하고, 입비하여 그 비에 이혈 하고, 입간하여 그 간에 장혈 한다.

② 담용에는 강즙초 하고 치상에는 주침하고, 치외에는 주세 한다.

③ 여여, 온면을 오하고 창포, 해조, 생강을 외하고, 웅황을 제한다.

④ 당귀의 두부는 지혈하고

⑤ 신부는 양혈하고

⑥ 미부는 행혈 한다.

2) 천궁(川芎)

천궁은 성온(性溫)하다. 두통을 멈추며 신생혈을 보양하고, 울혈(鬱血)을 풀어준다.

① 소양인 경약이며 수족궐음 기분으로 들어간다.

② 황련을 외한다.

③ 희고 기름기 없는 것이 좋다

④ 두면풍에 불가결하다.

⑤ 천궁만 오래 복용하면 폭망하기 쉽다. 골증(骨蒸), 다한(多汗)에는 더욱 금기이다.

⑥ '미무' 는 그 싹인데 두목 풍을 다스리고 삼충을 없앤다.

3) 사 상

사상은 미신고(味辛苦)하다. 하기(下氣)하여 상쾌하게 하고 온중(약을 먹어 속이 따뜻해짐)하며, 풍, 어, 창, 개 등을 없앤다.

① 신(腎), 명문(命門), 삼초(三焦)의 기분 약이다.

② 모란, 패모, 파두를 오하고, 유황을 복한다.

③ 미초해서 쓴다.

④ 남자의 양사를 성하게 한다.

⑤ 유독 남자만 보조 할 뿐 아니라 부인에게도 유익하다. 이를 버리고 달리 도움을 구한다면 어찌 눈은 낮고 귀는 높음이 아니겠는가?

4) 고 본

족태양으로 들어가고 청상자를 외한다. 고본은 기가 온화하다. 거풍(祛風)에 능하고, 겸하여, 한습(寒濕)과 정수리의 동통(疼痛)을 다스린다.

5) 백지(구릿대)

백지는 미신(味辛), 성온(性溫)하다. 배농시키며, 양명두통과 풍열(風熱), 소양을 없앤다.

① 수양명의 본경 약인데 승마와 함께 쓰면 수족양명 및 수태음으로 행경한다. 선복화를 오하고 웅황, 유황을 제한다.

② 구규를 통하며 발한(發汗)에 불가결 하다.

6) 백작약

백작은 미산(味酸), 성한(性寒)하다. 복통(腹痛)과 이질(痢疾)을 멎게하며 수렴도 능하고 보익도 능하나 허한(虛寒)에는 금기한다.

① 소독이 있다.

② 수 족태음으로 들어간다. 간비 혈분으로 들어 간다.

③ 홍화 단옆으로 산중에 있는 것이 좋다. 흰 것은 보하고 붉은 것은 사한다. 죽도로 껍질을 벗기고 밀증한다. 한(寒)을 피할 자에게는 주초해서 쓴다.

7) 적작약

적작은 미산(味酸), 성한(性寒)하다. 산사시키는 능력이 있어서 파혈하고 통경하니 산후에는 조심한다.

8) 목 향

목향은 성미온(性微溫)하다. 능히 위(胃)를 조화시키며 행간 사폐하고 체기를 헤친다.

① 삼초(三焦)의 기분으로 들어간다.

② 이기약인데 불을 보이지 말고 생용한다. 만일 대장(大腸)의 병사가 실하면 면외해서 쓴다.

9) 양 강

양강은 성열하다. 기를 내리고 전근, 곽란, 주식상에 좋다.

① 족태음(足太陰) 양명(陽明)에 들어간다.

② 씨는 '홍두구' 라고 하며 치효는 양강과 같고 또 주독을 푼다.

10) 초두구

초두구는 미신(味辛), 성온(性溫)하다. 식음이 맛이 없고 구토, 작통 등 한사(寒邪)가 위(胃)를 범한데 쓴다.

① 밀가루로 싸서 외한다.

② 태음(太陰) 양명(陽明)으로 들어간다.

③ 초두구와 초과는 비록 같은 종류이나 건녕산이 초두구이고 전광산은 초과이다.

11) 초 과

초과는 미신(味辛)하다. 식제창을 소화시키며 학질을 떼고 담을 몰아내며 온역과 장역을 물리 친다. 면외해서 갈아 쓴다.

12) 백두구

백두구는 미신(味辛), 성온(性溫)하다. 원기를 조화시키며 능히 장역, 목예, 구토, 번위 등을 떨어 버린다.

① 거피 초연해서 쓴다.

② 다섯가지의 주작용이 있는데 첫째 폐경(肺經)으로 들어가고, 둘째 흉체(胸滯)를 소산시키고, 셋째 한복통(寒腹痛)을 제거하고, 넷째 비위(脾胃)를 따듯하게 하고, 다섯째 태양경(太陽經)의 적안 홍근을 없앤다.

13) 사 인

사인은 성온(性溫)하다. 위(胃)를 보양하여 식욕을 증진시키고 통경이 잘 되게 하며 안태하게 하고 지통(止痛) 시킨다.

① 수족태음(手足太陰), 양명(陽明), 태양(太陽)과 족소음(足少陰)으로 들어간다.

② 백단과 두구를 얻으면 폐로 들어가고 인삼 익지인을 얻으면 비(脾)로 들어가고 황백, 복령을 얻으면 신으로 들어가고, 적석지를 얻으면 대장, 소장으로 들어간다.

③ 동이나 철과 화합하면 뼈를 굳게 한다.

④ 느슨한 불에 초해서 갈아 쓴다.

14) 익지인

익지는 미신(味辛), 성온(性溫)하다. 구토를 다스릴 때 요긴하며 안신 익기하고 유정(遺精), 유뇨(遺尿)에도 쓰인다.

① 심(心)은 비(脾)의 모(母)이다. 진식으로 비를 조화시킬 뿐 아니라 화(心)가 토(脾)를 생하는 것이니 심약을 비위(脾胃)로 들어가게 하여 토중에서 화를 더하게 함이 마땅하다. 보약중에 겸용하되 다용하지는 말라.

② 거각하고 초해서 갈아 쓴다.

15) 필 발

필발은 미신(味辛) 성온(性溫)하다. 하기(下氣)를 쉽게 하며 현벽, 음산, 곽란, 사리를 다스린다.

① 수족양명(手足陽明)에 들어간다.

② 초침 일숙하여 배건 한다.

③ 다복하면 목혼(目昏)하고 상폐(傷肺)한다.

16) 육두구

육두구는 미신(味辛) 성온(性溫)하다. 위(胃)가 허랭(虛冷)하여 사리가 멎지 않는 증세에는 효력이 가히 월등하다.

① 수족양명(手足陽明)에 들어 간다.

② 초로 반죽한 면으로 싸서 외숙한 다음 종이로 싸서 기름을 두들겨 뺀다. 구리 그릇을 가까이 하지 말라.

17) 파고지

파고지는 성온(性溫)하다. 염초나 주초해서 쓰면 요통(腰痛), 슬통(膝痛)을 다스리며 고정하는 효력이 교묘하다.

① 일명 보골지

② 심포(心包)의 화(火)를 명문(命門)의 화(火)에 통하게 한다.

③ 감초를 오하고 양육과 모든 피를 기하며 호마나 호도를 얻으면 좋다.

18) 강 황

강황은 미신(味辛)하다. 파혈하고 소옹하며 하기하는 효능이 있으며 심복결적에도 쓰인다.

① 약성이 열하고 불냉하다. 대한(大寒)이라고 함은 잘못이다.

② 수비로 들어 갈 수 있다.

③ 초초

④ 효력은 울금초와 같은데 기미가 더 강렬하다.

19) 울 금

울금은 미고하다. 제혈을 파하며 임혈(淋血) 요혈(尿血) 및 혈울결(血鬱結)에 쓰인다.

① 성한(性寒)하다.(경악은 기온이라고 함)

② 화(火)와 토(土)에 속하나 수(水)도 있으며 그 성이 경양(輕揚)하여 상행한다.

③ '증' 울금과 강황은 본시 다른 풀인데 운림이 같은 풀이라고 한 것은 잘못이다.

④ 상인들은 보통 강황을 울금이라 한다.

20) 아 출

아출은 성온(性溫), 미고(味苦)하다. 현벽을 파하며 어혈(瘀血)을 풀고 통경하게 하고 극통을 멎게 한다.

① 일명은 봉아술

② 간경(肝經)으로 들어가 기중의 혈을 다스린다.

③ 술과 초를 함께 쓰면 좋다.

④ 완고한 적병이 아니면 쓰지 말아야 한다.

21) 삼 릉

삼릉은 미고(味苦)하다. 혈벽, 기체 작동을 다스린다. 허증에는 쓰지 말아야 한다.

① 간경혈분(肝經血分)으로 들어간다.

② 성온(性溫)한데 일설에는 색량하다고 하였다.

③ 초침하여 초하거나 포숙한다.

22) 향 유

향부는 미감(味甘)하다. 상서를 다스리며 곽란, 변삽, 부종, 심번을 제거한다.

① 일명 '향여'

② 약성은 미온(微溫)

③ 금(金)과 수(水)에 속하며 철상 철하하는 효력이 있다.

④ 화기를 범하지 말것, 묵은 것이 좋다.

⑤ 기허에 다복하는 것은 불가하다.

⑥ 경(莖)을 버리고 강초해서 쓴다.

23) 향부자

향부는 미감하다. 숙식을 삭히고 개울 조경하며 통증도 멎게 한다.

① 즉 '사근' 이다.

② 간 삼초 약인데 십이경을 겸행하며 맥기분으로 들어간다.

③ 동변초,천궁, 창출을 얻으면 좋다.

④ 철을 기한다.

⑤ 날 것은 상행 외달하고 하주 외철 한다. 초흑 하면 지혈하고 동변초 하면 입혈하여 보허하고 염수초하면 입혈 윤조하고 주초하면 행경하고 초초하면 소적하고 강초하면 화담한다.

24) 곽 향

곽향은 미신(味辛), 성온(性溫)하다. 구토를 멎게 하며 풍한을 반산시키고 곽란을 다스린다. 수족태음(手足太陰)으로 들어간다.

25) 형 개

형개는 미신(味辛)하다. 머리와 눈을 맑게 하고 표한(表寒)을 쫓고 풍창(風瘡), 어혈(瘀血)을 물리 친다.

① 본명은 '가소'

② 족궐음 기분으로 들어간다.

③ 무린어를 기한다. 게를 함께 먹으면 풍이 동하고 황상어를 형개와 함께 먹고 생강과 겨자를 먹으면 당장 죽는다.

④ 치혈에는 초흑해서 쓴다. 치자, 건강, 지유, 종려, 오령지 등도 초흑해서 쓰는데, 흑으로써 혈을 비는 것이다.

26) 박 하

박하는 미신(味辛)하다. 머리와 눈을 밝게 한다. 풍담과 골증에도 복용할 수 있다.

① 미신(味辛), 성량(性凉)

② 수족궐음 기분으로 들어간다.

③ 모든 약을 인도하여 영위로 들어가므로 풍한을 발산 시킨다.

④ 호랑이, 개, 고양이 술이다.

27) 자 소

자소는 미신(味辛)하며 풍한 해소 시킨다. 가시는 능히 하기하여 창만을 가라앉게 한다.

① 미신(味辛), 성온(性溫)하다.

② 기분으로 들어가며, 귤피와 축사를 만나면 안태하고, 곽향, 오약을 만나면 온중 지통하고 향부자 마황을 만나면 발한하고, 궁귀를 만나면 화혈하고, 목과 후박을 만나면 해서(解暑) 하여 곽란(癨亂), 각기(脚氣)를 다스리고 지각, 길경을 만나면 이격하고, 행인 나복자를 만나면 소염한다.

③ 잎은 생식해도 좋으며 일체의 어육과 함께 국을 끓여 먹으면 독을 없앤다.

28) 소 자

소자는 미신(味辛)하다. 개담(開痰), 하기하며 지해 정천하고 심폐(心肺)를 윤택하게 한다.

① 하기하는 효력은 귤피와 같다.

② 어해(魚蟹)의 독을 푼다.

③ '증' 약국에 있는 것은 가짜가 많으니 냄새를 맡아보고 소자의 냄새가 있는 것을 써야 한다.

29) 대회향

대회향은 미신(味辛)하다. 산기(疝氣), 각기(脚氣)에 좋고, 방광통(膀胱痛), 구토(嘔吐), 번위(翻胃)를 멎게 한다.

① 성평(性平)하다.
② 수족소음 태양으로 들어간다.
③ 주침 일숙 했다가 초황하여 갈아서 쓴다.
④ 팔각회향이라는 향기가 강렬한 일종이 있는데 오로지 요통(腰痛)을 다스린다.

30) 소회향

소회향은 성온(性溫)하다. 산기(疝氣)를 없애고, 요통(腰痛), 복통(腹痛)을 다스리며 위를 따뜻하게도 한다.

6. 습초(濕草)

1) 국 화

국화는 미감(味甘)하다. 열(熱)과 풍(風)을 제거하여 두현(頭眩), 안적을 다스리며 눈물을 수렴하는 효력이 있다.

① 토와 금에 속하는데 수와 화도 있다.
② 뜰에 핀 달고 색이 누런 것이 좋다.
③ 베게를 만들어 베면 눈이 밝아지고 두현을 없앤다.
④ '백국' 은 풍을 없애고 머리가 희어지지 않는다.
⑤ '야국' 은 위를 상하므로 옹저에만 붙이고 먹기도 한다.

2) 애 엽

애엽은 성온(性溫), 평(平)하다. 귀사를 몰아내며 태루와 심동통에 가해도 좋다.

① 일설은 성열(性熱) 하다고 한다.

② 족삼음(足三陰)으로 들어간다.

③ 미분이나 백복령을 약간 넣으면 찧어져서 가루가 된다.

④ 장복하여 독이나고 열기가 상충하면 감두탕이나 녹두즙을 마신다.

⑤ 묵은 것이 좋다.

3) 인 진

인진은 미고(味苦)하다. 황달(黃疸)을 물리치며, 습(濕)을 사(瀉)하고 이수 청열하는데 좋다.

① 약은 미한(微寒)하다.

② 족태양(足太陽)으로 들어 간다.

③ 화기를 범하지 말라.

4) 익모초

익모초는 미감(味甘)하다. 부인에게 가장 좋으며 어혈(瘀血)을 없애고 신혈을 만드니 산전 산후에 좋다.

① 성미한(性微寒) 한데 일설은 미신(味辛), 성온(性溫)이라고 한다.

② 수족궐음(手足厥陰) 혈분으로 들어간다.

③ 유황, 웅황, 비석을 제하고 철을 기한다.

5) 하고초

하고초는 미고하다. 나력, 영종, 유종에 쓰며, 파징하고, 산결하고, 습비를 낫게 한다.

① 성한(性寒)하다.

② 순양의 기만 가져서 음기를 얻으면 마른다. 궐음 혈맥을 기르는 효력이 있다. 목등을 귀신 같이 다룬다. 양으로써 음을 다스리는 것이다.

6) 금불초

금불초는 성한(性寒)하다. 담수를 없애고 수독을 몰아내고 눈을 밝게 하고 풍병도 다스릴 수 가 있다.

① 일명 '선복화'

② 약성은 미온하다.

③ 폐와 대장으로 들어간다.

7) 청상자

청상자는 미고(味苦)하다. 간장열로 인한 안적장과 청맹에 같이 쓸 수 있다.

① 궐음으로 들어간다. ② 초용한다. ③ 소아가 계관화를 가지고 노는 것을 일체 금한다. 그 씨가 눈에 들어가면 고치지 못한다.

8) 홍 화

홍화는 미신(味辛), 성온(性溫)하다. 어혈(瘀血)을 없애며 많이 쓰면 통경하고 적게 쓰면 양혈 한다.

① 간경혈분으로 들어 간다.

② 초를 함께 쓰면 좋다.

③ '씨' 는 두창을 주치한다.

④ 연지는 홍화 즙을 굳혀서 만든 것인데 소아의 정이에 이 즙을 떨어 뜨리면 두독을 푼다.

9) 속 단

속단은 미신(味辛)하다. 골근을 이으며 질작 절상을 다스리고 고정하는 효력이 있다.

① 약성은 미온(微溫)하다.

② 주침해서 배건한다.

③ 지황을 사약으로 삼으며 뇌환을 오한다.

④ 혈리 및 부인의 붕루, 대하, 혈뇨와 산전, 산후의 누혈에 가장 좋다.

⑤ 상기생과 같은 효능이 있다.

⑥ 마디를 절단하면 그 마디에서 연기 같은 먼지가 이는 것이 좋다.

10) 서점자

서점자는 미신(味辛)하다. 창독을 없애며 풍열, 인동, 은진등 속에 쓴다.

① 일명 '우방자' 이다.

② 또 일명은 '악실'

③ 미고(味苦), 성온(性溫)하다.

④ 술로 쪄서 쓴다.

⑤ '뿌리, 잎' 은 장창과 금창에 좋고 소금을 넣어서 모든 종창에 붙인다.

11) 창이자

창이자는 미고(味苦)하다. 개선창, 풍습통양 등, 못쓰는데가 없다.

① 일명 '시이, 권이'

② 성온(性溫)하고 소독이 있거나 무독하다.

③ 추숙하가나 주증한다.

④ 저육, 마육, 미감 등을 기하고 노사를 복한다.

⑤ 잎은 골수에 든 풍, 습, 비를 주치한다.

12) 마 황

마황은 미신(味辛)하다. 땀을 나게 하며 신열, 두통, 풍한을 헤친다.

① 성온(性溫)

② 수태음 약이며, 족태양으로 들어가 수소음 양명으로 가면서 태양과 소음의 땀을 낸다.

③ 근절을 버리고 물에 삶는다. 십여번 끓거든 웃거품을 걷어낸다. 근절은 지한하기 때문이다.

④ 후박과 백미를 사약으로 삼으며 신이를 오한다.

⑤ 묵은 것이 좋다.

⑥ 마황이 있는 땅에는 겨울에 눈이 쌓이지 않는다. 마황은 내양을 설하므로 과용하면 진기를 설하게 된다.

⑦ 상한 해기에 제일 가는 약이다.

⑧ 뿌리는 지한하는데 여름 철에 땀을 많이 흘릴때 써도 좋다.

13) 목 적

목적은 미감(味甘)하다. 간장을 보익하며 퇴예, 지경, 소적에 좋다.

① 약성은 평온(平溫)하다.

② 우각새, 사향을 얻으면 구리를 다스리고, 우여량, 궁귀를 얻으면 붕중을 다스리고, 괴화 상이를 얻으면 장풍을 다스리고 괴자, 지실을 얻으면 지출혈을 다스린다.

③ 마황과 약성이 같아서 발한하고 해기 한다.

④ 안약으로 많이쓰며 동변에 일숙침하여 쇄건해서 쓴다.

14) 등심초

등심초는 미감(味甘)하다. 이뇨하고 이수하며 융폐, 성림, 습종을 멈춘다.

① 약성은 한평(寒平)하다.

② 폐화를 사하고 심화를 내린다.

③ 잘 갈리지 않으므로 쌀가루 미음에 버무려 말려서 연말한다. 물에 넣어서 뜨는 것이 등심이다.

④ 심을 취해서 등잔의 심지도 만든다.

15) 생지황

생지황은 약간 한(寒)하다. 습열, 골증, 번로를 가시게 하고 어혈을 없앤다.

① 일명 '호' 또는 '하'

② 성은 대한(大寒) 하다고도 한다.

③ 수족소음 궐음으로 들어가며 또 수태양에도 쓴다.

④ 청주, 맥문동을 얻으면 좋다. 패모를 오하고, 무이를 외하며 파, 마늘, 무우, 제혈, 동, 철 등을 기한다.

⑤ 대한 하므로 위약자는 참작해서 쓴다.

⑥ 또한 심통, 회충도 다스린다.

⑦ 처음 채취한 것으로 물에 담가 뜨는 것을 천황이라고 하며, 반은 뜨고 반은 가라 앉는 것을 인황이라고 하고 가라 앉는 것은 지황이라고 한다. 가라 앉는 것이 좋고 반만 가라 앉는 것이 그 다음이고 뜨는 것은 쓰지 않는다.

⑧ 황주에서 많이 난다.

16) 생건지황

생건지황은 성량(性凉)하다. 한열(寒熱)을 물리치고 심과 담의 혈허 및 폐토혈(각혈)을 다스린다.

① 주침하면 상행하는데 강즙침하면 흉격에 걸리지 않는다.

② 그 제법은 생지황 백(百)근 중에서 60근을 나무 절구에 찧어 즙을 내어 술에 담갔다가 나머지 40근의 생지황을 함께 버무려서 볕이나 불에 말린다.

17) 숙지황(熟地黃)

숙지황은 약성이 미온(微溫)하다. 신수를 자양하며 보혈(補血)하고 수염을 검게하고 정수를 보한다.

① 숙지황을 생강즙에 담가 사인 말로 반죽하면 향기가 나며 스며 들어가서 오장충화의 기를 조화 시키는데 이는 단전으로 귀숙하기 때문이다. 목단과 당귀를 얻으면 화혈, 생혈, 냉혈해서 음기를 자양하고 정수를 보한다.

② 제하통(臍下痛)은 신(腎)에 속하는데 숙지황(熟地黃)이 아니면 제거하지 못한다. 그래서 숙지황은 신병(腎病)을 통치하는 약이다.

③ 지황은 중주의 옥토에서 나는데 지황색의 황은 토색이요 지황 맛의 감은 토이다. 이렇게 지황은 토기를 얻었는데도 태음(太陰), 양명(陽明)의 약이 아니라는 말을, 믿기가 어렵다. 오직 생것은 성량(性凉) 하므로 비양(脾陽)이 부족한 사람은 마땅히 삼가서 써야 하나 만일 익히면 성평해지며 지음의 기를 품어 능히 오장의 진음을 보한다. 또 다혈한 장에 가장 긴요한 약이 되니 비위경(脾胃經)의 약이 아니겠는가? 사람의 삶이란 기(氣)와 혈(血) 뿐이다. 기(氣)를 보(補) 함에는 인삼(人蔘)을 주약으로 하고 황기와, 창출이나, 백출을 좌약으로 하며, 혈(血)을 보함에는 숙지황을 주약으로 하고 궁귀를 좌약으로 하니 인삼(人蔘)과 숙지황(熟地黃)은 기(氣)와 혈(血)에 필요 불가결한 것이다. 일음 일양은 서로 표리가 되며 일형 일기는 서로 생성의 주가 되니 성과 미의 중정함이 이보다 뛰어나는 것이 없다. 진실로 딴 것을 빌어다 쓸 만한 것이 없다.

18) 우슬(牛膝)

우슬은 미고(味苦)하다. 습비를 제거하며 보정, 강족, 하태하고, 어혈을 내린다.

① 술을 얻으면 간과 신을 보하고 생용하면 악혈을 제거 한다. 자보 하려면 주증하고 약효를 하행시키려면 생용한다.

② 귀갑을 오하고 우육을 기한다.

③ 십이경맥을 도와서 활혈 생혈하는 약이다. 모든 약을 이끌고 하행 하여 요퇴로 간다.

19) 자 원

자원은 미고신(味苦辛)하다. 담음(痰飮), 천식(喘息), 해수(咳嗽), 토농(吐膿), 한열(寒熱) 및 위폐(胃肺)에 쓰인다.

① 성온(性溫)하다.

② 밀수침하여 배건 한다.

③ 관동을 사약으로 하며 천웅, 구맥, 고본, 뇌환, 원지를 오하고 인진을 외한다.

20) 맥문동

맥문동은 미감(味甘), 성한(性寒)하다. 허열(虛熱)을 제거하고 청폐 보심하며 번갈을 없앤다.

① 수태음 기분으로 들어간다.

② 와배하여 뜨거운 동안에 거심한다. 보약용으로 할 때에는 주침 한다.

③ 지황과 차전자를 사약으로 삼으며 관동을 오하고 고삼, 석종유를 외하고 철을 기한다.

④ 기가 약하고 위가 한한 사람은 먹지 못한다.

⑤ 경상, 전라, 충청도 및 토질이 비옥한 바닷섬 중에서 난다.

21) 용규(까마중)

용규는 미감(味甘), 성한(性寒)하다. 연수를 물리치며 질박 손상을 고치고 소변을 통리하게 한다.

22) 산 장

산장은 미산(味酸), 성한(性寒)하다. 열수를 물리치며 질박 손상을 고치고, 소변을 통리하게 한다.

23) 한련초

한련초는 미감(味甘)하다. 지혈 할 수 있으며 수염을 나게하고 머리털을 검게 하고 적리와 설사를 멎게 한다. '예장초' 라고 한다.

24) 관동화

관동화는 미감(味甘), 성온(性溫)하다. 천해를 멎게하며 보열 제번하고 폐를 조리 한다.

① 순양의 약으로서 수태음으로 들어간다.

② 행인을 사약으로 하고 자원을 얻으면 좋고 조각, 소석, 현삼을 오하고 패모, 마황, 황기, 황금, 연교, 청상자를 외한다.

③ 본경에서는 우리나라에서 난다고 하였으나 지금은 없다.

25) 결명자

결명자는 미감(味甘)하다. 간열과 목통을 없애며 눈물을 거두고 코피를 멎게 한다.

① 성미한(性微寒)하다.

② 미초해서 갈아 쓴다.

③ 베개삼아 베고 자면 두풍을 다스리고 눈을 밝게 한다.

26) 지부자

지부자는 성한(性寒)하다. 소양을 제거하며 방광열(膀胱熱)을 없앤다. 약효가 가장 광범위하다.

27) 구 맥

구맥은 미신(味辛), 성온(性溫)하다. 임령을 제거하며 또한 낙태(落胎)와 통경도 하게 한다.

① 일명 '석죽화'

② 모란을 사약으로 삼고 해표초와 단사를 오한다.

28) 차전자

차전자는 기가 한(寒)하다. 안적질에 쓰이며 소변을 통리하게 하고 대변실에 쓰인다.

① 일명 '부이'

② 초해서 두었다가 쓴다.

③ 뿌리와 잎 토뉵, 혈뇨, 혈림등을 다스리는데 즙을 내어 복용한다.

29) 연 교

연교는 미고(味苦), 성한(性寒)하다. 옹독, 기취, 혈응, 습열 등을 다스린다.

① 수족소양(手足少陽), 수양명(手陽明), 수소음(手少陰)으로 들어간다.

② 심열(心熱)을 사하고 상초열(上焦熱)을 없앤다. 창가의 성약이 된다.

30) 청 대

청대는 미산(味酸) 성한평(性寒平)하다. 간목, 경간, 감리를 다스리며 열독을 없앤다.

① 모든 약독을 푼다. 살충한 다음 물이 되게 하여 열창과 독종에 붙인다.

② '남실' 은 쪽씨인데 해독하고 살충도 한다.

31) 호장근

호장은 약성이 온평(溫平)하다. 번갈을 주치하며 제림을 다스릴 수 있고 경혈을 통리하게 한다.

7. 독초(毒草)

1) 장군풀

대황은 미고(味苦), 성한(性寒)하다. 어혈(瘀血)을 파하고 격체를 내리며 장을 통리시키고 적취를 제거 한다.

① 수족양명(手足陽明)으로 들어간다. 주침하면 태양(太陽)으로 들어가고 주세하면 양명(陽明)으로 들어간다. 하행에는 생용한다.

② 황금을 사약으로 하며 냉수를 기하고 건칠을 오한다.

③ 사람의 허실을 분간해야 한다. 가령 허한에 잘못쓰면 독이 된다.

2) 자리공

상륙은 미신감(味辛甘) 하다. 붉은 것과 흰것의 약 작용이 다르다. 붉은 것은 종기를 삭히고 흰 것은 수기를 다스린다.

① 대독(大毒)이 있다.
② 녹두나 흑두엽으로 반일간 찐다.
③ 견육과 철을 기한다. 마늘을 얻으면 좋다.
④ 수전복하면 죽는다. 능히 수기를 다스리면서 수전복을 기하는 것은 물성이 서로 오하기 때문에 그렇다. 그러므로 방가는 대개 외부하는 것이니 경솔히 사용하는 것은 불가하다.

3) 대 극

대극은 미감(味甘), 성한(性寒)하다. 가장 이변을 잘 하며 수종과 징견에 효력이 있다.

① 대독(大毒)이 있다.
② 장수에 삶아서 햇볕에 말린다.
③ 창포를 외하고 산약을 기한다.
④ '택칠' 은 대극의 싹인데 소독이 있고 수종을 다스리며 대장과 소장을 통리한다.

4) 상 산

상산은 미고(味苦), 성한(性寒)하다. 담학을 떼며 상한열 및 수창의 약이다.

① 소독(少毒)이 있고 성미한(性微寒)하다.
② 주증하여 초제한다.
③ 파와 마믈을 기하고 비석을 복한다.
④ '촉칠' 은 싹이다. 주치는 같고, 감초를 얻으면 토하고, 대황을 얻으면 통리한다.

5) 부 자

부자는 미신(味辛), 성한(性寒)하다. 그 공력은 쉬지 않고 돌아다닌다. 궐음 통증을 고치고 양기를 회복함에는 급히 투여하는 것이 좋다.

① 대독(大毒)이 있다.

② 오두, 오훼, 천웅, 부자, 즉자는 다 동일물이다.

③ 수소음 삼초, 명문의 약이다. 생용하면 제약을 이끌고 행경한다. 밀가루를 묻혀서 외하여 거피하고 배꼽을 뗀다음 동변을 침투시켜서 초하여 말린다.

④ 건강과 함께 쓰지 않으면 열을 내지 않으며 생강과 함께 쓰면 발산하여 열로 열을 공격한다. 또 허열을 인도하여 하행한다.

⑤ 오공을 외하고 방풍, 흑두, 감초, 인삼, 황기, 서각, 동변, 오해를 외하며 시즙, 조육, 이당, 청화수를 기한다. 또 해독도 한다.

⑥ 동변에 5일간 담갔다가 썰어서 껍질과 배꼽을 버리고 다시 3일간 냉수침하여 흑두 및 감초와 함께 끓여서 익기를 기다려서 볕이나 불에 말린다.

⑦ 인삼과 숙지황은 치세의 양상이요, 부자, 대황은 난세의 양장이다.

6) 천 오

천오는 성대열(性大熱)하다. 골풍, 습비, 한통을 다스리며 파적하는 효험이 있다.

① 즉 오두이다.

② 제법은 위의 부자와 같은데 소금을 넣으면 더욱 빠르다.

7) 초 오

초오는 성열(性熱)하고 독(毒)이 있다. 종독(腫毒)을 다스리며 풍(風), 한(寒), 습(濕), 비(痺)를 다스릴 수 있다.

① 동변에 담갔다가 초해서 죽도로 벤다. 혹 흑두와 함께 삶는다. '즙'을 사망이라고 하며 효력과 용도는 초오와 같다.

8) 남 성

남성은 성열(性熱)하다. 담궐, 파상신강, 풍축, 발작을 다스린다.

① 일명 '호장'

② 유독(有毒)하다

③ 수족태음(手足太陰)으로 들어간다.

④ 포해서 쓴다.

⑤ 비허(脾虛)에 담이 많은데는 생강 찌꺼기를 섞어 진흙으로 싸서 굽는다.

⑥ 강즙 백반 탕에다 남성 말을 섞어서 떡같이 만들어 닥나무 잎으로 싸서 겉이 누렇게 된 다음 볕에 말려 거둔 것을 '남성곡' 이라고 하며 남성발을 섣달에 소의 쓸개에 넣어 바람 받이에 걸어 말린 것을 우담 남성이라고 한다.

9) 반 하

반하는 미신(味辛)하다. 해수(咳嗽), 구토(嘔吐)를 다스리며 건비하게 하고 조(燥), 습(濕), 담(痰), 두통(頭痛)에 쓰인다.

① 수태양(手太陽), 양명(陽明), 태음(太陰), 소음(少陰)으로 들어간다.

② 생강(生薑)으로 법제한 것은 그 독을 없앤다.

③ 묵은 것이 좋다.

④ 조각을 오하고 웅황, 생강, 건강, 진피, 귀갑을 외하고, 오두를 반하고 양의 피와 해조 이당을 기한다.

⑤ 반하에다 강즙 백반을 가하든지 혹은 조각을 가하든지, 혹은 죽력을 가하든지 또는 백개자를 가하든지 하여 증상에 다라 곡을 만드는 것을 '반하곡' 이라고 한다.

10) 원 화

원화는 미고(味苦), 성한(性寒)하다. 창고를 소퇴시키며 습증을 사하고 해수를 멎게하고 객담을 토하게 한다.

① 성온하고 독이 있다.
② 초자한다.
③ 감초를 반한다.

8. 만초(蔓草)

1) 호 초

호초는 미신(味辛)하다. 기체를 내리며 심복냉통(深腹冷痛)과 질박 손상에 쓰는 약이다.

① 다식하면 폐(肺)를 상해서 토한다.
② 물고기와 자라의 균독을 죽인다.

2) 토사자

토사자는 미감(味甘), 성평(性平)하다. 몽유(夢遺)를 다스리며 첨정 강근하고 요슬(腰膝)의 마비를 고친다.

① 4~5일간 주침하여 져서 말린 것을 갈아서 떡을 만들어 종이 오리 몇을 넣고 찧으면 즉각 가루가 된다.
② 옛 사람들이 토사자를 전약에 넣지 않는 것은 하나의 실수이다. 소갈(消渴)을 멈추려면 점탕하여 그 탕을 임의로 복용하는 것이 좋다.

3) 사 삼

사삼은 미고(味苦)하다. 풍열(風熱)을 물리치며 소종(疏腫), 배농(排膿)하고 간(肝)과 폐(肺)를 보한다.

① 성미한(性微寒)하다.

② 산증(疝症)과 오래된 해수(咳嗽)를 다스린다.

③ 역로가 말하기를 인삼(人蔘)은 보양(補陽)하고 사삼(沙蔘)은 보음(補陰)하니 사삼과 인삼을 대조 한다면 상거가 먼 것이라 하였다.

4) 백편두

백편두는 성미량(性微凉)하다. 주독을 풀며 하기 화중하고 전근과 곽란(癨亂)을 고친다.

① 백편두 꽃은 대하(帶下)와 설리(泄痢)를 주치 한다.

② 등과 잎은 곽란(癨亂)을 주치 한다.

5) 오미자(五味子)

오미자(五味子)는 미산(味酸), 성온(性溫)하다. 능히 지갈 하며 오랜 해수와 허로 금수의 부족을 다스린다.

① 수태음 혈분과 족태음 기분으로 들어간다.

② 밀증해서 쓰나 해수 약으로는 생용한다.

③ 오두를 오한다.

④ 미산(味酸) 하므로 폐(肺)를 수렴하니 다식하면 좋지 않다. 허열(虛熱)이 생길 염려가 있으면 여름에 상복하여 폐(肺)를 돕는 것이 좋다. 금(金)의 기(氣)가 상초(上焦)에 있으면 자원이 되고 하초(下焦)에 있으면 보신(補腎)한다.

⑤ 오미자(五味子)의 껍질은 산(酸)하고 살은 감(甘)하고 핵은 신고(辛苦)하고 전체로는 함미(鹹味)가 있으니 이는 5미를 갖춘셈이다.

6) 사군자

사군자는 미감(味甘), 성온(性溫)하다. 모든 충증을 다스리며 오감을 없애고 창만의 탁기를 가시게 하고 사리를 고치는 효험이 있다.

① 외하여 거각한다.

② 소아의 백병을 다스린다. 매월 상순 이른 새벽 공복에 수매를 먹거나 껍질로 전탕하여 연하하면 다음날 충이 모두 죽어서 나온다.

③ 껍질도 살충한다.

7) 마두령

두령은 미고(味苦), 성한(性寒)하다. 치루(痔漏)에 훈하며 천식(喘息)을 진정시키고 담(痰)을 삭히고 폐열(肺熱), 해수(咳嗽)를 다스린다. 수태음(手太陰)으로 들어간다.

8) 견우자(牽牛子)

견우자는 미고(味苦), 성한(性寒)하다. 수종(水腫)을 다스리며 고창과 현벽을 고치고 체옹을 없앤다.

① 일명 '흑축'(나팔꽃 씨)

② 유독(有毒)하다, 백견우는 금(金)에 속하고 흑견우는 수(水)에 속한다. 머리 부분과 끝 부분을 쓴다.

9) 괄루인

괄루인은 성한(性寒)하다. 해수(咳嗽), 가래를 없애며 상한(傷寒)과 결흉(結胸)을 다스리고 번갈(煩渴)을 푼다.

① 종이로 눌러서 기름기를 제거한다.

10) 천화분

천화분은 성한(性寒)하다. 열담을 제거하고 배농과 소독을 하고 번갈을 감당한다.

① 천화분은 괄루근이다.

② 날 뿌리를 짓찧어서 비단으로 걸러 즙을 받아 맑은 가루를 볕에 말린다.

③ 건강을 오하고 우슬 건칠을 외하고 오두를 반한다.

11) 갈 근

갈근은 미감(味甘)하다. 상한(傷寒)을 풀며 주독과 온학을 다스리고 번갈도 멈춘다.

① 양명(陽明)으로 들어간다.

② '가루' 는 갈증을 없애고 이뇨하고 주독을 푼다.

③ '꽃' 은 주독을 풀고 장풍을 다스린다.

④ '잎' 은 금창을 다스리고 지혈 한다.

12) 천문동

천문동은 미감(味甘), 성한(性寒)하다. 폐옹(肺癰)과 폐위 천수와 열담에 좋다.

① 폐신(肺腎)의 기분(氣分)으로 들어간다.

② 온수에 담갔다가 거심한다.

③ 철을 기한다.

④ 삼충을 죽인다.

13) 하수오

하수오는 미감(味甘)하다. 수태(受胎)에 좋으며 첨정하고 두발을 검게하고 안색을 아름답게 한다.

① 강원도에서는 '은조롱' 이라고 하며
② 황해도 에서는 '새박뿌리' 라고 한다.
③ 간과 신의 약인데 백하수오는 기로 들어가고 적하수오는 혈로 들어간다.
④ 미감침하여 볕에 말리거나 혹은 미감침하여 흑두와 함께 쪄서 말려 가지고 다시 통과 함께 쪄서 말리는데 이렇게 하기를 아홉번씩 한다.
⑤ 철과 제혈, 무린어, 무우, 파, 마늘을 기하고 주사를 복한다.

14) 위령선

위령선은 미고(味苦), 성온(性溫)하다. 요슬(腰膝)의 냉증(冷症)과 적담, 현벽, 풍습 등을 아울러 다스린다.

① 태양경(太陽經)으로 들어가 12경맥을 통한다. 아침에 먹으면 저녁에 효과가 나타난다. 약한 사람은 복용이 불가하다. 물소리가 들리지 않는 곳의 것이 좋다.
② 주세해서 쓴다.

15) 천 초

천초는 미고(味苦)하다. 주로 제혈증(諸血症)을 다스리며 손상, 고독, 및 허열도 다스린다.

① 수족궐음(手足厥陰) 혈분(血分)으로 들어간다.
② 철을 기한다.

16) 방 기

방기는 기한하다. 옹종을 없애며 풍습 각통과 방광열을 다스린다.

① 태양(太陽)으로 들어가 12경을 통행한다.
② 하초 습열이 있은 연후에 살펴서 사용한다.

17) 목 통

목통은 성한(性寒)하다. 체기를 풀 수 있으며 소장이 열폐된 것을 열고 통경하게 한다.

① 수궐음(手厥陰)과 수족태양(手足太陽)으로 들어간다.

② 이수하는 효능이 호박과 같다.

18) 조구등

구등은 약성이 미한(微寒)하다. 소아의 경간과 수족, 구안의 경련을 다스린다.

① 수족 궐음으로 들어간다.

② 구 부분을 취해서 쓴다.

19) 인 동

인동은 미감(味甘), 성한(性寒) 하다. 외감 초기의 열리 열갈과 아울러 옹저를 다스린다.

① 약성은 소한(少寒)하다. 온(溫)하다는 것은 곧 금은화를 이르는 말이다. '등' 은 무독하며 철을 기한다.

20) 금은화

금은화는 미감(味甘)하다. 옹저를 잘 물리치는데, 성종이 채 되지 않은 옹저는 헤쳐버리고 성종한 것은 터뜨린다.

① 곧 인동화이다. 4월에 꽃을 따서 음건 한다. 철을 기한다.

9. 간(肝), 신(腎), 방광(膀胱) 관련 약초

1) 용담(龍膽)

[특 징] 과남풀과에 딸린 여러해살이풀, 높이 20~60cm 줄기에 바소꼴의 잎이 마주나며 8~10월에 나팔꽃 모양의 보라빛 꽃이 피고 튀는 열매에는 뿌리가 달린 씨가 있다. 뿌리는 용담이라 하여 약으로 쓰고 과남풀, 용담초, 초용담등으로 불린다. 용담과 닮은것으로는 산용담, 수염용담, 축자용담, 칼잎용담, 비로용담 등이 있는데 다같이 약으로 쓴다.

[약 효] 맛이 몹시쓰고 성질은 매우 차다. 열을 내리고 염증을 삭이는 작용을 한다. 간(肝)의 열을 내리는데 탁월한 효과가 있다. 한방의 용담사간탕의 자료로 쓰이며 급성전염성 간염의 치료에 쓴다.

- 만성적인 위산과다증이나 저위산증일 때 하루 3~6그램을 달여서 먹거나 가루내어 먹는다.
- 염증(炎症), 암(癌), 류머티스관절염, 팔다리마비 : 용담 2~6그램을 달여 여러번 나누어먹거나 가루로 먹는다.
- 민간에서 비인암(鼻咽癌), 담낭암(膽囊癌), 췌장암(膵臟癌), 위암(胃癌) 등에 용담 만을 달여먹거나 꿀풀, 삼백초, 어성초, 느릅나무뿌리껍질 등과 함께 달여 먹는다.
- 소화불량이나 위액이 적을때, 밥맛이 없을 때, 고혈압, 류마티스관절염 : 용담 2~6그램을 달여 여러번 나누어먹거나 가루로 먹는다. 용담뿌리가루 75g, 창출가루 100g, 백복령가루 135g, 산사가루 150g을 알약으로 만들어 먹으면 소화불량등에 좋다.
- 급성중이염 : 용담과 속석은풀을 반반씩 섞어서 달여 복용한다.
- 녹내장 : 안압이 높을 때에도 용담 15~20g을 달여서 마시면 좋다.

2) 복분자(覆盆子)

[특 징] 복분자는 산야에 흔히 자라는 나무딸기를 가리킨다. 5월에 흰꽃이 피고 7~8월에 검붉은 열매가 익는데 맛이 좋다. 약으로 쓸때는 덜익은 것을 따서 쓴다. 종류가 많아서 줄딸기, 섬딸기, 곰딸기, 장딸기등이 있는데 나무딸기를 복분자라 한다.

[약 효] 맛이 달고 시며 성질은 따뜻하고 독이 없다. 기운을 돋우고 몸을 가볍게 하며 눈을 밝게하고 머리털을 희어지지 않게 한다. 간장과 신장에 들어가는데 신장이 기능을 강화하여 유정과 몽정을 치료하고 소변이 양과 배설 시간을 일정하도록 하여 준다. 자다가 오줌싸는 어린이 소변을 참지 못하는 어른에게 좋다. 익은 산딸기는 약으로 쓰지 않는다.

- 야뇨증 : 산딸기 600g을 햇볕에 말려 가루로 만든 후 흑설탕 한근을 더하여 약한불로 볶아서 고약처럼 된것을 한번에 한 숟깔씩 하루3회 식후 먹는다.
- 지나친 정력소모로 인한 성기능 쇠약 : 덜익은 산딸기를 그늘에서 말린다음 시루에 넣고 쪄서 말려 가루를 내어 한번에 한숟가락씩 3번 먹거나 찹쌀풀로 알약 을 만들어 먹거나 소주에 3개월쯤 숙성시킨뒤 산딸기를 건져내고 하루세번 밥먹을 때 먹는다.
- 눈을 밝게 하려면 : 결막염, 유행성 눈병등에 산딸리를 미세하게 가루내어 토종꿀과 섞어 눈에 떨어 뜨린다.
- 체증 : 산딸기 뿌리를 달여 먹는다.

3) 왕 과

[특 징] 외과에 딸린 여러해살이 덩굴풀로 잎모양이 참외와 닮았다. 중.남부의 들이나 숲가장자리에 자생한다. 쥐참이, 주먹참외, 토과, 태적포, 기포등으로 불리며 열매는 참외를 닮았으나 익으면 주홍빛이 나고 크기는 작은 달걀만하다. 꽃은 6~9월에 피고 열매는 9~10월에 익는다. 뿌리는 감자나 하늘타리 뿌리와 비슷하고 맛은 마와 비슷하고 색깔은 몹시 희다.

[약 효] 황달(黃疸)과 간경화, 변비(便秘), 소변불통(小便不通), 당뇨병(糖尿病)등에 효과가 있고 간염이 오래되어 간경화가 된데에는 뿌리의 즙을 아침마다 한잔씩 마시면 오줌이 노랗게 나오면서 낫는다.

- 열매는 가을에 쪼개 말려 쓰는데 맛은 쓰고 성질은 차다. 심경. 간경에 들어간다. 당뇨(糖尿), 황달(黃疸), 만성인후염(慢性咽喉炎)등에 하루 3~15그램을 가루내어 먹거나 알약으로 만들어 먹는다.
- 동상, 화상, 마비에 왕과열매를 쪼개서 문지르면 효과가 있다.
- 줄기를 짤라 받는 수액은 미용수로 쓴다.
- 씨앗을 볶아서 쓰면 토혈, 구토, 장풍, 적. 대하에 효과가 있으며 비인암. 장암. 위암등에 왕과뿌리 말린것을 0.5g에서 2g씩 씹어서 복용하면 진통효과가 있다.

4) 측백나무

[특 징] 예로부터 신선이 되는 나무로 알려져 귀하게 대접받던 나무로 사당이나 묘지, 절간, 정원등에 즐겨 심는다. 측백나무를 묘지 옆에 심으면 염라충이라는 벌레를 없애는 것으로 알려져 있다. 잎을 구증구포하여 가루를 만들어 먹으면 몸에서 나쁜 냄새가 없어지고 향내가 나며 머리칼이 희어지지 않고 이빨과 벼가 튼튼하여 오래산다.

[약 효] 부인의 하혈(下血)이나 피오줌, 대장이나 직장의출혈에도 구증구포한 측백잎이 효과가 있고 간암이나 간경화로 인한 복수에도 구증구포한 잎과 오소리 쓸개를 함께 복용하면 복수가 빠지고 오줌이 잘나온다.

- 구증구포한 측백잎은 고혈압과 중풍예방 및 몸이 튼튼해지고 불면증, 신경쇠약에 효과가 있다.
- 열매를 백자인이라 하며 자양강장제로 이름이 높다. 가을에 익은 열매를 따서 양건하여 단단한 껍질을 없앤 후에 쓴다. 심장을 튼튼하게 하고 정신을 안정시키며 신장과 방광의 기능을 좋게하고 대변을 잘보게 한다. 씨앗을 가루내어 한숟갈식 다뜻한 물에 타서 먹는다.

- 씨앗으로 만든 술인 백자주는 우리나라에서 가장 오래된 과실주로 고려 명종대 기록이 있다.

5) 비 쑥

[특 징] 쑥은 우리나라에 약 40종이 자라는데 거의 식용, 약용으로 중요하게 쓰인다. 중남부및 제주도의 바닷가 모래밭이나 돌틈에 많이 자라나 사철쑥과 닮았으나 냄새가 다르다. 비쑥은 겨울에 줄기가 완전히 말라 죽는다. 황화호, 초호, 오리호, 개똥쑥 등의 이름이 있다. 잎은 바늘모양으로 3~5cm이다. 꽃은 8~9월에 황갈색으로 피어 10월에 익는다. 잎과 꽃줄기가 붙은것을 베어서 말려 쓴다.

[약 효] 염증과 소변 안나오는데, 요도염(尿道炎), 신경쇠약(神經衰弱), 두통(頭痛)등에 좋은 효과가 있다. 특히 신장(腎臟)과 방광(膀胱)의 결석(結石)을 용해하는 효과가 크다.

- 신장 · 방광결석 : 말린것 10~20그램을 진하게 달여서 하루 2~3번에 나누어 마신다. 쓴맛은 강하지만.. 독성이 전혀 없으며 소변을 잘보게 하고 변비를 치료하는 효과도 있다. 한달 정도 복용하면 웬만한 결석은 녹아서 없어진다.
- 황달 : 단오 무렵 채취하여 음건후 하루 15~제 그램을 달여서 마시거나 가루내어 알약을 만들어 복용한다. 조청을 만들어 사용해도 좋다.
- 민간에서는 여성의 산후하혈, 자궁출혈등에 흔히 쓴다. 기생충증, 기침, 가래, 두통(頭痛), 발열(發熱) 등에도 쓴다.

6) 꼭두서니

[특 징] 꼭두서니과의 여러해살이 덩굴풀로 키는 1m쯤되고 줄기는 모가지고 잔가시가 있고 잎은 갸름한 염통꼴로 네개씩 돌려 붙는다. 가을에 잔 노란꽃이 피며 둥근 물렁열매는 검게 익는데 뿌리는 물감원료와 진통제로 쓰며 어린잎은 먹는다.

꼭두서니, 천초, 홍천, 천염, 가삼자리, 지혈, 과산룡, 혈견수등으로 불리기도 한다.

[약 효] 신장(腎臟)과 방광(膀胱)의 결석(結石)을 녹이는데 탁월한 효과가 있으며 결석 수술후 재발을 막는데도 효과가 있다.

양혈, 통경의 묘약으로 부인들의 생리불순, 자궁출혈, 적 · 백대하, 자궁내막염 등에 좋은 치료약이고 염증을 없애는 효과가 있어 황달(黃疸), 부종(浮腫), 타박상(打撲傷), 만성기관지염(慢性氣管支炎)등에도 쓰이며, 관절염(關節炎)과 이뇨작용(利尿作用)에도 효과가 있다.

- 생리불순, 입안염증, 잇몸출혈, 편도선염 : 익은열매 20~30개를 달여 먹거나, 뿌리 말린것 10~15그램을 물 오백밀리리터와 술 100ml에 넣고 절반이 되도록 달여서 하루 2~3회 복용한다.
- 식도암(食道癌), 자궁암(子宮癌), 백혈병(白血病), 淋巴線癌, 위암(胃癌)등에도 효과가 있다.

7) 염 주

[특 징] 벼과에 딸린 한해살이풀로 율무를 닮았으나 율무보다 씨앗이 조금더 굵다. 한방에서는 천가, 천곡, 회회미라 부른다. 열대아시아 원산으로 알려져 있지만 우리나라에도 간혹 자생하는 것이 있다.

[약 효] 간염, 간경화, 지방간등 갖가지 간질환의 명약이며 줄기 뿌리 씨앗 씨앗껍질등을 모두 약으로 쓴다.

- 간질환 : 줄기를 그늘에 말려 잘게 썬것을 푹 달여서 물을 마신다. 부작용이 없으며 3~4개월이면 효과를 볼 수 있다. 뿌리와 열매등도 같은 효과가 30~35그램을 진하게 달여 하루 세번에 나누어 마신다.
- 위염, 위궤양, 욕창, 관절염, 부종, 신경통에도 효과가 있다. 신경통에는 뿌리를 달여 마신다.
- 암(癌) : 염주씨앗, 등나무혹, 마름열매, 애기똥풀을 같은 양으로 하여 달여서 복용하며 통증을 완화하고 체력을 돋아주는 효과가 있고 재발을 막는데도 효과가 있다.

• 간질환, 위염, 위궤양, 위암, 각기, 부종, 설사, 폐렴, 장염 : 뿌리를 가을에 캐서 그늘에 말려 하루 30~35그램을 가루내어 먹거나 달여서 복용한다.

8) 엄나무

[특 징] 팔손이 나무잎을 닮은 낙엽큰키 나무로 줄기에 큰 가시가 빈틈없이 나있고 키 20M 지름 1.5M까지 자라는 나무이며 해동목, 자추목이라고도 한다. 옛사람들은 이나무가 귀신을 쫓아 준다 하여 가지를 대문이나 방문위등 출입구에 꽂아 놓는 풍습이 있었다. 어린싹은 나물로 먹는데 개두릅이라 하여 수난을 겪기도 한다.

[약 효] 껍질과 뿌리를 약으로 쓰며 껍질을 쓸때는 겉껍질은 긁어 버리고 속껍질만을 쓴다. 관절염(關節炎), 종기(腫氣), 암(癌), 피부병(皮膚病) 등 염증질환에 탁월한 효과가 있고 신경통(神經痛), 만성간염(慢性肝炎), 늑막염(肋膜炎), 풍습(風濕)으로 인한 부종(浮腫)등에 효과가 있으며 진통작용도 상당하며 늘 복용하면 중풍을 예방한다.

• 만성간염, 간경화 초기 : 속껍질 잘게 썰어 말린것 1.5Kg에 물 5되를 붓고 물리 1/3이 되도록 달여서 한번에 20밀리리터씩 하루 세번 밥먹고 나서 혹은 밥먹을때 복용한다. 4~5개월 쯤 복용하면 80% 정도 치유된다. 잎을 차로 달여서 항상 마시면 효과가 더 좋다.
• 신경통(神經痛), 관절염(關節炎), 근육통(筋肉痛), 근육마비(筋肉痲痹), 신허요통(腎虛腰痛) : 뿌리 생즙을 내어 맥주잔으로 하루 한잔씩 마신다. 효과가 매우 빠르며 신허 요통에는 즉효다. 속껍질이나 뿌리로 술을 담가 먹어도 좋다.
• 옴, 종기, 피부병 : 엄나무를 잘라 항아리에 넣고 왕겨를 덮고 불을 지펴 기름을 내려 바른다.
• 엄나무와 함께 닭을 삶아 먹으면 관절염과 요통에 효험이 있다고 한다.

9) 홍경천

[특 징] 우리나라 북부지방의 고산지대에 바위틈에서 자라는 여러해살이 풀

로 백두산에 많이 자란다. 참돌꽃이라고도 부르며 비슷한 약효가 있는 식물로 돌꽃, 기린초, 애기기린초, 낙지다리, 큰꿩의비름, 섬기린초 등이 우리나라의 중부와 북부지방에 자란다. 줄기는 6~30cm쯤 자라고 잎은 길죽하고 둥근 숟가락 모양으로 꽃은 줄기 끝에 노랗게 피는데 암꽃과 수꽃이 다른 포기에 핀다. 꽃이 진뒤 피침꼴의 열매가 4개 달린다.

[약 효] 전초를 약으로 쓰기도하나 대개 굵은 뿌리를 약으로 쓴다. 인삼이 가진 부작용이 전혀없는 새로운 약초로 각광을 받고 있다.

- 자음강장약(滋陰强壯藥)으로 노쇠를 막고 피로를 풀어주며 병후에 원기를 보충하여 주고 신장기능을 좋게하는 작용이 있다.
- 노인성심장병(老人性心臟病), 음위증(陰痿症), 당뇨병(糖尿病), 관절염(關節炎), 폐결핵(肺結核), 빈혈(貧血), 간염(肝炎), 저혈압(低血壓), 두통(頭痛), 산후풍(産後風), 건망증(健忘症), 불면증(不眠症)등의 질병에 효과가 있고 정신. 육체노동의 능력을 향상한다.
- 인체의 생리기능을 조절한다. 오래복용하면 혈압과 혈당, 백혈구 등 생리적 기능을 정상적으로 되돌린다.
- 피로를 풀어준다. 정신.육체노동의 능력을 크게 향상된다. 기억력과 흥분작용이 증가되고 신경쇠약자가 정상적으로 회복된다. 수험생의 체력과 지력을 높인다.
- 산소결핍에 저항하는 작용이 있다. 깊은 바다속이나 높은산 같이 산소가 부족한 지역에서도 오래 견디게 할수 있는 뇌조직과 심근을 강화 한다.
- 난소의 내분비 기능을 흥분시키고 자궁위 수정기능을 증가시켜 불임증을 치료한다.
- 파상풍균등 갖가지 세균에 대한 저항력이 있고 인체의 면역 기능을 증강시킨다.
- 늙지 않게하고 고혈압 · 당뇨병 · 암등 갖가지 질병을 예방하고 치료한다.
- 근육을 강화하고 강심작용, 진정작용, 조혈작용, 내한작용, 항염증작용이 있다.
- 뿌리 말린것을 가루내어 먹는다. 엑기스를 만들기도 하고 술을 담거나 차로도 마신다.

• 차는 가루 50그램에 꿀 50~60g을 섞은것을 한번에 5~10g씩 따뜻한 물에 타서 먹는다. 가루는 한번에 1~2g씩 하루 한두번 더운물과 함께 먹는다.

10) 광나무

[특 징] 물푸레나무과의 작은키나무로 5~6m, 잎은 알꼴과 버들잎꼴로 톱니가 없고 가죽처럼 질기다. 정목(貞木), 여정목(女貞木)이라 부르고 열매를 여정실 또는 여정자라 부른다. 열매는 쥐똥모양으로 10월에 익어 겨울동안 나무에 달려있다.

소금성분을 많이 함유한 나무로 경남, 전남 지역의 해안가 산기슭에서 자라며 정원수로 쓴다.

[약 효] 열매는 자음생정약(滋陰生情藥)으로 항상 먹으면 정기가 충만하고 무병장수한다. 술에 담가먹거나 그늘에 말려 가루내어 먹는다. 신장이 튼튼해지고 양기가 좋아지며 뼈와 근육이 강해진다.

간과 신장을 좋게하고 이뇨(利尿)와 요통(腰痛)등 음(陰)이 허(虛)하여 생기는 일체의 병에 듣는다 오래 복용하면 눈이 밝아지고 심장이 튼튼하며 헛것이 보이는 증상, 이명(耳鳴), 심계(心悸), 현기증(眩氣症)등에 쓰며 민간에서는 암치료약으로도 쓴다. 줄기나 잎을 말려 달여 복용한다. 간(肝),위(胃), 백혈병(白血病), 식도암(食道癌)등에 쓴다. 차로 달여 마셔도 좋다.

11) 갈 대

[특 징] 강기슭, 습지, 늪, 바닷가에서 2~4m가량의 크기로 자라며 가을철 이삭의 풍경은 가히 장관이다. 잎가장자리가 날카로워 손을 베기 쉽고 꽃이삭의 길이는 명주실같은 털이 많은 15~40cm가량이다.

[약 효] 한방. 민간약재로 뿌리를 쓰며, 맛은달고 성질은 서늘하며 폐경(肺經), 위경(胃經)에 작용하고 이뇨(利尿), 지혈(止血), 발한(發汗), 소염(消炎), 지갈(止渴), 해독(解毒), 진토(鎭吐)등의 효과가 있다. 고기를 먹고 체한데나 중독

되었을때 갈대 뿌리 말린것을 진하게 달여서 복용한다. 해독작용도 강해서 농약, 알콜, 중금속 중독에 달여 먹는다. 땅속줄기를 캐서 물여 씻어 그늘에 말려 사용한다. 갈대와 비슷한 줄기가 가는 종류로 달뿌리풀은 식중독, 식체등에 효과가 좋다.

12) 인진쑥

[특 징] 인진쑥은 국화과에 딸린 여러해살이 풀로 사철쑥, 더위지기를 가리킨다. 간(肝)을 이롭게 하는 약초이며 줄기와 가지끝에 많은 꽃이 핀다. 꽃은 8,9월에 피어 9,10월에 열매가 맺는다. 생당쑥, 댕강쑥, 더위지기, 사철쑥등으로 불리며 봄철에 채취하여 그늘에 말려 약으로 쓴다.

[약 효] 황달(黃疸)에 효험이 있고 이담작용이 높아 담즙을 많이 나오게 하는 동시에 간을 깨끗하게 한다. 혈압을 낮추고 열을 내리며 습을 없애고 소변을 잘보게 한다.

맛은 쓰고 매우며 성질은 매우 차다. 방광경(膀胱經), 비경(脾經), 위경(胃經)에 작용한다. 황달(黃疸), 급성및 만성간염, 위염(胃炎), 소변장애등에 하루 8~20그램을 달여서 먹는다. 조청을 고아서 먹기도 한다.

만성간염. 황달 : 인진쑥과 삽주뿌리를 동량으로 물을 3배가량 붓고 10시간쯤 달여서 찌꺼기는 건져내고 국물을 천천히 달인다음 1/3이 되면 복령가루를 넣고 콩알만하게 환약을 지어 한번에 5~10개씩 하루 세번 식전 복용한다. 또는 인진쑥 800g,대황 40g, 치자 40g에 물3배쯤 붓고 절반으로 달여 하루 세번 식후 한사발씩 마신다.

- 만성위염 : 인진쑥 3Kg과 삽주뿌리 3Kg을 따로 달여서 달인 물만을 섞어 물엿처럼 약한불로 천천히 달여서 콩알만하게 알약을 만들어 두고 한번에 다섯알씩 하루세번 식전에 먹는다.
- 변비, 설사 : 인진쑥 20~30g을 진하게 달여서 마신다.
- 종기, 부스럼 : 인진쑥을 진하게 달여 그물로 아픈부위를 자주 씻는다.
- 주근깨 : 인진쑥 10g, 율무 15~20g을 달여 하루세번 밥먹기 전에 마신다.

- 복통, 요통, 천식, 치질출혈, 만성간염 : 인진쑥 10~20g에 물 반되를 붓고 반으로 달여 그 물을 마신다.
- 구내염, 입냄새 : 인진쑥을 담배처럼 말아서 하루 2~3대 피운다. 살균작용으로 잘듣는다.

13) 금전초

[특 징] 꿀풀과의 여러해살이풀, 줄기는 다소 덩굴성이며 4~5월에 자주빛 꽃이 줄기 윗부분 잎겨드랑이에 돌려 붙어 핀다. 우리말로 긴병꽃풀이라하며 활혈단, 엽전초등으로도 불린다. 양지쪽 습기많은곳에 핀다.

[약 효] 소변을 잘보게 하고 황달을 고치며 몸이 붓는 것을 낫게 한다. 방광, 요도, 담낭의 결석을 녹이며 습진(濕疹). 피부병(皮膚病)에도 날것을 찧어 붙인다. 그늘에 말려 달여 하루 3~4번 나누어 마신다. 성질은 차고 맛은 맵고 쓰나 독이 없다.

14) 오리나무

[특 징] 자작나무과에 딸린 낙엽큰키나무로 유리목, 적양으로 부르며 뿌리에서 공중질소를 흡수하여 자라므로 사방목으로 매우 유용하게 쓴다. 오리나무는 옛날 거리를 나타내는 이정표로 5리마다 심었다는 지표목이며 재질이 치밀하고 단단하여 지팡이 나막신 그릇등을 만드는 재료로 쓰였고 껍질에서는 다갈색 물감을 얻을 수 있는 까닭에 집근처에 즐겨 심었다. 물오리나무, 사방오리나무는 많아도 진짜 토종 오리나무는 드물다.

[약 효] 간염, 간경화, 지방간등 갖가지 간질환에 효과가 큰 나무이며 열매는 지혈제, 지사제, 위장병 치료약으로 쓴다.

- 맛은 쓰고 떫으며 성질은 서늘하다. 열을 내리고 독을 푸는 작용이 있고 술독을 푸는데 효과가 크다.
- 봄철이나 여름에 껍질을 벗겨 두었다가 약으로 쓴다. 하루 한냥쯤을 2되의

물이 반이 되도록 달여서 그물을 한잔씩 수시로 마신다. 맛은 텁텁하고 붉은 빛깔이 난다.

- 만성 간염이나 간경화증 : 하루 100~150g쯤을 달여 복용한다. 조릿대, 동맥, 도토리등을 더하여 쓰면 효과가 더욱 빠르다.

15) 호랑가시나무

[특 징] 크리스마스철 장식용으로 널리 쓰는 잎이 육각이고 가시가 많고 빨간 열매가 달리는 나무로 구골목(枸骨木)으로 불리기도 한다. 육각의 잎결각 끝에 날카로운 가시가 붙어 있다. 동서양을 막론하고 신성시하는 나무로 재앙의 퇴치와 장식용으로 쓴다. 남부지방의 해안가에 자생하며 정원수나 가로수 또는 울타리용으로 흔히 심는다. 변산반도에 천연기념물로 지정된 호랑가시나무 군락이 있다.

[약 효] 갖가지 뼈질환에 양약으로 골절, 골다공증, 류머치스관절염, 요통등에 신기한 효력을 발휘한다. 열매, 잎, 줄기, 뿌리를 약으로 쓴다.

- 잘익은 열매를 35도 이상의 소주에 담가 6개월 뒤 하루3번 기분좋게 마신다. 심장을 튼튼하게 하고 정신을 맑게하고 양기를 늘려주는 성분이 있다.
- 잎, 줄기, 뿌리를 쓸때는 잘게 썬것 2근을 가마솥에 넣고 물 다섯되를 붓고 24시간 뭉긋하게 달인후 수시로 조금식 마신다. 골다공증, 무릎이 쑤시고 다리에 힘이 없는 증세, 신허요통, 류머티스 관절염에 좋다.
- 오래 복용하면 뼈가 튼튼해지고 정력이 좋아지며 오래 살게 된다. 신장과 간장을 튼튼하게 하고 기혈을 길러주며 풍과 습을 제거하는 효과가 있으므로 두통(頭痛), 이명(耳鳴), 고혈압(高血壓), 눈충혈 등에도 효과가 있다.
- 잎으로 만든 차를 구골차라하며 기침을 멎게하고 가래를 없애는 약차 이다. 잎을 따서 음건한후 15~30g을 뜨거운 물로 10~30분쯤 우려내어 수시로 마시면 된다.

16) 민들레

[특 징] 민들레는 먹을 거리나 민간약으로 널리 쓰이고 있으며 어린잎은 국거

리로도 쓰이고 나물로도 무쳐서 먹는다. 세계 도처에 200~400여 종류가 있으나 우리나라의 흰꽃 민들레가 약성이 가장 좋다. 민들레는 맛이 짜서 병충해의 피해를 거의 받지 않고 생명력이 강하여 도시의 시멘트벽 틈에서도 잘 자라나 대부분 도시에 분포한 노란꽃 민들레는 서양민들레가 귀화한 것이며 약효가 적다.

[약 효] 맛이 조금 쓰고 달며 약성은 차다. 독이 없으며 간(肝), 위(胃)에 들어간다. 열을 내리고 소변이 잘나오게 하고 독을 풀고 피를 맑게하는 효과가 있다. 여성의 유방의 종기 멍울이 생겨 염증이 된 것과 종기가 나서 쑤시고 아픈 것을 치료 하며 열로 인한 독을 풀어주고 땀이 잘나게 하며 변비를 치료하고 뼈와 근육을 튼튼하게 하고 갖가지 눈병에도 효과가 있다.

- 위염,위궤양등 위장병 : 민들레 생잎을 씻어서 씹어 먹는다. 쓴맛이 나지만 습관이 되면 괜찮다. 뿌리채 캐어 그늘에 말려 진하게 달여 먹어도 좋다.
- 만성간염, 지방간 등의 간질환 : 뿌리채 캐서 그늘에 말려 30~40g을 물 1되에 넣고 반으로 졸여 하루 3~4번 나누어 마신다.
- 변비, 만성장염 : 4~5월에 뿌리채 캐어 말려 가루내어 한번에 10~15g씩 하루 세번 밥먹기 전에 먹는다, 같은양의 꿀과 섞어서 알약을 만들어 먹어도 좋고 더운물에 타서 먹어도 된다.
- 천식, 기침 : 생즙을 내어 한번에 한잔씩 하루 세번 마신다.
- 산모의 젖이 안나올 때 : 민들레 뿌리를 물로 진하게 달여서 마시거나 생잎을 무쳐 먹는다.
- 신경통 : 꽃, 잎, 줄기, 뿌리를 달여서 차처럼 수시로 마신다.

17) 질경이

[특 징] 질경이는 우리 주위에 흔한 풀이다. 사람의 통행이 적은 길이나 길옆에 무리지어 자란다. 심한 가뭄과 뜨거운 태양하에서도 죽지 않으며 차바퀴에 짓밟혀도 자란다. 민들레처럼 뿌리에서 잎이 나는 로제트 식물이며 원줄기는 없고 많은 잎이 뿌리에서 나와 옆으로 퍼진다. 6~8월에 이삭모양의 하얀 꽃이 피어 10월에 열매가 익는데 이 열매를 차전자 라 부른다.

[약 효] 기침, 안질, 임질, 태독, 심장병, 난산, 출혈, 요혈, 금창, 종독등에 다

양하게 쓰이며 이뇨, 완화, 진해, 해독작용이 뛰어나다.

- 만성간염 : 씨 한숟가락에 물 200cc를 넣고 반으로 달여 그물을 하루 세번 마신다.
- 고혈압 : 말린 질경에 10~20g에 물 반되를 넣고 반으로 달여 하루세번 나누어 마신다.
- 기침, 가래 : 씨 10~20g에 물 반되를 붓고 반으로 달여 하루 세번 마신다.
- 설사, 변비, 구토 : 날것을 생즙으로 먹는다. 미나리를 넣어도 좋다.
- 늑막염 : 말린 질경이와 창포 각 10~15g을 물 반되에 넣고 달여서 마신다. 생잎에 소금을 약간 넣고 짓찧어 즙을 내어 밥먹기 전에 먹어도 좋다.
- 부종 : 질경이 씨와 삽주뿌리 각각 50g에 물 반되를 붓고 반으로 달여 하루 세번 밥먹고 나서 30분 후에 마신다.
- 두통, 감기 : 질경이 20~30g을 진하게 달여 하루 3번 마신다.
- 관절병 : 질경이 20~30g을 물 1되를 붓고 달여 차대신 수시로 마신다.
- 숙취나 알콜중독 : 질경이 뿌리와 이질풀 각 10g을 물 반되에 붓고 달여서 마신다.

18) 보리잎

[특 징] 겨울을 지난 어린 보리잎을 동맥이라고 하며 한방이나 민간에서 귀중한 약재로 썼다. 비타민, 효소, 엽록소 등 영양소가 풍부하고 효소가 많아 소화를 잘되게 하고 신진대사를 촉진하는 작용을 한다. 비타민 B1은 우유의 30배, 비타민 C는 시금치의 33배, 카로틴은 시금치의 6.5배나 들어 있는 놀라운 영양 식품 이기도 하다.

[약 효] 성질이 차가우므로 몸이 찬 환자 즉 소음이나 태음체질의 환자는 성질이 더운 약재인 인삼이나 꿀등과 함게 쓰는 것이 좋다.

- 간염이나 간경화증에는 어린보리 뿌리채 말린것 1Kg과 오리나무껍질 1Kg, 도토리 200g을 물로 6시간 이상 달여 수시로 차마시듯 마시면 효과가 좋다.
- 보리잎은 간(肝)의 열을 내리고 돌을 풀며 간의 기능을 크게 도와주고 소화를 잘되게 하므로 간병 환자의 치료에 크게 도움이 된다.

19) 호깨나무

[특 징] 갈매나무과에 딸린 낙엽큰키나무로 우리나라의 중부이남에 자생한다. 키는 15m, 지름 1m까지 자라는데 잎은 산뽕나무와 닮았다. 꽃은 6~7월에 피어 10~11월에 특이한 모양의 열매가 익는다. 백석목, 헛개나무, 목산호, 현포리등의 여러 이름이 있다.

[약 효] 맛이 달고 독이 없으며 두풍과 소복통을 다스리고 술독을 푼다. 나뭇껍질은 다섯가지 치질(痔疾)을 다스리고 오장(五臟)을 조화한다.

달인 물이나 열매즙을 술에 넣으면 술이 묽어 질 정도로 해독효과가 높다.

술로 인한 황달이나 간경화, 지방간 등 갖가지 간질환이나 만성관절염에는 유황오리, 율무, 팥, 띠뿌리등과 호깨나무를 섞어 약으로 먹으면 효과가 좋다.

알콜중독에 호깨나무 줄기 썬것 1냥(35g)을 큰잔으로 물한잔에 넣고 절반이 되게 달여서 찌꺼기는 버리고 따뜻하게 하여 먹으면 효력이 빠르다.

알콜중독, 술로인한 지방간, 황달, 간경화 등 간질환과 술로 인한 대장(大腸), 위(胃), 뇌(腦)등 온갖 장부의 훼손에 큰효험이 있다.

20) 동백나무 겨우살이

[특 징] 동백나무 겨우살이는 동백나무, 광나무, 감탕나무, 사스레피나무 같은 상록활엽수에 기생하는 식물이며 줄기가 가늘고 연약할 뿐만 아니라 잎이 퇴화되어 돌기처럼 달려 있는것이 특징이며 제주도를 비롯한 남해안 섬지방의 동백나무에 드물게 기생한다. 다른 겨우살이와 달리 기생된 나무는 물과 영양분을 뺏겨 3~4년뒤면 말라 죽는다. 사스레피나무에 기생하는 것은 약으로 쓰지 않는다.

[약 효] 암(癌)을 비롯한 간경화, 신부전증, 신장염, 심장병, 위궤양, 당뇨병, 고혈압 등 갖가지 질병에 탁월한 효과가 있다. 그늘에서 말려 하루에 10~30g씩 차로 달여 마시면 된다. 맛이 담담하고 독성이 전혀 없으므로 안심하고 마실 수 있는 약초이다.

간(肝)과 신장(腎臟)을 보하고 근육과 뼈를 튼튼하게 하며 풍습을 없애고 경련이나 마비를 풀어 주며 경락(經絡)을 통하게 하는 작용이 있으며, 무릎이나 허리가 시리고 아플때, 각기(脚氣), 고혈압(高血壓), 신장염(腎臟炎), 당뇨병(糖尿病), 암(癌), 위장병(胃腸病), 간질(癎疾), 신경쇠약(神經衰弱) 등에 두루 효과가 있으며 마음을 편안하게 하는 효과도 있다.

21) 패랭이꽃

[특 징] 산과 들에서 흔히 볼 수 있는 꽃으로 석죽, 구맥이라 한자로 쓰며 꽃패랭이, 또는 참대풀이라 부르기도 한다. 석죽과에 딸린 여러해살이 풀로 야산의 약간 건조한 땅이나 냇가의 모래밭, 산비탈이나 길가 바위틈 같은데서 자란다. 키 30cm쯤에 한포기에서 여러줄기가 나와 곧게 자라며 꽃은 6~8월에 붉은빛, 분홍빛, 흰빛 등으로 핀다.

[약 효] 씨앗은 구맥자라 하여 이뇨, 통경, 부종, 신장결석, 요로감염, 방광염, 방광결석, 신장염등에 쓴다. 하루 5g을 물 1리터에 넣고 1/2로 달여서 그 물을 하루 세번 나누어 마신다.

- 성질이 차다. 열을내리고 소변을 잘누게 하며 혈압을 낮추는 효과가 있다.
- 목에 생선뼈가 걸렸을 때도 씨앗을 달여 마시면 내려 간다.
- 잎, 줄기, 열매를 달여서 복용하면 대장염, 위염, 십이지장염 등에 효험이 있고 여성들의 생리불순이나 자궁염에도 효과가 있다.
- 치질(痔疾)에는 꽃잎과 줄기를 찧어 붙이고 상처나 종기에는 패랭이꽃 달인물로 씻는다. 달인물로 얼굴을 씻으면 기미 죽은깨가 없어진다.
- 결막염이나 눈병에는 씨 달인물로 눈을 씻거나 눈에 넣는다.
- 방광암(膀胱癌)이나 신장암(腎臟癌)에 줄기와 잎을 음건(陰乾)하여 하루 15~30g을 달여 5~6번 나누어 마신다.

22) 노나무

[특 징] 능소화과의 갈잎 큰키나무로 키는 6m쯤이고 잎은 넓은 알꼴, 나무껍

질은 회백색이며 7월에 담황색 꽃이 원뿔꽃 차례로 가지끝에 피며 중국원산으로 정원에 심는다. 한자로는 재백목, 추수, 의수, 목왕이라 부른다. 벼락이 떨어지지 않는 나무로 매우 신령스럽게 여겨 뇌신목, 뇌전동등으로 불렀고 궁궐이나 절의 목재로 주로 썼다. 나팔처럼 생긴 꽃이한여름에 피며 긴꼬투리는 이듬해 봄까지 나무에 매 달려 있다. 익기전에 따서 말린 열매를 목각두라 한다.

[약 효] 신장염, 복막염, 요독증, 부종등에 쓰고 이뇨제 원료로 쓴다.

- 간암, 간경화, 백혈병등 간병 치료 : 잎, 줄기, 가지 뿌리등 어느부분이나 약으로 쓸수 있으며 30~40g을 달여 두고 아침, 저녁으로 마신다. 소약체질은 부작용이 있을 수 있으므로 처음에는 조금씩 마시다가 차츰 양을 늘려 간다.
- 백혈병 : 노나무 말린것 1,200g+다슬기 9리터, 산머루 덩굴이나 뿌리 말린것 1,200g을 한데 넣고 오래달여서 하루 2번 아침, 저녁 식전에 마신다.
- 신부전증에도 노나무를 쓸 수 있다.

23) 참 마

[특 징] 덩굴성 초본식물로 햇볕이 잘드는 야산이나 들에 많이 자란다. 4월말 5월초에 싹이 나서 7~8월에 연한 녹색의 작은 꽃이 피고 가을에 3개의 날개가 달린 열매가 맺힌다. 뿌리는 둥근기둥 모양으로 땅속을 깊이 파고 들어가며 고구마 처럼 쪄서 먹거나 약으로 쓴다. 참마는 수백년을 살수 있는 식물로 매년 묵은뿌리는 양분으로 싹을 틔우고 없어지며 새뿌리가 새로 생겨 다음해 생육을 주도 한다.

[약 효] 뼈와 살을 튼튼하게 하며 정력을 강하게 하고 오래 먹으면 귀와 눈이 밝아지고 오래 살게하는 보약이다.

- 당뇨병과 갖가지 암치료에 효과가 있고 허약한 몸을 튼튼하게 하는 보약이다.
- 산의 뱀장어라고 부를 만큼 자양강장 효과가 뛰어나며 소화불량이나 위장장애, 당뇨, 기침, 폐질환에 효과가 있고 신장의 기능을 강화하는 작용이 커 원기가 쇠약한 사람이 오래 복용하면 좋다.

- 소화효소가 들어 있어 소화불량이나 위장장애, 위가 약한 사람에게 좋고 만성장염 치료에도 효과가 있다.
- 생즙을 내어 먹거나 쪄서 말려 가루내어 먹는다. 야생 참마라야 효과가 제대로 난다.

24) 개별꽃

[특 징] 너도개비자릿과에 속하는 여러해살이풀로 태자삼, 들별꽃, 개별꽃등으로 불리며 우리나라 전역의 산속에 분포하며 인산을 닮은 작은 뿌리가 있다. 꽃은 5~6월에 하얗게 피고 6~7월에 익는다.

닮은 풀로 덩굴개별꽃, 큰개별꽃, 참개별꽃, 긴개별꽃, 술개별꽃 등이 있으며 모두 약으로 쓴다.

[약 효] 민간에서 기(氣)를 보충하고 양기(陽氣)를 좋게하는 보약으로 쓴다. 인삼(人蔘)과 효력이 비슷하나 부작용은 없고 폐(肺)와 위(胃)를 튼튼하게 하고 진액을 늘려주며 정신적 피로, 저절로 땀이나는 증세, 건망증, 불면증, 입맛없는데, 입안이 마를때, 가슴이 두근거릴때 쓴다.

가을에 뿌리를 캐서 음건(陰乾)후 물에 달여 복용한다.

25) 배롱나무

[특 징] 낙엽성 교목으로 여름내 빨갛게 꽃이 피고 줄기가 매끄러워 매우 인상적이다. 여름내 꽃을 피워 목백일홍으로 불리기도 하며 충청도에서는 '간지럼나무' 라고 하고 제주도 에서는 '저금타는낭' 이라고 부른다. 중국원산으로 사람이 일부러 심지 않으면 스스로 번식할 수 없는 나무다.

[약 효] 방광염,즉 오줌소태에 특효약이다. 동쪽으로 뻗은 가지를 1냥을 달여서 한번에 마시면 즉효를 본다. 꽃은 먹을 수도 있다. 잎은 '자미엽' 뿌리는 '자미근' 이라 하는데 모두 약으로 쓴다.

- 백일해, 기침 : 뿌리를 캐서 그늘에서 말려 두었다가 1냥쯤 달여 하루 세번 먹는다.

• 대하증, 냉증, 불임증 : 뿌리를 진하게 달여 꾸준히 복용하면 혈액순환이 좋아져서 임신이 가능하게 된다.
• 배롱나무는 지혈작용이 있으므로 자궁출혈이나 치질로 인한 출혈에 효과가 있다.

26) 개머루동굴

[특 징] 개머루는 산고등, 산포도, 까마귀머루, 뱀포도 등으로 불리는 덩굴성 식물로 잎과 줄기는 포도나무를 닮았고 열매도 포도를 닮았으나 먹지 않는다. 열매의 크기가 일정하지 않고 열매의 색깔도 익으면서 하얗게 변했다가 검푸르게 익는다. 전국 어디서나 자라며 그늘진 습지나 돌틈에서 자란다.

[약 효] 개머루 줄기와 뿌리는 간염. 간경화. 부종. 복수차는데 신장염. 방광염. 맹장염에 효과가 있다.

개머루 수액은 간염이나 간경화에 사용하며 개머루 열매는 염증을 없애고 아픔을 멎게하는 효과가 있다. 산머루덩굴, 머루덩굴도 동일한 용도로 쓰나 약효가 떨어진다. 줄기나 뿌리를 말려 달여 마신다.

27) 새 삼

[특 징] 토사자라고 부르는 새삼의 씨앗을 약으로 쓴다. 칡덩굴이나 콩밭에 기생하는 식물로 잎이 없고 누런색으로 다른 식물을 감고 올라가며 자란다. 여름철에 작은 꽃이 모여서 피고 열매는 들깨 만하고 갈색이다. 보약으로 귀하게 쓴다.

[약 효] 맛이 달고 매우며 성질은 평하다. 간과 신장에 들어가 간과 신장을 보호하며 눈을 밝게 한다. 양기를 돕고 신장기능을 튼튼하게 하는 약재이며 신장이 허하여 생긴 음위증, 유정, 몽설등에 좋고 뼈를 튼튼하게 하고 허리힘을 돋우며 신장기능을 보하여 허리와 무릎이 시리고 아픈것을 치료 한다.

• 오줌소태와 소변을 잘보지 못하는 것, 설사등을 치료하며 간을 보하여 눈을 밝게 하고 태아을 보호한다.

- 당뇨병(糖尿病) : 새삼덩굴을 즙을내어 마시거나, 씨앗을 달여 차처럼 자주 마신다.
- 야맹증 : 씨 120g을 술에 3일동안 담았다가 햇빛에 말려 달걀흰자위에 개어 환약을 만들어 빈속에 따듯한 물로 먹는다.
- 심신쇠약으로 인한 정액이 새거나 허리 다리가 아플 때 : 새삼씨 40g과 우슬 80g을 달여서 차처럼 수시로 마신다.
- 과민성장염 : 삽주 뿌리, 오미자 등을 섞어 가루내어 알약을 만들어 먹으면 좋고 오줌소내에는 새삼씨와 용골, 모려분, 감국, 구기자, 황백, 두충등을 같은양으로 달여서 마신다.
- 새삼씨로 술을 담가 마시면 효과가 매우 좋다. 술을 부어 어둡고 서늘한 곳에 3~4개월쯤 두었다가 마시면 양기증진 및 신경쇠약에 효험이 있고 여자의 냉증과 여드름을 치료 한다.

28) 톱 풀

[특 징] 봄철에 흔히먹는 푸성귀중의 하나로 잎이 톱니처럼 생겨 톱풀이라 부르며 흔히 가새풀이라고도 부르며 오공초, 지네풀, 지호등의 이름이 있다. 맛이 약간 쓰므로 어린잎을 소금물에 담가 우려내거나 기름에 볶아 먹기도 한다. 허약한 사람이 오래먹으면 기력이 회복되고 살결이 옥처럼 고와지며 신의 세계와 통하게 되어 앞일을 내다보는 예지력이 생기고 두뇌가 명석해지며 음식을 먹지 않아도 배고프지 않게 된다고 신농본초경에 나타나 있다. 키 35~50cm 크기로 크며 산기슭, 개울가,길섶, 풀밭에 흔히 자란다. 분홍색 또는 흰색꽃이 6~8월에 피며 향기가 좋다.

[약 효] 강한 살균작용과 수렴작용, 지혈작용이 있어 상처를 치료하는 효과가 탁월하다. 가루를 내어 쓰거나 고약을 만들어 붙이거나 달인물로 상처를 소독한다.

- 차로 늘 마시면 몸에 힘이나고 밥맛이 좋아지며 감기에 잘 걸리지 않는다.
- 류머티스성 관절염이나 고혈압에도 효과가 있고 치질로 인한 출혈, 장출혈, 코피에도 잘 듣는다.

• 타박상(打撲傷)에는 날것을 찧어 붙이고 관절염에는 말린것 10~15g을 달여서 3~4번 나누어 복용한다.

• 톱풀은 성질은 따뜻하고 맛은 약간 쓰다. 심경(心經), 간경(肝經), 폐경(肺經)에 작용한다. 피를 잘 돌게하고 풍(風)을 없애며 독을 푼다. 특히 뱀에 물렸을때 날것을 찧어 물린 부위에 붙인다.

29) 수송나무

[특 징] 바닷가에 흔히 자라는 잡초로 가시솔나물이라고 부른다. 잎과 줄기가 다육질인데 영양이 풍부하고 맛도 좋은 고급 나물이다. 어린순과 잎을 따서 삶든가 데쳐서 먹는다. 칼슘, 나트륨, 인, 칼륨, 철등 무기물이 풍부한 식품이다. 비슷한 종류로는 나문재, 칠면초, 해홍나물, 솔장다리 등이 있다. 서해안이나 남해안의 갯벌에 많이 자란다.

[약 효] 혈압을 내리며 해열(解熱), 해독(解毒)등의 약효가 높아 건강식품으로 일품이다. 가루내어 알약을 만들어 하루에 10~15g씩 먹으면 고혈압, 위염, 위궤양, 장염, 장궤양등에 효과가 높고 간(肝)을 튼튼하게 하여 몸안에 쌓인 독을 제거 한다.

• 숙변제거, 비만치료 : 가루 30-40g씩을 먹으면 한달에 5~10kg쯤 감량이 가능한데 몸안의 중성지방질을 분해하여 배출하는 역할을 한다.

• 나문재는 고혈압(高血壓)에 효과가 탁월하고 간에 쌓인 독을 풀어 기능을 회복하게 하며 장속의 숙변과 노폐물을 배출하는 작용도 뛰어나다.

10. 위(胃), 폐(肺), 대장(大腸) 관련약초

1) 참나무

[특 징] 우리나라에서 제일 흔한 나무로 도토리나 상수리가 열리는 나무의 총칭이며 떡갈나무, 신갈나무, 상수리나무, 굴참나무, 갈참나무, 졸참나무, 물참나무등 여러 종류가 있으며 잎과 껍질, 열매가 약으로 쓴다. 열매는 구황식물로 이용하기도 하였고 도토리묵을 쑤어 먹는다. 줄기는 목탄의 재료로 이용하고 있다.

[약 효] 잎은 지혈작용(止血作用)이 뛰어나 피를 토하거나 코피가 날때, 치질(痔疾)로 인한 출혈(出血)에도 효과가 있다.

갑자기 피를 토할 때 잎을 말려 가루 낸 석을 5~10g씩에 물 한대접울 붓고 달여서 마시면 구토가 멎는다.

코피가 날때도 잎 생즙을 내어 마시면 된다.

치질(痔疾) 출혈시 잎가루와 회화나무 꽃을 볶아서 가루낸 것 각 5g을 미음에 타서 복용한다.

껍질은 악창(惡瘡), 종기(腫氣), 장풍하혈, 설사(泄瀉), 이질(痢疾)에 진하게 달여 환부를 씻거나 속껍질을 채취하여 진하게 달여 물이나 술에 타서 먹는다.

도토리를 토종꿀에 3년간 담가 두었다가 먹으면 뼈를 튼튼하게 하고 몸안의 중금속을 해독한다.

- 결석제거 : 참가시나무 잎이나 잔가지 40~50g을 달여서 차처럼 마시면 1~3개월이면 없어진다

2) 칡

[특 징] 칡은 콩과에 딸린 여러해살이 덩굴나무로 산 양지쪽이나 골짜기등에 흔히 자란다. 줄기는 6~10m쯤 자라고 잎은 큰 달걀꼴이며 8월에 향기가 나는

꽃이 피어 가을철에 꼬투리가 익는다. 뿌리는 굵고 살이쪄 녹말이 많이 들어 있으며 줄기에는 섬유질이 많아 갈포의 원료로 쓴다. 어린순은 먹기도 하고 차를 만들어 마시기도 하며 성장호르몬이 많이 들어 있어 사람의 양기를 돋우는 효과가 있다.

[약 효] 어린순을 따서 흑설탕과 버무려 넣고 1년동안 숙성하면 맛있는 음료가 되는데 변비(便秘), 고혈압(高血壓), 당뇨병(糖尿病)에 좋고 어린이의 성장 발육을 돕는다.

성질은 평(平)하고 서늘하며 맛은 달다. 독이 없다.

칡뿌리는 감기, 머리아픈데, 땀이 잘나지 않는데 가슴이 답답하고 갈증이 날 때, 당뇨병(糖尿病), 설사(泄瀉), 이질(痢疾)등에 약으로 쓴다.

꽃은 열을 내리고 가래를 잘나오게 하며 술독을 푸는데 쓴다.

- 당뇨병(糖尿病) : 칡뿌리 120g에 물반되를 붓고 반으로 줄어들 때 까지 달여 하루 세번 마신다.
- 부종 : 칡뿌리 200g에 물1되를 붓고 1/3으로 졸여 하루 세번 식후에 마신다.
- 고혈압, 협심증 : 가을에 캔 뿌리를 썰어 음선하여 하루 100g에 물 반되를 넣고 절반이 되게 달여 수시로 마신다.
- 알코올 중독 : 뿌리 생즙을 하루세번 한잔씩 식전에 마신다.
- 황달(黃疸) : 뿌리 말린것 80~120g을 물로 달여서 하루 3~4차례 나누어 마신다.
- 구토, 구역질 : 뿌리 즙을 한잔씩 마시거나 부리 200g을 물 반되에 달여 1/3으로 졸여 하루세번 식전에 먹는다.
- 칡뿌리는 성질이 차므로 소음이나 태음체질인 사람에는 좋지 않고 소양인에게는 좋은 식품이다.

3) 여 로

[특 징] 백합과에 딸린 여러해살이풀로 산속 나무밑이나 풀밭에 자라며 고산지대 물기 있는 풀밭에 무리지어 자란다. 키는 40~100cm쯤이고 줄기는 곧게 자라고 털이 있으며 잎은 버들잎 모양으로 줄기를 감싸듯이 나며 잎에 많은 세

로주름이 있다. 7~8월에 자주빛이 도는 붉은 꽃이 줄기 끝에 피고 열매는 9~10월에 익는다. 난초를 닮아 관상용으로도 심는다.

[약 효] 민간이나 한방에서 토하는약, 알콜중독 치료, 두통(頭痛), 복통(腹痛), 간질(癎疾), 황달(黃疸), 인후염(咽喉炎), 정신병(精神病)을 고치는 약으로 흔히 쓴다. 혈압을 낮추고 간독을 풀며 소변을 잘나오게 하고 뱃속에 있는 옴, 악창과 머리비듬,습진(濕疹)등의 피부병을 치료한다. 독이 있으므로 함부로 먹어서는 안된다. 적은양을 달여 먹거나 말린가루를 캡슐에 넣어서 먹는다. 녹총, 산파, 산총, 늑박풀, 박초 쟁길파, 오삼, 서경등의 이름으로 불린다.

4) 차조기

[특 징] 한자로 자소(紫蘇)라고 부르며 꿀풀과에 딸린 한해살이 풀로 저절로 나서 자라기도 하고 밭에 심어 기르기도 한다. 줄기, 잎, 꽃이 들깨를 닮았으나 줄기와 잎이 보랏빛이다. 씨앗의 기름에는 강한 방부작용이 있고 향기가 있어서 과자 같은 식품의 방부 및 향료로 쓴다. 잎은 향기가 있어 식욕을 돋우는 채소로 좋고 여름철에 오이, 양배추로 만든 반찬이나. 김치에 넣어 맛을 내는데 쓴다. 영양이 풍부하여 식용증진, 질병치료등에 다양하게 쓴다.

[약 효] 이뇨(利尿), 해독(解毒), 정신안정(精神安靜), 무좀, 두통(頭痛)등에 쓰며 감기에 잘듣고 기침, 가래, 인후염(咽喉炎), 소화불량(消化不良), 부스럼, 불면증(不眠症), 마비(痲痺), 당뇨병(糖尿病), 요통(腰痛)등에 쓴다.

- 기침, 가래 : 차조기 잎과 도라지 뿌리를 달여서 마시거나 생즙을 내어 마신다. 기관지염(氣管支炎). 천식(喘息)에 효과가 있다.
- 감기 : 잎 30g과 귤껍질 10g을 물로 달여서 마시고 땀을 낸다.
- 물고기나 게를 먹고 중독 되었을 때 : 차조기 20~30g을 달여서 마신다.
- 불면증(不眠症), 신경쇠약(神經衰弱) : 생즙을 내어 한잔씩 마신다. 혹은 차조기 잎 날것을 베개 밑에 넣고 잔다.
- 당뇨병(糖尿病) : 차조기 씨, 무 씨를 반씩 섞어서 볶아 가루를 내어 한번에 5~10g씩 하루에 세번 먹는다.
- 호흡곤란 : 차조기씨 20g, 무씨 10g을 물에 달여 하루 세번 나누어 먹는다.

• 습관성 유산 : 향부자 10g 차조기 잎 20~30g을 물로 달여서 하루 2번에 나누어 식후 2시간 뒤에 먹는다.

5) 회 향

[특 징] 유럽이 원산지인 두해살이풀로 독특한 향기가 있다. 잎은 가는 실처럼 생겼고 여름철 가지끝에 노란꽃이 우산처럼 모여서 피며 가을에 열매가 익는다. 열매를 향신료로 널리 쓰며, 달고 향기로운 냄새가 난다. 대회향과 소회향이 있으며 대회향은 목련과에 딸린 식물의 열매로 열대 아시아 지방에서 자라는 것으로 약으로는 잘 쓰지 않으므로 회향은 일반적으로 소회향을 말한다.

[약 효] 위(胃)를 튼튼하게 하고 소화를 도우며 식품이 향기와 냄새를 제거하는데 흔히 쓰는 식물이다. 진정과 최면작용이 있어 한밤중에 우는 아이에게 달여 먹이면 효과가 있다.

성질은 따끗하고 맛은 맵다. 방광경(膀胱經), 신경(腎經), 위경(胃經), 심경(心經), 소장경(小腸經)에 작용한다. 신(腎)과 위(胃)를 덥혀주고 입맛을 돋우며 기(氣)를 잘 통하게 하고 한사(寒邪)를 없애며 통증을 멈춘다.

열매는 위, 창자, 기관지의 내분비선의 선분비를 항진시키고 유선의 분비를 강화 한다. 또한 허리가 아프고 시린데, 생리통, 음부가 찬데도 쓰며, 상기도 질병, 장경련등에도 쓴다.

열매를 그대로 또는 볶아서 하루 3~9g을 달인약, 알약, 가루약 형태로 먹는다. 열중에는 쓰지 않는다.

6) 은행나무

[특 징] 은행나무는 수천년을 자라는 나무로서 지구상에서 가장 오래된 종의 하나이며 침엽낙엽수이다. 산에 저절로 자라지는 못하는 나무로 사람이 열매를 인위적으로 땅에 묻어야 번식할 수 있는 생명력을 상실한 나무이다. 해충에 강하며 아황산가스등 공해 및 중금속에 강한 성질을 가지고 있는 나무이다.

[약 효] 폐결핵환자나 천식환자의 기침을 없애주고 가래를 삭이는 역할을 하며 성욕감퇴(性慾減退), 뇌빈혈(腦貧血), 신경쇠약(神經衰弱), 전신피로(全身疲勞)등의 뇌혈관(腦血管)을 개선해 준다.

구워서 먹으면 은행의 독성이 상당히 제거되어 복용에 문제가 없으나 중독시 사향을 물에 풀어 마시거나 감초(甘草)를 달여 먹으면 된다.

정력이 부족하거나 오줌싸는 어린이에게 은행을 5~6개 정도 구워서 매일 먹으면 효과가 있다.

은행잎은 심장(心臟)의 혈액순환(血液循環)을 돕고 폐(肺)를 튼튼하게 하며 설사(泄瀉)를 멈추게 하는 등의 효과가 있고, 가슴알이, 가래. 천식, 백태, 상피증 등을 치료하는 약으로 쓴다.

은행잎 성분인 징코라이드와 진놀 프라보놀 등은 말초혈관 장애 및 치매(癡癡呆)등을 예방. 치료하는데 획기적인 약물로 기대를 모으고 있다.

음력 5월에 잎을 따서 그늘에 말려 35g에 감초 15g을 넣고 달인 물를 수시로 마시면 몸안에 쌓인 독을 풀고 혈압을 내리는 효과가 있다.

7) 함 초

[특 징] 서해안 갯펄에 자라는 한해살이풀로 퉁퉁마디라고 부르며 전체 모양이 산호를 닮았다 하여 산호초라고 부르기도 한다. 줄기에 마디가 많고 잎과 가지의 구별이 없다. 다육질로 살이 찌고 진한녹색인데 가을철이면 붉게 변한다. 소금을 흡수하며 자라는 식물로 맛이 몹씨 짜다.

[약 효] 몸안에 쌓인 독소와 숙변(宿便)을 없애고 암(癌). 자궁근종(子宮筋腫), 축농증(蓄膿症), 고혈압(高血壓), 저혈압(低血壓), 요통(腰痛), 당뇨병(糖尿病), 기관지천식(氣管支喘息), 갑상선기능항진(甲狀腺能亢進), 피부병(皮膚病), 관절염(關節炎)등난치병에 효과가 있다. 숙변(宿便)을 제거하고 비만증(肥滿症)을 치료한다.

혈액순환을 좋게하고 피를 맑게하고 혈관을 튼튼하게 한다.

화농성 염증을 치료하고 갖가지 균을 죽이는 작용이 있으므로 갖가지 염증과 관절염으로 인한 수종(水腫)등을 치료한다.

피부(皮膚)를 아름답게 한다. 먹는 화장품이라 할 만큼 피부미용(皮膚美容)에 탁월한 효과가 있다. 숙변이 없어지면 피부(皮膚)가 놀랄 만큼 깨끗하게 된다.

위장기능을 좋게한다. 장의 기능을 활발하게 하고 위장기능을 촉진하여 변비(便秘),숙변(宿便), 탈항(脫肛), 치질(痔疾) 등을 치료한다. 갑상선기능저하, 갑상선기능항진증에 효과가 있다.

당뇨병(糖尿病)에 효과가 있다. 함초를 복용하면 혈당치가 정상으로 회복 된다.

기관지 천식을 치료한다. 기관지 점막의 기능을 회복하여 기관지 천식을 완화하거나 완치한다.

생즙을 내어먹거나 말려서 가루를 내거나 알약을 만들어 먹는다. 말린것은 처음에 하루 4g씩 4~5일을 먹다가 차츰 양을 늘려 하루에 10~12g씩 빈속에 먹는다.

8) 인 동

[특 징] 모진 겨울을 잎 몇개로 나는 덩굴성 식물이며 여름에 흰꽃이 피었다가 노랗게 진다. 향기가 좋고 약성이 다양하여 줄기, 칠, 꽃, 뿌리까지 약으로 쓰며 산기슭, 논밭둑, 개울가, 길섶등에 널리 자란다. 금은화라고 부르기도 한다.

[약 효] 인동은 덩굴과 꽃을 달리 쓴다. 덩굴은 약성이 차고 맛은 달며 약간 쓰다. 심경(心經), 폐경(肺經)에 작용하고 열(熱)을 내리고 독을 풀며 경맥(經脈)을 잘통하게 한다. 염증질환에 탁월한 효과가 있으며 창상과 종기, 부스럼을 치료한다. 감기, 호흡기질병, 매독등에도 쓴다.

꽃(금은화)은 성질이 차갑고 맛을 달고 약간 쓰면서 맵다. 소변을 잘나오게하고 염증을 삭이며 균을 죽인다. 옹종(擁腫), 악창(惡瘡), 옴, 이질(痢疾), 열병(熱病), 연주창(連珠瘡) 같은곳에 효과가 있고 대장염(大腸炎), 위궤양(胃潰瘍), 방광염(膀胱炎), 인두염, 편도선염(扁桃腺炎), 결막염(結膜炎)등 염증치료에 효과가 크다.

꽃은 송이가 피기 직전에 따서 그늘에 말리고 잎과 줄기는 가을에 베어서 쓴다. 술로 담가먹으면 약효가 더욱 빠르다.

인동꽃을 말려서 좋은술 1.8리터에 100g쯤을 넣고 따뜻한 곳에 한달 가량 숙성하여 노랗게 우러나면 마신다. 종기(腫氣), 부스럼, 각기(脚氣), 매독(梅毒), 관절염(關節炎)등에 효과가 좋다. 식전에 한잔씩 마신다.

해열(解熱), 이뇨(利尿), 감기(感氣), 종기(腫氣) 치료에 잎을 말려 더운물에 우려내어 차로 마신다. 협심증(狹心症)이나 고혈압(高血壓)에는 인동차에 산사열매를 넣어 달여 마신다.

- 유행성 감기 : 덩굴이나 잎을 음건하여 10~15g씩 물 500ml에 넣고 1/2로 달여 수시로 마시고 땀을 낸다.
- 머리카락이 빠질때, 신장염 : 덩굴이나 잎을 음건하여 10~15g씩 진하게 달여 한번에 맥주잔으로 한잔씩 하루3번 15~20일간 마신다.
- 종기(腫氣), 종창, 부스럼 : 인동덩굴 끓인물에 녹두가루를 넣어 고약처럼 만들어 환부에 붙인다.
- 요통(腰痛), 근육통(筋肉痛) : 덩굴이나 잎을 20g씩 달여 마시는 동시에 그 물로 목욕한다.
- 당뇨병(糖尿病) : 인동꽃 말린것 30g에 물500ml를 붓고 반으로 달여 하루 세번 식전에 마신다.

9) 아가위

[특 징] 능금나무과에 딸인 아가위나무 열매로 산사, 적과자, 산과자, 찔광이, 질구배, 아가베등으로 불린다. 낙엽활엽중간키나무로 잎모양은 단풍나무 잎을 닮았다. 4~5월에 하얀 꽃이 피고 9~10월에 타원꼴의 지름 0.5~1cm쯤의 열매가 빨갛게 익는다. 맛은 시고 달며 식용하기도 한다. 아가위 떡을 만들기도 하며 청량음료 및 잼의 원료로도 사용한다.

[약 효] 생선이나 고기를 삶을때 넣으면 잘물러지고 해독작용(解毒作用)도 있으므로 중독을 미리 막을 수 있고 육류에 체하거나 소화가 안되고 속이 더부룩할 때 효과가 좋다. 지방을 분해 하는 효소가 들어 있은데 소화액을 잘나오기 한다.

맛이 시고달며 성질은 약간 따뜻하다. 음식을 소화하게 하고 삶아서 즙을 마시면 설사를 멎게하고 삶은물로 머리를 감고 몸을 씻으면 종기나 염증을 치료하며 옻이 올랐을때도 사용한다.

고기체한것, 위산과다(胃酸過多), 늑막염(肋膜炎), 어혈(瘀血)을 없앤다. 두통(頭痛)을 없애고 뿌리는 적취를 다스리고 구토(嘔吐)를 치료한다.

- 부인하혈 : 아가위를 가루내어 쑥을 달인 탕과 같이 먹는다.
- 고기 체한데 : 열매 16g을 물에 달여 마신다.
- 개고기 체한데 : 살구씨와 아가위 약24개를 푹 삶아서 그물을 마신다.
- 임질 : 아가위를 태워서 가루내어 꿀로 알약을 만들어 복용한다.
- 산후복통 : 오래묵은 아가위와 계지를 15~20g씩 진하게 달여 복용한다.
- 고혈압(高血壓) : 아가위 잎을 말려서 달여 먹는다. 고혈압(高血壓)이나 관상동맥경화(冠狀動脈硬化)로 인한 심장병에는 열매를 35~50g을 진하게 다려서 하루 3~4번 나누어 마신다. 동물성 지방질의 분해효과가 높아 효과가 있다.

10) 자작나무

[특 징] 자작나무는 하얀껍질과 시원스럽게 벋은 줄기가 인상적이며 껍질은 종이처럼 잘 벗겨지는데 불에 잘타면서도 습기에 강하다. 껍질은 천년이 지나도 썩지 않는 것으로 알려져 있으며 천마총의 말안장 그림도 천년전에 자작나무 껍질에 그린것이라 한다. 물에 젖어도 불이 잘 붙으므로 산속 야영시 활용할 수 있다.

[약 효] 껍질은 백화피, 화피등으로 불리며 황달(黃疸), 설사(泄瀉), 신장염(腎臟炎),폐결핵(肺結核), 위염(胃炎), 옹종(癰腫) 등에 쓰인다. 맛은 쓰고 성질은 차다. 간경(肝經)에 작용하며 열(熱)을 내리고 습(濕)을 없애며 기침을 멈추고 담(痰)을 삭이는 작용이 있고 해독작용도 탁월하여 염증을 없애는 효과가 있고 눈을 밝게 하며 이뇨작용도 탁월하다.

- 하루 20~40g을 물한되에 넣고 반되가 될때까지 달여 하루 세번 먹는다.
- 자작나무 버섯은 항암효과가 있고 수액은 고로쇠수액과 함께 신경통(神經痛), 류머티스관절염, 소화불량(消化不良) 등에 효과가 있다.

11) 벚나무

[특 징] 봄철 화사한 꽃이 일품인 나무로서 일본의 국화로 지정되어 있으나 벚나무는 우리나라가 자생지이다.

[약 효] 벚나무는 민간과 불교에서 매우 중요하게 여기는 약재로서 해소 기침에는 껍질을 진하게 달여서 복용하며, 속껍질은 식중독, 생선중독, 버섯중독에 효과가 있으며 등푸른 생산에 중독된 경우에 효과가 있다.

- 소화불량(消化不良), 설사(泄瀉), 기관지(氣管支), 폐(肺) : 어린가지의 속껍질을 벗겨 잘게 썰어 음건후 하루 20~25g을 달여서 먹는다.
- 피부병(皮膚病) : 잎을 그늘에 말려 달여서 땀띠, 습진(濕疹), 피부병(皮膚病)에 바르면 잘 낳는다.
- 식중독(食中毒), 기침 : 벚꽃잎을 꿀에 버무려 벚꽃청을 만들어 차로 마신다.

12) 제비꽃

[특 징] 우리나라 아무데나 자라며 흰제비꽃, 삼색제비꽃, 졸방제비꽃, 태백제비꽃, 단풍제비꽃, 장백제비꽃, 각시제비꽃, 간도제비꽃등 40여종이 있다. 꽃 빛깔도 연보라색, 진한보라색, 흰색, 노란색등이 있고 약으로도 쓰고, 나물로도 먹으며 염색재료로 쓰고 향수의 원료로 사용하기도 한다. 밀가루 옷을 입혀 튀김을 만들어 먹기도하고 꽃을 밥에 섞어 만들어 먹을 수도 있다.

[약 효] 맛은 쓰고 매우며 성질은 차다. 열(熱)을 내리고 독(毒)을 풀며 균을 죽이고 염증을 없애는 작용을 한다.

생인손을 앓을때 날로 찧어 붙이면 신기하게 잘 낫는다.

갖가지 염증(炎症), 연주창(連珠瘡), 피부염(皮膚炎), 종기(腫氣) 헌데, 상처 곪은데 등에도 찧어 붙이거나 달여 먹는다.

- 관절염에는 말린제비꽃 100g과 말린 질경이 100g을 4~5리터의 물에 약한 불로 반쯤 달여 마시고 그물로 하루 3~4번 찜질을 한다.
- 불면증(不眠症)이나 변비(便秘)에는 말린 뿌리 3~5g을 달여 잠자기 30~40분전에 먹는다.

- 황달(黃疸)에는 말린것 10~15g, 날것 30~60g을 달여 먹는다.
  겨우살이, 꾸지뽕나무, 느릅나무 뿌리껍질 등과 제비꽃을 섞어 달여 복용하면 악성 종양에 효과가 있다.

13) 초피나무

[특 징] 키 3m, 지름 15cm쯤 자라는 낙엽떨기 나무로 조피, 재피, 지피, 천초, 남추, 진초, 산초, 파초, 촉초등으로 불리며 해발 1000m아래의 산야에 자생하거나 심어 기른다. 열매껍질을 향신료와 약으로 쓰고 씨앗이나 어린잎, 나무줄기도 여러 용도로 쓴다. 초피가루는 추어탕에 사용하거나 각종 향신료로 쓰고 있다.

[약 효] 해독(解毒), 구충(驅蟲), 진통(鎭痛), 건위약(健胃藥)으로 많이 쓰며 균을 죽이는 힘이 강하여 갖가지 질병에 활용한다.

- 허약한 몸을 튼튼하게 하는데 : 초피 1근을 볶아 백복령 10냥을 껍질을 버리고 가루내어 꿀로 오동자 만한 알약을 만들어 두고 한번에 50개씩 먹는다. 오래먹으면 눈이 밝아지고 안색이 좋아진다.
- 대머리 : 초피나무 잎을 찧어 붙이면 머리가 난다.
- 탈항(脫肛) : 빈속에 초피 1돈을 씹어서 물로 먹거나 가루내어 먹는다 3~5번 먹으면 낫는다. 자궁출혈과 자궁염에는 초피 열매를 볶아 가루내어 한번에 1돈씩 따뜻한 술로 먹는다.
- 겨울에 추위를 타지 않고 한여름에도 땀이 나지 않게 하는 법 : 초피열매 2되를 맑은 물 1말2되에 넣고 이틀동안 담갔다가 즙을 짜낸것에다 초오가루(초오를 진흙에 싸서 구워 배꼽을 버리고 가루낸 것) 160g을 섞어 구리그릇에 담아 약한 불로 엿처럼 달여 벽오동 씨만하게 알약을 만든다, 한달만 먹으면 추위와 더위를 모르게 된다.

14) 쇠비름

[특 징] 길옆이나 밭에 흔한 잡초로서 줄기와 잎이 다육질로 잎은 긴 타원형

꼴이다. 한해살이풀로 줄기는 밑둥에서 갈라져 땅을 기며 자라고 꽃은 6월에서 가을 까지 노랗게 피며 열매는 꽃이 지고나면 까맣게 익는다. 오행초라고 부르기도 하는데 잎, 꽃, 씨앗, 줄기, 뿌리의 색깔이 각기 다르기 때문이다.

[약 효] 악창(惡瘡)과 종기(腫氣)를 치료하는데 효과가 있으며 오래 달여서 고약처럼 만들어 환부에 바른다. 나물로 먹으면 피부가 개끗해지고 몸속의 나쁜 독소를 배출하고 대 · 소변을 잘나오게 한다.

- 염증(炎症), 종기(腫氣) : 날로 찧어서 붙인다.
- 설사(泄瀉), 만성대장염 : 죽으로 끓여 먹는다.
- 저혈압(低血壓), 대장염(大腸炎), 관절염(關節炎), 변비(便秘), 여성의 적.백대하, 임질, 설사(泄瀉) : 생즙을 내어 소주잔으로 한잔씩 아침. 저녁으로 먹는다.
- 맛은 시고 성질은 차다. 열을 내리고 독을 풀며 어혈(瘀血)을 없애고 벌레를 죽이며 오줌을 잘누게하고 강심작용, 혈압상승, 억균작용, 자궁수축작용, 지혈작용이 있으며 심경(心經), 대장경(大腸經)에 작용한다.
- 종기(腫氣), 종창(腫瘡) : 쇠비름을 태우면 재에서 수은이 추출되는데 이를 사용한다.

15) 백 급

[특 징] 난초과에 딸린 여러해살이 풀로 우리나라에서는 '자란' 이라 부른다. 5~6월에 빨갛게 꽃이피고 제주도 남부지방, 섬지방의 바닷가 돌 많은 흙에 드물게 자라며 온실에서 가꾸기도 한다. 키는 50cm쯤이고 잎은 넓은 칼 모양이며 세로줄이 빽빽하게 나 있다. 뿌리는 둥글고 흰 구경으로 점액질이 많아서 접착제를 만드는 원료로 쓰기도 한다.

[약 효] 폐(肺)를 튼튼하게 하고 출혈을 멈추며 부은것을 내리고 새살이 잘나오게한다. 덩이뿌리를 가을에 캐서 물에 씻어 증기에 쪄서 말린다. 맛은 쓰고 달며 성질은 서늘하다. 지혈(止血), 궤양치료(潰瘍治療), 억균작용(抑菌作用)등이 있다.

- 폐, 위출혈, 십이지장궤양, 갖가지 종기, 종양 : 뿌리 말린것 3~9g을 달여

먹는다. 토혈(吐血) : 뿌리 4g, 띠꽃 8g에 물 200cc를 붓고 달여서 하로 3번 마신다.

- 결핵 토혈 : 뿌리 말린 가루를 한번에 3~5g씩 하루 두번 따뜻한 물로 먹는다. 3개월이상 꾸준히 먹어야 한다. 갑작스런 각혈에는 7~10g을 달여서 단번에 마신다.
- 칼이나 낫에 다친 상처 : 뿌리 가루를 뿌리면 흉터가 남지 않고 잘 낫는다.
- 기침, 코피 : 뿌리 가루를 한번에 3~5g씩 먹는다.

16) 번행초

[특 징] 바닷가 모래밭에 자라는 다육질의 여러해살이 풀로 '갯상추' 라고도 하며 중부이남의 바닷가 모래 사장이나 바위틈 같은곳에 자라며 줄기가 땅을 기듯이 자라는데 가지를 많이 치기 빼문에 한포기가 한아름이 되는것도 있다. 줄기와 잎이 다육질이어서 잘부러지고 꺾으면 희고 끈적끈적한 즙이 나온다. 꽃은 4월에서 11월 까지 노란 종모양의 꽃이 핀다.

[약 효] 위염(胃炎), 위궤양(胃潰瘍), 위산과다(胃酸過多), 소화불량(消化不良) 등 위장병(胃腸病) 치료 및 예방에 효과가 높은 약초인 동시 야생 채소 이다. 잎과 줄기를 그늘에 말렸다가 차로 오래 마시면 소화불량, 숙취(宿醉)로 인한 메스꺼움, 위염 등이 예방 또는 치료 된다. 민간에서는 위암 치료에도 사용 한다. 봄철 입맛 돋우는데, 고혈압, 빈혈, 허약체질에도 효과가 좋다. 육류나 생선의 부패를 방지하는 데도 쓴다.

- 위장병, 속병, 가슴알이, 장염 : 여름철 줄기와 잎을 말려서 20g쯤에 물 2홉을 넣고 반쯤 졸여서 하루 세번 나누어 마신다.

17) 고수풀

[특 징] 향채라고 하여 중국인이 즐겨 사용하는 향신료로 한방에서 호유실이라하여 건위(健胃)및 소화제(消化劑)로 사용하며 일본에서는 고엔도로라하여 생선이나 고기요리에 사용한다.

미나리과에 딸린 한해살이 풀 40~60cm 정도의 키, 잎은 잘고 가늘게 찢어져 있으며 여름철에 흰색이나 분홍색 꽃이 피고 열매가 맺는다.

[약 효] 고수풀 뿌리와 잎은 맵고 성질은 따뜻하며 생체로 먹거나 김치를 담가 먹는다. 소화를 잘되게 하고 오장(五臟)을 편하게 한다. 빈혈(貧血)을 고치고 대.소장을 이롭게 한다. 배의 기(氣)를 통하게 하고 사지의 열을 없애며 두통(頭痛)을 치료한다. 씨는 벌레독, 치질(痔疾), 고기중독, 토혈(吐血), 하혈(下血)등에 즙을 끓여 차게 먹는다. 전립선염에는 고수풀과 더덕을 반반식 진하게 달여서 마시며 3개월 넘게 꾸준히 복용한다.

18) 수 영

[특 징] 여뀌과에 딸린 여러해살이풀로 괴싱아. 괴시양, 괴승애, 산모, 산대황, 산황,녹각설, 산양제등의 여러 이름이 있으며 길옆이나 논밭둑, 풀밭등에 무리지어 난다. 잎의 모양이 시금치와 비슷하여 산시금초, 신검초등으로 부르기도 한다. 이른봄 굵은 뿌리에서 긴잎자루를 가진 잎이 돋아나와 둥글게 땅을 덮는다. 줄기는 잎가운데서 나오고 꽃은 노랑색으로 이삭모양의 작은 꽃이 4~5월에 노랗게 핀다.

[약 효] 위장병(胃腸病)을 치료하고 위장기능을 강화하는 효과가 있으며 수영을 푹 삶아서 엿기름에 감주를 내려 먹으면 된다. 삶아서 물을 마셔도 좋다.

- 류마티스성관절염 : 수영에 들어 있는 활성 수산이 치료효과를 발휘하며 뿌리를 캐서 잘 씻은다음 소주에 일주일 쯤 두어 노랗게 우러나면 하루 3~4잔씩 한번에 마신다.
- 옴, 어루러기등 피부병, 화상(火傷), 치질(痔疾) : 뿌리 생즙을 내어 바른다.

19) 잔 대

[특 징] 초롱과에 딸린 여러해살이 풀로 딱주, 사삼, 남사삼, 조선제니, 백마육잔디, 잔다구 등의 이름이 있다. 모든 풀종류 중에서 가장 오래사는 식물로

산삼과 같이 수백년 묵은 것도 있다. 해마다 뇌두가 생기므로 나이 추정이 가능하며 생육조건이 맞지 않으면 땅속에서 휴면하기도 한다. 우리나라에도 약 40종이 자생한다.

[약 효] 성질은 차고 맛은 달다. 폐경(肺經)에 주로 작용하므로 가래를 삭히고 갈증을 멈춘다. 중금속, 약물, 식중독(食中毒), 독사중독, 벌레독, 종기(腫氣)등을 치료하는데 쓰며 하루 10~15g을 달여서 먹거나 가루내어 먹는다.

여성의 산후풍(産後風)에도 신효하다. 말린것 3근과 가물치 큰것 한마리를 넣고 푹 삶아서 그 물만 마신다. 자궁염, 월경부조(月經不調), 자궁출혈(子宮出血)등 에도 효과가 좋다.

20) 흰무궁화

[특 징] 무궁화는 우리나라를 상징하는 나라꽃이다. 군자의 기상을 지닌 완벽한 꽃으로 예찬을 받고 있다. 일제시대에 많은 수난을 당해 현재는 오래묵은 나무가 없으며 최근 들어 다시 심기 시작한 꽃나무이다. 목근, 근화, 훈화, 순영, 일급, 일화,번리초등 여러 이름으로 쓰이기도 한다.

[약 효] 약성은 순하고 독이 없으며 장풍과 사혈을 멋게하고 설사후 갈증에 달여 마시면 효과가 있으며 잠을 잘자게 하고 적이질(赤痢疾), 백이질(白痢疾)을 고친다.

부인들의 적.백대하증 치료 및 종기의 통증을 멋게하고 옴치료에 쓴다. 달인물로 눈을 씻으면 눈이 맑아진다. 건조한 것을 습윤(濕潤)하게 하고 혈액순환(血液循環)을 돕는다. 머리의 돈버짐, 쇠버짐, 무좀, 치질(痔疾), 탈항(脫肛), 이질(痢疾), 가래, 구토(嘔吐), 두통(頭痛), 편두통(偏頭痛)등의 질병에 껍질이나 잎, 꽃을 달여서 먹거나 가루내어 바른다.

뿌리는 간질(癎疾)에 특효가 있다. 무궁화 뿌리를 캐서 그늘에서 말려 하루 한 냥씩 달여서 세번에 나누어 마신다. 흰꽃이 피는 나무만을 약으로 쓴다.

백일해(百日咳)에는 흰꽃을 달여 마신다. 2~3주면 완치되며 무좀에는 뿌리를 달인 물로 자주씻거나 담근다.

꽃차는 소변을 잘나오게 하고 부은것을 내리며 독울 풀어주는 역할을 하여 위장이 튼튼해지고 비만증(肥滿症) 치료에도 효과가 있다.

21) 딱지꽃

[특 징] 땅바닥에 납작하게 퍼져서 자라는 풀이며 잎은 톱날을 닮았고 뒤변에 털이 빽빽하게 나있으며 줄기는 보랏빛 이다. 6~7월에 꽃잎이 다섯개인 황금빛 작은 꽃이 핀다. 각지의 들이나 풀밭에서 흔히 자란다. 한국, 중국, 일본에서 구황식물로 먹었다는 기록이 있다. 한방에서는 약으로 쓴일이 거의 없다.

[약 효] 뿌리는 지혈제로 매우 훌륭하여 자궁출혈, 장출혈, 치질출혈, 코피, 각혈, 피오줌을 누는데, 암으로인한 출혈, 대변볼때 피나는것등 온갖 출혈에 딱지꽃 뿌리 40g을 진하게 달여 차대신 하루 4~5번 마신다.

딱지꽃 뿌리는 봄이나 가을철에 뿌리채 캐서 그늘에 말려 약으로 쓰며 맛은 약간 쓰고 성질은 평(平)하므로 아무 체질에나 쓸수 있다. 풍습(風濕)을 없애고 열(熱)을 내리며 독(毒)을 푸는 작용을 한다.

티푸스균, 적리균, 포도알균 등 균을 죽이며 염증을 치료하고 모세혈관(毛細血管)을 튼튼히 하고 혈액순환(血液循環)을 좋게하는 작용이 있다. 진통(鎭痛), 진정작용으로 류머티스 관절염, 통풍(痛風), 신경통(神經痛), 위염(胃炎), 장염(腸炎), 기관지 천식, 기침, 당뇨병(糖尿病)에도 좋다.

채소 대신 나물로 먹기도 하여 영양분이 풍부하다. 비슷한 종류로 양지꽃이 있는데 같은 용도로 사용 한다.

11. 뇌(腦), 정신(精神) 관련약초

1) 천 마

[특 징] 난초과에 달린 여러해살이 풀로 키 30~100cm쯤 외줄기로 곧게 자라고 뿌리는 고구마처럼 생겼다. 줄기는 붉은 밤색에 조그마한 잎이 듬성듬성 난다. 5~6월쯤 줄기가 나와 힌꽃을 피운후 곧 시든다. 뿌리를 천마라고 하며 줄기를 적전, 또는 정풍초라고 하며 참나무 뿌리 삭은데서 뽕나무 버섯과 공생한다.

[약 효] 뇌질환(腦疾患) 계통의 최고 신약이며 두통(頭痛), 중풍(中風), 불면증(不眠症), 고혈압(高血壓), 우울증(憂鬱症) 같은 두뇌의 질환에 효력을 발휘하고 위궤양(胃潰瘍), 간질(癎疾), 간경화증(肝硬化症), 당뇨병(糖尿病), 식중독(食中毒), 디스크, 백혈병(白血病), 암(癌)등 광범위한 질병에 효과가 있다.

맛은 맵고 성질은 평하며 독은 없다. 풍습(風濕)으로 인한 질환과 마비증(痲痺症), 팔다리가 오그라드는 것, 어린이의 풍간, 잘놀라는 것을 치료하고 허리와 무릎을 잘쓰게 하며 근력을 높여 준다. 오래 먹으면 기운이 나고 몸이 거뜬해지며 오래 산다.

피를 맑게하고 어혈(瘀血)을 없애며 담(痰)과 습(濕)을 제거하고 염증을 삭이고 진액을 늘리며 피나는 것을 멎게하고 설사를 멈추고 독을 풀어 주며 갖가지 약성을 중화하고 완화하며 아픔을 멎게하며 마음을 진정시키는 등의 작용이 있다.

뇌출혈(腦出血), 중풍(中風)으로 쓰러졌을 때 생즙을 먹이면 신통한 효과가 있고 식중독이나 농약중독에도 즙을 먹인다. 2~3일이면 후유증 없이 완치 된다. 뇌출혈로 인한 마비나 간질(癎疾)이 온사람, 교통사고 마비, 중풍후유증등도 천마 생즙이나 천마술을 오래 먹으면 완치가 가능하다.

천마는 날로 썰어 말리거나 소주에 담가 복용하며 생즙을 발효시켜 쓰면 효과가 더욱 뛰어나다.

항암작용도 강해 위암(胃癌), 폐암(肺癌), 간암(肝癌)등에 효과가 있으며 천마

가루를 하루 세번 한숟가락씩 먹는다.
종기(腫氣), 피부암(皮膚癌), 습진(濕疹)등에는 강판에 갈아 생즙을 붙이고 천으로 매어둔다.

2) 원추리

[특 징] 근심을 잊게하는 풀로 알려진 약초 환초, 망우초, 금침채, 의안초등으로 쓰며 어린싹을 나물로 즐겨 먹는다. 여름철에는 꽃을 따서 김치를 담가 먹거나 나물로 무쳐 먹기도 한다. 무릇난과에 딸린 여러해살이풀로 뿌리부분에서 가늘고 긴잎이 돋아나며 끝이 뾰죽하고 여름철에 꽃줄기가 나와서 백합과 닮은 노란색 꽃이 핀다. 뿌리에는 맥문동을 닮은 괴경이 달리는데 먹을 수 있어서 구황식물로 이용하기도 하였다.
[약 효] 마음을 안정시키고 스트레스, 우울증을 치료하는 약초이며 폐결핵(肺結核), 빈혈(貧血), 황달(黃疸), 변비(便秘), 소변불통(小便不通)등에 치료약으로 쓴다.
뿌리 달인물은 결핵균을 죽이는 효과가 있고 전초에 이뇨작용 항염증작용, 지혈작용, 해독작용이 있다.
약간 독이 있으므로 많이 먹지 않아야 하며 뿌리와 잎을 그늘에 말려 가루내어 찻숟가락으로 하나씩 식전에 먹거나 생즙내어 먹는다. 관절염(關節炎), 상처, 종기(腫氣), 요통(腰痛) 등에는 뿌리나 잎을 찧어 붙인다.

3) 석창포

[특 징] 상록성이며 천남성과에 달린 여러해살이 풀이다. 못가나 습지 개울가에 저절로 난다. 잎과 뿌리에서 독특한 향기가 나며 물살이 센 바위틈에서 잘 자라며 생명력이 매우 강하다. 석창포 화분을 책상위에 두고 밤새 책을 읽어도 눈이 피로하지 않을 정도로 청량, 건위약으로 쓴다.
[약 효] 항암 성분이 있어 암치료약으로도 쓰며 다음과 같은 증세에 쓴다.

- 건망증, 기억력 향상 : 석창포 3~6g을 달여서 차처럼 수시로 마신다. 원지를 더하여 복용하면 더욱 좋다.
- 온갖 독을 푸는데 : 석창포와 백반을 각각 같은 양으로 섞어 가루내어 한번에 3~5g씩 먹는다.
- 중풍(中風) : 석창포 3~10g을 달여서 하루 3~4번 나누어 먹거나 달인물로 막걸리를 만들어서 먹는다. 구준히 복용하여야 한다.
- 피부 가려움증 : 석창포 달인물로 아픈부위을 씻고 가루를 하루 2~3번씩 바른다.
- 감기, 소화불량, 식욕부진 : 석창포 3~5g, 삽주뿌리 10~20g을 함께 가루내어 하루세번 식후에 먹는다.

4) 피나무

[특 징] 피나무 껍질은 섬유질이 질기고 잘썩지 않아 노끈등에 활용하였으며 기와 대신 지붕을 덮는 재료로도 쓰고 목재는 결이 부드럽고 연하고 가벼워 가구재료로 으뜸이었다. 꽃은 꿀이 많아 밀원식물로 중요한 위치에 있기도 하다.

[약 효] 피나무 꽃은 기침을 삭이고 열을 내리며 통증을 멎게하는 효능이 있어 류머티스성관절염, 위암, 헛배부른데, 위염, 위궤양에 효과가 있다.

골수염(骨髓炎)에는 피나무로 기름을 내어 하루 3~5번식 소주잔으로 반잔에서 한잔씩 먹는다.

피나무 싹은 신장염(腎臟炎)에 효과가 있다. 새순을 따서 음건(陰乾)하여 소변이 잘안나오거나 몸이 부었을때 하루 10~15g을 달여 3~5번 나누어 마신다.

신경성위장병, 신경쇠약, 불면증 등에는 꽃 말린것 3~5g을 달여 차처럼 마신다.

신장결석(腎臟結石)이나 통풍(痛風)에는 속껍질을 까맣게 태워 가루내어 한번에 한순갈씩 차로 끓여 마신다. 살을 빼는데도 효험이 있다.

고혈압(高血壓)이나 동맥경화(動脈硬化)에는 피나무 속껍질을 15~20g에 물1되를 붓고 1/2로 달여 차처럼 마신다. 껍질 달인물로 얼굴을 씻거나 목욕을 하면 살결이 고와지고 기미. 주근깨가 없어진다.

5) 복 령

[특 징] 복령은 베어낸지 여러해된 소나무 뿌리에 기생하여 혹처럼 크게 자란 균핵이다. 지름 30~50cm가량의 덩어리이고 겉은 소나무 껍질처럼 거칠며 속은 희거나 분홍빛이 난다. 속이 흰것은 백복령이라 하고 속이 분홍빛인 석은 적복령이라 하는데 백복령은 적송에 적복령은 곰솔에 기생한다. 구황식물로 이용하기도 한다.

[약 효] 맛은 달고 심심하며 성질은 평하다. 비경(脾經), 폐경(肺經), 방광경(膀胱經)에 작용 한다. 소변을 잘나오게 하고 위장은 튼튼하게 하며 마음을 안정시키는 작용이 있다. 폐위로 담이 막힌것을 낳게 하며 신장에 있는 나쁜 기운을 몰라내고 수종과 임병으로 소변이 막힌것을 잘나오게 하며 소갈(消渴)을 멈추고 건망증(健忘症)을 낫게 한다.

- 소변, 여성 신진대사의 이상 : 15~20g을 달여 먹거나 가루내어 먹는다. 더덕 삽주뿌리, 마등과 함께쓰면 더욱 좋다.
- 당뇨(糖尿) : 복령 20g, 택사. 마 각각 15g씩을 달여서 2개월에서 4개월 꾸준히 먹는다.
- 설사, 급성장염 : 복령, 후박, 귤껍질, 율무, 제비콩, 곽향등과 함께 달여 먹는다, 어린이의 설사에 특효하다.
- 안심, 불면증, 건망증, 어지럼증, 잘 놀라는 증세 등에는 복신의 가루를 15~20g씩 달여 먹거나 가루내어 율무, 밀가루, 쌀가루등과 섞어 수제비나 국수를 만들어 먹는다. 복령 가루와 꿀을 섞어 잠자기전에 얼굴에 꾸준히 바르면 살결이 고와지고 주근깨가 없어진다.
- 산후풍(産後風) : 복령가루를 술밥에 섞어 막걸리를 빚어 조금씩 자주 먹거나 솔뿌리 3근과 복령5근을 35도가 넘는 독한 술에 넣고 6개월간 숙성 하여 잠자기 전에 조금씩 마신다.

6) 할미꽃

[특 징] 한자로는 백두옹(白頭翁)이라 쓰며 이른봄 양지쪽 산야나 묘지등에

피는 꽃으로 독이 있어 사용에 유의하여야 하며 꽃이 지고 나면 흰 실가닥처럼 생긴 씨앗이 바람에 날려 퍼진다.

[약 효] 복통(腹痛), 두통(頭痛), 부종(浮腫), 이질(痢疾), 심장병(心臟病), 학질(瘧疾), 위염(胃炎), 뇌질환(腦疾患)등에 신효하다. 뿌리를 잘 법제하여 사용하면 뇌종양(腦腫瘍)을 비롯한 갖가지 암(癌)치료에 쓸 수 있다.

두통(頭痛)에는 8~9월에 할미꽃 뿌리를 캐서 양건(陽乾)하여 쓴다. 뿌리 40g에 물1리터를 붓고 달여서 절반쯤으로 줄여들면 꿀이나 설탕을 넣어 한번에 15g씩 하루세번 식전에 마신다. 뒷목이 당기고 아프며 뒷목 밑에 군살이 생긴데 특효가 있다.

몸이 붓는데는 꽃잎 500g을 물3리터에 넣고 절반이 되게 달여 그물과 찹쌀밥 한그릇을 단지에 넣고 뚜껑을 덮어 10일쯤 두면 술이 된다. 이 술을 하루 세번 식전에 한잔씩 먹으면 부종(浮腫), 두통(頭痛), 뼈마디수시는데, 설사(泄瀉), 위염(胃炎), 위궤양(胃潰瘍), 위암(胃癌)등에 좋다.

머리가 빠질때는 노란 꽃가루를 따서 피마자 기름에 개어 바른다.

만성위염(慢性胃炎)에는 뿌리를 깨끗이 씻어 말려 가루내어 한번에 2~3g씩 하루 세번 식후에 먹는다. 15~20일쯤 먹고 7일쯤 기다렸다 낫지 않으면 한번 더 먹는다.

7) 산해박

[특 징] 박주가리과에 딸린 여러해살이 풀로 우리나라 어디서나 흔히 자라며 야산이나 풀밭에서 볼수 있고 한자로는 서장경, 토세신, 천운죽등으로 쓴다. 키는 60cm쯤으로 잎이 마주 나는데 피침 꼴로 끝이 뾰족하고 뜯어보면 흰즙이 나온다. 굵은 수염뿌리가 달렸는데 그늘에 말려 약으로 쓴다. 꽃은 6~7월쯤 엷은 보랏빛으로 피고 열매는 8~9월에 익는다.

[약 효] 정유성분이 날아가 버리므로 너무 오래 달여도 안되며 20분정도가 적당하고 몸이 몹시 허약한 사람은 명현현상이 심하므로 복용을 금한다.

마음을 안정시키고 통증을 멎게하는 작용이 강하여 신경쇠약(神經衰弱)을 치료하는 기초가 되는 약재이며 뿌리, 줄기, 잎 등을 음건(陰乾)하여 가루내어 한번에 10~15g씩 먹거나, 꿀로개어 5g쯤 되게 알약을 만들어 한번에 2개씩 하루 2번 먹는다. 대개 40~60일쯤 복용하면 낫는다. 신경쇠약에는 불가사의할 정도의 약효가 있다.

류머티스성관절염, 몸이 붓는데, 이가 아픈데, 생리통(生理痛), 소화불량(消化不良), 요통(腰痛), 신경통등에 쓴다. 타박상(打撲傷), 피부염(皮膚炎)등에는 생즙을 바른다.

8) 송 이

[특 징] 송이는 9월이나 10월 오래묵은 소나무 밭에서 자라는 버섯으로 맛과 향이 높아서 인기가 좋다. 그윽한 솔향과 매혹적인 맛이 일품이다. 맛뿐이 아니라 각종 질병의 치료 효과도 매우 좋다.

[약 효] 마음을 안정시키고 항암효과가 매우높은 약재 이다. 상황버섯 보다도 오히려 항암효과가 높은것으로 알려져 있다. 맛은 달고 성질은 평하다. 함유된 다당류가 항암효과를 나타내는것으로 보고 있다. 인후암(咽喉癌), 뇌암(腦癌), 갑상선암(甲狀腺癌), 식도암(食道癌) 같이 윗몸쪽의 암(癌)에 효과가 높다고 한다. 순산(順産)의 특효약으로 쓰며 대장염(大腸炎)으로 인한 설사(泄瀉) 및 산후 혈기 부족증에도 쓴다. 식용을 하거나 하루 3~5g을 달여서 마신다.

12. 눈, 코, 귀, 입 관련약초

1) 물푸레나무

[특 징] 껍질을 벗겨 물에 담가 놓으면 물이 파랗게 된다. 강원도에서는 수청목이라 부르며 한방에서는 진백목이라 부른다. 가장 단단하고 질긴 나무로 도리

깨, 도끼자루등 연장자루와 야구방망이, 스키등을 만들어 사용한다. 우리나라 어디서나 자라며 태운재는 염료로도 귀하게 썼으며 승려들이 주로 사용하였다.

[약 효] 눈병에 신약이다. 눈충혈, 결막염, 트리코모나스등 일체의 눈병에 물푸레 나무 껍질을 물에 달여 얇은 가제로 3~4번 걸러 낸 물로 눈을 자주 씻는다. 수액을 점안해도 좋다. 수액은 눈을 맑게하고 시력을 도와 준다. 항상 이용하면 시력이 좋아지고 온갖 눈병이 예방 된다.

- 백내장(白內障), 녹내장(綠內障) : 수액에 죽염(竹鹽), 야생꿀이나 5년이상 묵은 토종꿀을 더하여 여러번 천에 걸러서 하루 4~7회 점안한다.
- 통풍(痛風) : 가지를 잘게 썰어 오래 끓여 그 물을 마시면서 그 물에 찜질한다. 술, 생선, 담배를 금하면 일주일 쯤이면 효과를 볼 수 있다.
- 장염(腸炎), 설사(泄瀉), 기관지염(氣管支炎), 천식(喘息) : 나무껍질 말린것 35g을 진하게 달여 하루 세번 마신다.
- 냉대하(冷帶下), 여성질환, 신장 나빠 몸이 붓는데 : 겉껍질을 긁어 버리고 파릇한 속껍질을 모아서 그늘에 말려 가루내어 하루 세번 1찻숟갈씩 더운물에 타서 마신다.

2) 매발톱나무

[특 징] 줄기와 잎에 날카로운 가시가 있는 떨기나무로 중 · 북부지방의 깊은 산속이나 산능선 양지쪽에 많이 자라며 상동나무, 시금치나무 등으로 불린다. 가을철에 빨갛게 익은 열매가 먹음직 스럽고 비타민C가 풍부한 열매이다. 열매로 잼을 만들기도 하며 태백산, 계방산, 함백산등에도 많이 자란다. 왕매발톱나무, 섬매발톱나무, 매자나무, 연밥매자나무, 좁은잎매자나무등의 닮은 식물이 있다.

[약 효] 잼으로 만든 열매는 신경쇠약(神經衰弱)을 치료하고 콩팥. 잇몸출혈 같은 비타민 결핍증세에 효력이 있다. 염증과 간장 질환에 효과가 있으며 봄철이나 가을에 뿌리를 캐어 그늘에 말렸다가 잘게 썰어 달여서 복용한다.

구내염(口內炎), 관절염(關節炎), 간염(肝炎), 위염(胃炎), 위궤양(胃潰瘍), 담낭염(膽囊炎), 위암(胃癌), 간암(肝癌), 식도암(食道癌), 자궁출혈(子宮出血), 산후

출혈(産後出血), 변비(便秘), 설사(泄瀉), 황달(黃疸), 담석증(膽石症), 기침억제에 효과가 있다.

- 고혈압(高血壓) : 어린줄기와 잎을 달여 마신다.
- 암치료 : 뿌리나 뿌리껍질 20~40g을 달여서 마신다.
- 결막염(結膜炎), 눈 염증 : 줄기나 뿌리를 달인 물을 걸러 점안하거나 세안한다.
- 열매는 즙을내어 설탕을 넣고 끓여 청량음료로 마시면 좋고 분쇄기로 갈아서 즙을 마셔도 좋다.

3) 작두콩

[특 징] 한방에서는 도두, 협검두라고 하는 콩종류로 장미목 콩과에 딸린 한해살이 덩굴풀이다. 잎자루가 길고 3개의 잎이 달린다. 꽃은 연분홍 또는 연한 자줏빛으로 피며 열매는 길이가 20~30cm정도로 콩중에서 가장크다. 콩알도 손가락 마디 만큼 큰것이 특징이다.

[약 효] 맛은 달고 성질은 따뜻하다. 위경(胃經), 대장경(大腸經)에 작용한다. 중초(中焦)를 덥혀주고 기(氣)를내리며 신(腎)을 보(補)한다. 항종양 활성을 나타내며 허한성 딸꾹질, 구토, 헛배 부른데, 신허요통(腎虛腰痛), 가래, 기침등에 쓴다. 하루 9~15g을 달여먹거나 볶아서 가루내어 먹는다.

- 치조농루, 누내염 : 차로 달여 입가심을 한후 마신다.
- 치루(痔漏), 치질(痔疾) : 가루내어 먹서나 차로 마신다.
- 축농증(蓄膿症), 비염(鼻炎), 중이염(中耳炎), 위염(胃炎), 위궤양(胃潰瘍), 장염(腸炎), 장궤양(腸潰瘍)등을 치료하고 항암 효과도 높다.
- 천식(喘息), 관절염(關節炎), 신허요통(腎虛腰痛)에 효과가 있고 변비(便秘), 비만증(肥滿症) 등을 치료한다.

4) 도꼬마리

[특 징] 엉거시과에 딸린 한해살이 풀로 키는 2m쯤 자라고 줄기와 잎에 털이

많으며 잎은 톱니가 있고 둥그스럼한 세모꼴이다. 여름에 연한 녹색 꽃이피어 가을에 가시가 많은 열매를 맺는다. 씨앗을 창이자, 시이실, 호시, 지규, 시일, 상사 등으로 부른다.

[약 효] 옛부터 나병, 축농증(蓄膿症), 비염(鼻炎), 관절염(關節炎) 등의 치료약으로 이름이 높다.

- 축농증(蓄膿症) : 씨앗을 가루내어 물에 타서 수시로 콧속을 씻어주고, 그것으로 양치질을 하고 줄기와 잎을 달여 차처럼 마시면 웬만한 축농증은 보름정도면 완치된다.
- 알콜중독 : 씨앗을 은은한 불로 볶아서 하루 100개쯤을 물에 넣고 달여서 그 물을 차처럼 수시로 마신다. 차츰 술맛이 없어져서 마시지 못하게 되며 술로 인한 독이 모두 풀린다.
- 중풍(中風), 두통(頭痛) : 씨앗을 볶아 가루내어 1찻숫가락에 하루 3번 먹거나 술에 담가 우려내어 복용한다. 두통(頭痛), 가벼운 중풍, 고혈압(高血壓) 등이 낫고 중풍이 예방된다.
- 백전풍 : 줄기와 잎을 진하게 달여 고약처럼 만든 다음에 오동나무 씨 크기로 알약을 만들어 한번에 20~30알씩 하루 2~3회 복용한다. 복용하는 동안 모든 육류와 술, 커피, 인스턴트 음료, 라면등은 먹지 말아야 한다. 6개월이상 복용하면 효과가 있다.
- 종기(腫氣), 악창(惡瘡), 치통(齒痛), 중이염(中耳炎), 두드러기, 온갖 피부병 : 음력5월5일 줄기와 잎을 채취하여 씻어 말렸다가 물로 오래달여 고약처럼 만든것을 '만응고' 라 하며 아픈 부위에 바른다.
- 몸살, 감기, 뼈마디가 쑤실때 : 씨앗가루 반홉을 물한되에 타서 반이 되도록 달여 하루 세번 나누어 마신다.

5) 토종오이

[특 징] 거의 멸종위기에 있는 오이로 강원도 산골 오지에서나 볼수 있을 정도이며 3월초순에 씨앗을 심어 5월중순 부터 서리가 오기 전까지 오랜기간동안 열매가 열린다. 덩굴이 길게 뻗지 않고 잎도 드문드문나며 열매도 많이 맺

히지 않으나 맛이나 향은 훨신 좋다. 열대성 음성식품으로 무더위를 이기는 청량음식이며 몸안의 노폐물을 제거해주는 역할을 한다.

[약 효] 오이차는 부종(浮腫)을 내리고 숙취(宿醉) 술독을 푸는데 으뜸이며 심장성 부종, 신장성 부종, 중년여성의 대사부진으로 이한 손이 붇는데 효과가 있다.

최고의 해독제인 동시 화상치료(火傷治療)의 명약으로 물이나 불에 데었을 때 토종오이 생즙 5홉쯤을 마신다.

더위를 먹거나 술 중독에도 생즙을 먹이며 오줌소태나 비뇨기과 질병에는 묵은 조선오이 한개에 식초 소주잔 한잔을 부은다음 물 3사발에 넣고 삶아서 하루 세번씩 2~3일 먹는다. 뿌리를 달여 먹거나 줄기를 달이거나 생즙을 내어 먹어도 좋다.

암치료에도 일정한 효과가 있고 피부(皮膚)를 곱게하는 미용재료로도 쓴다. 미용재료는 오이즙과 살구씨 찧은것, 날계란 한개, 수세미덩굴에 더 받는물을 섞어 얼굴에 바른뒤 마른뒤에 떼어내고 맛사지 한다.

오이줄기를 잘라 수액을 받아 사용하기도 한다.

6) 약모밀

[특 징] 제주도와 울릉도 및 남부지방의 산속 그늘지고 물기가 많은 땅에 자라는 여러해살이풀로 잎모양은 고구마 잎을 닮았으며 줄기는 붉다. 초여름 줄기 끝에서 흰꽃받침이 있는 노란꽃이 하나씩 핀다. 잎과 줄기에서 고기 비린내를 닮은 냄새가 나서 어성초라고 부른다. 중약초, 즙채, 십약등 여러 이름이 있다.

[약 효] 요도염(尿道炎), 방광염(膀胱炎), 자궁염(子宮炎), 폐렴(肺炎), 축농증(蓄膿症), 치루(痔漏), 탈홍, 악창(惡瘡)등 염증질환에 신약이며 고혈압(高血壓)에도 효과가 있고 해독작용도 강력 하며 혈당치를 낮추고 항균작용이 강력한 식물이다.

- 축농증 : 약모밀 20~30g을 물 500ml에 넣어 300ml쯤으로 달여서 하루 세번 나누어 마신다. 또는 달인물에다 소금을 넣어 하루 2~3번씩 콧속으로 넣어 입으로 뱉어내기를 반복하면 효과가 빠르다.

- 만성중이염 및 화농성중이염 : 약모밀 20~30g을 달여서 하루 2~3차례 나누어 마신다. 한달쯤 지나면 치료효과가 나타나기 시작한다.
- 변비(便秘) : 약모 말린것 20~30g을 달여 마신다.
- 치질(痔疾), 치루(痔漏) : 진하게 달여 날마다 차대신 마신다. 달인물로 아픈부위를 씻거나 찜질을 수시로 한다. 허리까지 목욕을 해도 좋다. 치루(痔漏)에는 약모밀을 은박지에 싸서 까맣게 태워 가루로 만들어 참기름에 개서 고약처럼 붙인다. 두세달이면 낳는다.
- 습진(濕疹), 무좀 : 약모밀 15g, 인동꽃 5~10g을 잘게 썰어 물 300g에 넣어 반이되게 졸여서 하루 3번 밥먹기 전에 먹고 달인물로 아픈부위를 자주 씻는다. 완선, 버짐증의 갖가지 피부병에 효과가 있다.
- 종기(腫氣) : 신선한 잎이나 뿌리를 잘게 썰어 은박지에 싸서 불에 익힌 다음 짓찧어서 아픈부위에 하루2번 붙인다.
- 폐렴(肺炎) : 약모밀과 도라지를 2 : 1로 섞어 날마다 20g씩 달여 서너번 마신다.
- 여드름 : 약모밀 20g을 진하게 달여 하루 3~4번 마시고 생즙을 3~5번 바른다. 2~3개월이면 낫는다.
- 농약을 마셨을때 : 마신지 3~4일 이내에 약모밀 생즙을 먹이면 후유증 없이 치료 된다. 이밖에 정력증강 및 항암작용등이 있다.

13. 부인병(婦人病), 피부미용(皮膚美容) 관련 약초

1) 익모초

[특 징] 익모초는 꿀풀과에 딸린 두해살이 풀이다. 높이 1M쯤 자라고 심장모양의 잎이 뿌리에 붙어서 나고 다음해는 줄기가 나서 자란다. 줄기에 나는 잎은 깃처럼 깊게 갈라져 마주 난다. 여름철에 가지끝에 분홍빛을 띈 보라빛 꽃

이 돌려붙기로 핀다. 열매는 가을에 까맣게 익는다. 암눈비앗, 충위등으로 불리고 씨앗을 충위자라 한다.

[약 효] 꽃피기 전인 5~6월에 베어 음지에 말려 약으로 쓰며 여성의 여러병에 효과가 있고 산전 산후의 병에는 특이한 효과가 있다.

자궁수축, 강심작용, 지혈작용, 혈압낮춤, 이뇨작용, 항암작용등 다양한 효과로 웬만한 질병에는 거의 쓸 수 있다.

고혈압(高血壓), 협심증(狹心症), 신근염, 신경쇠약(神經衰弱)에 좋고 부인의 월경과다, 산후출혈, 생리통(生理痛), 생리불순, 산후복통, 산전후허약증등 여성의 생리를 조절하는데 매우 좋은 약이다.

항암작용도 강하여 유방암에는 진하게 달인물로 자주씻고 자궁암이나 위암에는 15~20g을 달여서 하루 3번에 나누어 복용한다.

여성의 생리통에 익모초 조청을 만들어 먹으면 좋다. 조청은 익모초를 삶아서 건데기를 건져내고 다지 졸이면 된다. 하루 3번 한두숟가락씩 먹는다.

몸이 허약하고 임신이 안될 때는 익모초 30~60g에 물1되를 붓고 1/3이 되도록 약한불로 달여 그물로 닭(오리)을 삶아 고기와 국물을 다 먹는다.

익모초 생즙을 마시면 더위로 인한 병을 예방하거나 치료할 수 있고 씨앗은 택사, 황련, 구기자, 탱자열매, 맨드라미씨 등을 함께 가루내어 꿀로 반죽하여 오동나무 씨만하게 만들어 복용한다.

- 생리불순, 냉증(冷症)으로 인한 불임 : 30~50g을 물 1되에 넣어 1/3이 되도록 달여 수시로 마신다.
- 동맥경화(動脈硬化), 고혈압(高血壓) : 15~30g을 물 1되에 넣어 1/3이 되도록 달여 수시로 마신다.
- 더위 먹었을 때 : 즙을 내어 한번에 한.두숟가락씩 먹는다.
- 손발이 차고 생리가 고르지 않을때 : 가을에 채취하여 햇볕에 말려 가루로 만든다음 한번에 5~10g씩 하루세번 식전에 따뜻한 물로 먹는다. 조청으로 먹어도 좋다.
- 밥맛이 없고 몸이 여위는데 : 생즙을 한번에 한두 숟가락씩 하루 3번 먹는다.

2) 전나무

[특 징] 전나무는 수형이 아름답고 웅장하여 사대부집 차일목으로 널리 심었다. 서양에서는 크리스마스 트리로 인기가 있고 소나무와 잣나무 곁에서 자란다 하여 측백으로 불리기도 한다. 송백류 중에서 가장크게 자라는 나무로 키 40m 지름2m까지 자란다.

[약 효] 여성들의 보음약(補陰藥)으로 이름이 나 있으며 자궁출혈, 냉 · 대하, 이질(痢疾), 설사(泄瀉), 몸이 습(濕)하고 냉(冷)하여 생긴 일체의 병을 치료 한다. 전나무고를 만들어 두고 수시로 복용한다.

전나무잎을 9월에서 2월 사이에 해발이 높은 고지대에서 채취하여 30리터 정도의 가마솥에 잎을 가득넣고 천궁, 생강 300g과 소주 20리터를 붓고 센불로 1시간, 약한불로 10시간 끓여 소주가 4~6리터 줄어들면 체로걸러 찌꺼기는 버리고 오지그릇에 담아 약한불로 졸인다. 고약이 되면 한번에 찻숟가락으로 하나씩 물에 타서 수시로 복용한다.

오래 복용하면 더위와 추위를 타지 않으며 폐(肺)와 다리가 튼튼해 진다. 류머티스관절염, 요통(腰痛), 요도염(尿道炎), 폐결핵(肺結核), 위염(胃炎), 위궤양(胃潰瘍)등 각종 염증 치료에 좋은 효과가 있다.

나무진은 상처나 부스럼등에 좋고 어린가지와 잎은 욕탕재료로 쓰면 류머티스 관절염이나 감기치료에 효과가 있다.

3) 옻나무

[특 징] 옻은 방부제로서도 탁월하며 칠의 원료나 살충제로서 사용하기도 하며 밭둑이나 야산에 널리 자라며 옻 채취를 위해 재배하기도 한다.

[약 효] 소화를 돕고 어혈(瘀血)과 염증을 풀어주며 피를 맑게하고 균을 죽인다.

• 적병(뱃속에 딱닥한 덩어리가 뭉친것), 소화불량(消化不良), 위염(胃炎), 위궤양(胃潰瘍), 초 기위암, 냉증(冷症) : 마른옻껍질 5근, 맥아볶은것, 신곡볶은

것 각3근, 공사인 볶은것, 금은화, 백출, 산사육, 인삼 각2근, 경포부자5냥, 계내금 볶은것1근, 원감초.건강 각반근을 누런 토종개 1마리에 넣고 오래 달인 후 엿기름을 넣어 조청을 만들어두고 작은 숟가락으로 하나씩 먹는다.

- 늑막염(肋膜炎), 골수염(骨髓炎), 관절염(關節炎) : 털과 동을 배낸 오리 1마리를 삶아서 기름을 걷어내고 금은화 1근반, 마른 옻껍질 1근, 지네 300마리를 넣고 오래 달여서 찌꺼기는 짜서 버리고 약물이 1되쯤되게 졸여 조금씩 자주 먹는다. 5마리 이상 먹는다.
- 만성위염, 위궤양, 적체 : 닭1마리에 내장을 빼고 옻나무 껍질을 가득 채워 삶아서 먹으며 옻이 오르면 띠부리 달인물을 마시고 또 그물로 씻는다.
- 담낭, 신장, 방광결석에는 옻닭을 먹거나 날계란에 구멍을 내어 생옻을 조금 넣어서 먹는다. 달걀 10개에 생옻을 넣고 끓여서 하루 동안에 다 먹는다.
- 늑막염(肋膜炎), 간경화(肝硬化)로 인한 복수 찬데 : 옻닭을 3~4마리 먹는다.

4) 접시꽃

[특 징] 아욱과에 딸린 여러해살이풀로 중국 원산이며 6월에 무궁화를 닮은 크고 납작한 꽃이 피고 붉은빛, 흰빛, 자주빛 등의 꽃이 피는데 흰꽃이 피는 것을 약으로 쓴다. 키는 2m쯤 자라고 잎은 넓은 심장꼴로 6~7갈래로 깊게 갈라진다. 어린순은 나물로 먹을 수 있으나 돼지고기나 개고기와 함께 먹어서는 안된다. 혈액형이 O형이나 AB형인 양성체질은 좋고 B형이나 A형은 해로울 수도 있다.

[약 효] 맛이 짜고 성질은 차며 독이 없으며 열을 내리고 장과 위를 이롭게 하며 심기부족을 다스린다. 싹은 결석을 없애고 열을 내리며 독을 풀고 설사를 멎게하며 뿌리와 줄기는 열을 내리고 소변을 잘나오게 하며 농혈을 제거한다. 씨앗은 임질과 낙태효과가 있으며 주종과 옹종을 치료한다. 대하증을 치료하는데 붉은 꽃은 적대하증(赤帶下症)을 흰꽃은 백대하증(白帶下症)을 치료 한다.

- 임질(淋疾) : 접시꽃 뿌리를 짓찧어서 물에 달여 마신다.
- 소변(小便)에 피가 섞여 나올때 : 줄기를 말려 가루내어 술과 함께 한숟가락씩 하루3번 먹는다.

- 급성임질(急性淋疾) : 뿌리 5~10g과 질경이씨 5g을 물로 달여서 날마다 마신다.
- 종기(腫氣)로 인한 통증 : 뿌리 껍질을 벗겨내고 찧어서 붙인다.
- 대하(帶下)로 배가 아플때 : 꽃 35~40g을 그늘에 말려 가루내어 빈속에 5~10g씩 하루 세번 먹는다.
- 대소변이 잘안나올 때 : 씨앗을 가루내어 진하게 다려 마신다.
- 방광결석(膀胱結石) : 씨앗을 볶아서 가루내어 밥먹기 전에 따뜻한 술과 함께 먹는다.

5) 흰봉숭아

[특 징] 동남아시아가 원산지인 한해살이풀로 봉선화, 금봉화, 봉사, 지갑화 등의 여러 이름이 있다. 봉숭아는 옛부터 잡귀나 뱀을 쫓아 낸다고 알려진 식물로 집의 울타리나 장독대옆 밭둘레에 봉숭아를 심어 잡귀와 뱀의 범접을 막기도 했는데 실제로 봉숭아를 심으면 뱀이 싫어하는 냄새로 인하여 가까이 오지 않는다. 그런 의미 로 금사화라 부르기도 한다. 손톱에 봉숭아 꽃을 물들이는 풍습은 귀신이 붉은색을 싫어 하기 때문에 질병이 침범하지 못하도록 한다는 의미의 민속놀이 이다.

[약 효] 흰꽃이 피는 토종봉숭아는 요통(腰痛), 불임증(不姙症), 적취(積聚), 어혈(瘀血), 신경통(神經痛), 신장결석(腎臟結石), 요도결석(尿道結石), 물고기 중독, 변비(便秘)등의 치료에 쓴다.

생선가시가 목에 걸렸을 때 봉숭아 씨앗(급성자)을 가루내어 물에 타서 마시면 가시가 녹아 없어 진다.

난산(難産)으로 고생할 때도 씨앗 몇개를 달여 마시면 골반뼈가 연해져서 순산할 수 있다.

비만증(肥滿症), 과음과식으로 생긴병, 두통(頭痛), 공해독으로 인한병, 체한데, 종기(腫氣), 소화기 계통의 암(癌), 어혈(瘀血), 신경통(神經痛), 월경불순(月經不順), 대하(帶下), 불임증(不姙症), 신장결석(腎臟結石), 요도결석(尿道結石)에 효과가 크다.

식도암(食道癌), 위암(胃癌), 대장암(大腸癌)등 소화기계통의 암(癌)에 씨앗 30~60g을 물 한대접에 넣고 달여 하루 두번에 나누어 마신다.

뱃속에 딱딱한 덩어리나 냉증으로 인한 불임에는 봉숭아 줄기와 뿌리 말린것 40g쯤을 달여서 한번에 맥주잔으로 한잔씩 하루 세번 빨대로 이빨에 닿지 않도록 마신다. 이빨에 닿으면 이가 약해져 빠질 염려가 있다.

심한 요통(腰痛), 신경통(神經痛), 어혈(瘀血)에도 씨앗이나 잎을 30~40g을 달여서 하루 세번 복용한다.

신장결석(腎臟結石)이나 요도결석(尿道結石)으로 통증이 심할 때에는 씨앗과 꽃을 술에 담가두었다가 소주잔으로 한잔씩 마시면 통증이 없어지며 10~20일이면 결석이 녹아 나온다.

6) 오이풀

[특 징] 장미과에 딸린 여러해살이풀로 양지바른 산이나 들에서 자라는데 특히 높은산 바위틈 험한곳에 무리지어 난다. 잎을 뜯어서 코에 대면 오이 또는 수박냄새가 난다. 꽃 모양이 독특하여 마치 젖꼭지처럼 생긴 자주색 꽃이 긴자루 끝에 둥글게 뭉쳐서 핀다. 뿌리는 굵고 딱딱하며 줄기는 곧게서고 털이 없다. 긴 잎자루 끝에 작은잎이 5~13장 난다. 잎은 긴타원형이며 가장자리에 톱니가 있다. 꽃은 7~10월에 피어 8~11월에 씨앗이 익는다. 산오이풀, 가는오이풀, 큰오이풀등의 비슷한 식물이 있다.

[약 효] 생약명으로 지유, 적지유라고 하며 설사(泄瀉), 대장염(大腸炎), 출혈(出血), 악창(惡瘡), 화상(火傷)등에 민간에서 중요하게 쓴다.

화상(火傷)에 최고의 명약으로 잎이나 뿌리줄기를 찧어 붙이면 효과가 있다. 오이풀뿌리, 금은화, 대황, 황경나무 껍질을 같은 양으로 가루를 내어 식용유에 풀처럼개어 화상(火傷)에 바르면 효과가 좋다.

심한 화상에는 오이풀 생즙을 내어 먹이면서 연고를 붙이면 잘 낳는다. 급만성 대장염, 설사등에는 뿌리를 달여서 마시면 즉시 효과가 난다.

장출혈(腸出血), 자궁출혈(子宮出血), 월경과다(月經過多)에 20~35g을 물로 달여서 마신다. 손, 발 습진(濕疹)에는 오이풀을 약한불로 천천히 달여 농축 시킨 것을 하루 5~6번 발라준다.

7) 생강나무

[특 징] 이른봄 가장먼저 노란 꽃을 피우는 나무로 녹나무과에 달린 낙엽떨기나무다. 개동백, 황매목, 단향매, 새양나무, 아기나무 등의 이름으로 불린다. 씨앗으로는 기름을 짜는데 동백기름이라 해서 귀하게 쓰였다. 어린잎을 말려서 차로 마시기도 했는데 이를 작설차라고 한다. 잎을 말려서 튀각을 만들기도 하고 나물로 먹기도 했다. 비슷한 종류로 털생강나무, 둥근생강나무, 고로쇠생강나무가 있다.

[약 효] 생강나무는 맛이 약간 매우면서 시다. 타박상(打撲傷), 어혈(瘀血), 삔데 등에 신통한 효력이 있는 나무로서 삔데나 두통(頭痛), 기침, 복통(腹痛) 등과 산후풍(産後風)에 효과가 있다.

- 산후풍(産後風) : 생강나무 잘게 썬것 40~50g을 물반되에 넣고 진하게 달여서 하루 세번에 나누어 식후 복용하는데 1주일 쯤이면 거의모든 증상이 없어 진다.
- 생강나무 달인약과 메추리알을 5개씩 날것으로 같이 먹으면 효과가 더욱 좋다.
- 씨앗도 약효가 좋아 술에 담가 두었다가 마시면 근육과 뼈가 튼튼해지고 머리가 맑아 진다. 6개월쯤 숙성하여 하루 3번 소주잔으로 한잔씩 마신다.
- 황달(黃疸) : 생강나무와 머루덩굴,찔레나무 뿌리를 함께 달여 먹으면 효과가 있다.

14. 항암효과가 있는 약초

1) 구지뽕나무

[특 징] 뽕나무과에 딸린 낙엽수로서 구지뽕나무, 활뽕나무 등으로 불린다. 6월에 꽃이 피고 가을에 둥근열매가 붉게 익는데 사람이 먹을수 있고 줄기에는 날카로운 가시가 있고 암수 딴그루 식물이다.

[약 효] 여성의 통경(痛經), 어혈(瘀血), 신장결석(腎臟結石)을 없앤다. 자궁암(子宮癌), 자궁근종(子宮筋腫)에 특효약이며 위암(胃癌), 식도암(食道癌), 간암(肝癌), 대장암(大腸癌), 폐암(肺癌), 부인암(婦人癌)등에 민간요법으로 쓴다.

줄기, 줄기껍질, 잎, 열매, 뿌리를 약으로 쓴다.

가지나 줄기를 잘라 항아리에 넣고 태워 기름을 내려 쓰면 약효가 뛰어나다.

열매도 오래 먹으면 머리가 검어지고 신장기능이 좋아진다.

2) 삼백초

[특 징] 제주도를 비롯한 남부지방의 숲속 물기 많은 땅에 드물게 자라는 오래살이 풀이다. 뿌리는 희고 털이 있다. 줄기는 곧게 자라고 잎모양은 달걀모양인데 초여름에 줄기끝 꽃밑에 잎 2~3개가 하얗게 변하는 특징이 있다. 꽃은 이삭모약으로 14cm 넘게 길게 자라며 5~8월에 꽃이 피어 9월에 열매를 맺는다. 천성초, 수목통등의 이름이 있다.

[약 효] 뿌리, 잎, 줄기, 꽃 전체를 약으로 쓴다. 차로달여 마시기도 하고 두부, 돼지고기등과 요리에 이용하며 생즙을 마실 수도 있다. 하루 10~20g을 물로 달여 마신다.

약리작용이 놀랍도록 다양하고 뛰어나다. 변비(便秘), 당뇨병(糖尿病), 간장병(肝臟病), 암(癌), 고혈압(高血壓), 심장병(心臟病), 부인병(婦人病), 신장병(腎

臟病) 등 갖가지 성인병의 예방과 치료에 주목할 많한 효과가 있는것으로 알려져 있다.

숙변(宿便)을 없애고 해독(解毒)및 이뇨작용(利尿作用)이 뛰어나 공해중독, 간장병으로 인한 복수 차는데, 신장염(腎臟炎), 부종(浮腫), 수종(水腫)등의 치료와 간염(肝炎), 간경화(肝硬化), 당뇨병(糖尿病) 치료에도 일정한 효과가 있는 것으로 알려져 있다.

고혈압(高血壓), 동맥경화(動脈硬化) 치료와 예방에 효과가 있어 심장병(心臟病), 중풍(中風), 뇌졸중(腦卒中) 등을 치료한다. 삼백초를 차로하여 늘 마시면 모세혈관이 튼튼해지고 콜레스테롤 수치가 낮아진다.

부인병(婦人病)에 효과가 있어 냉 · 대하, 자궁염 생리불순, 자궁탈출등을 치료한다. 염증을 없애고 항암작용이 강하다.

3) 등나무 혹

[특 징] 종려과에 딸린 덩굴식물이며 초여름에 연한 보랏빛으로 피는 꽃이 아름답고, 은은한 향기도 좋으며 그늘이 좋아 정원수로 흔히 심는다. 생장력이 몹씨 왕성하여 덩굴이 200m까지 자라는 것도 있다. 새순은 등채라고 하여 나물로 무쳐 먹고 꽃은 등화채라 하여 소금물에 술을 치고 버무려서 시루에 찐뒤 소금과 기름에 무쳐 먹었는데 양반들의 풍류식으로 인기가 있었다. 보라색 꽃이 피는 등나무 줄기는 강진향이라고 하여 무속인들에게 인기가 있다.

[약 효] 잎, 꽃, 어린열매 등은 변비가 있는 사람에게 매우 좋은 식품이다. 등나무는 맛이 약간시고 성질은 차다. 열을 내리고 소장과 대장을 윤택케 하는 효과가 있으므로 변비(便秘)가 있는 사람한테는 좋은 식품이다. 그러나 몸이 찬 사람은 많이 먹지 말아야 한다.

- 암치료 : 등나무혹 35~50g, 마름열매 5~10개, 갯상추(번행초) 15~30g, 율무 15~30g을 물 1되에 넣고 반쯤될때 까지 다려서 하루 세번 식전 30분에 마신다. 독이 없으므로 오래 복용해도 탈이 없다.
- 근육통(筋肉痛), 부인병(婦人病), 관절염(關節炎) : 뿌리를 달여 마신다.

4) 부처손

[특 징] 부처손과에 딸린 늘푸른 여러해살이 풀로 마른바위에 붙어서 자란다. 줄기는 빽빽하게 모여 나고 높이는 15~29cm이며 비늘조각 같은 잎이 총총히 붙는다. 우리나라 곳곳의 바위에 붙어 자라며 겨울에도 죽지 않는다. 만년동, 만년초, 장생불사초, 불사초, 회양초, 교시 등으로 부르고 한자로는 권백(券柏)이라 부른다. 비슷한 종류로는 바위손이 있다.

[약 효] 성질은 따뜻하고 평하다. 맛이 맵고 달며 독이 없다. 간경(肝經), 신경(腎經)에 작용한다. 어혈(瘀血)을 없애고 지혈작용을 한다. 마음을 안정시키고 혈액순환을 좋게하며 피를 멎게하며 기침을 멈추고 여성들의 자궁출혈이나 생리불순, 생리통에 효과가 있고 치질(痔疾), 장출혈(腸出血), 탈항(脫肛), 혈뇨(血尿)등에 좋다. 몸을 따뜻하게 하여 여성의 임신(姙娠)을 돕는다. 만성간염(慢性肝炎), 간경화(肝硬化), 황달(黃疸), 기침, 신장결석(腎臟結石), 정신분열증(精神分裂症), 암(癌), 기관지염(氣管支炎), 폐렴(肺炎), 편도선염(扁桃腺炎)에 효과가 있고 노인들의 기력회복에 좋다.

암환자의 방사선치료의 부작용을 막는데 쓰며 부처손 30~60g을 물1되에 넣고 물이 반 될대까지 달여서 하루에 3~4번 마신다.

5) 겨우살이

[특 징] 겨우살이는 나무줄기에 붙어사는 착생식물로 참나무, 팽나무, 뽕나무, 떡갈나무, 자작나무, 버드나무, 오리나무, 밤나무 줄기에 뿌리를 박아 수분을 흡수하여 살아간다.

엽록소를 가지고 있어서 자체 동화작용을 하며 숙주식물에서는 물만을 섭취하고 피해를 전혀 또는 거의 주지 않는다. 번식은 새들을 통하여 한다. 가을에 꽃을 피우고 겨울에 노란열매를 맺는다.

[약 효] 강력한 항암작용이 있는 식물이며 달여 복용하고 위암(胃癌), 신장암(腎臟癌), 폐암(肺癌)등에 효과가 있으며 차대신 달여서 마시면 고혈압(高血壓)

으로 인한 두통(頭痛), 현기증(眩氣症)에 효과가 있고 독한술에 담가서 1년이상 숙성한후 마시면 관절염(關節炎), 신경통(神經痛)에 효과가 있으며 이뇨(利尿) 및 안신작용이 탁월하여 몸이 붓고 소변이 잘안나오는 증세 및 간경화나 암으로 인한 복수, 결핵성 당뇨에 좋고 독성이 없어 안심하고 먹을수 있는 민간약이다.

6) 녹나무

[특 징] 제주도에만 자라는 나무로 '장목', "예장나무"라고도 부르는 상록 활엽수로 키 40m, 둘레 4m가 넘게 자라는 큰 나무로 수명이 길다.
녹나무를 집주변에 심지 않으며, 각종연장의 자루로 사용하여 귀신의 범접을 막고자 하였다. 녹나무를 태우면 향내가 발생하는데 뱀을 쫓거나 벌레를 퇴치하는 효과가 있다. 물에 썩지 않아 다리의 교각등으로 이용하기도 했다고 한다.
[약 효] 녹나무를 증류하여 얻은 정유를 '장뇌'라고 하는데 매우 귀중한 향료로서 살충제, 방부제, 인조향료의 원료, 비누향료, 구충제등으로 널리 쓰이고 약용으로도 쓴다. 신경쇠약, 간질(癎疾), 방광염(膀胱炎), 신우신염등에 치료약으로 쓰고 흥분제나 강심제로도 쓴다.

- 갖가지 암(癌) : 족제비 한마리에 녹나무 100~150g과 5~6시간 고아서 물만 짜서 마시면 효과가 있다고 하며 족제비는 체력을 보강하고 녹나무는 암 세포를 죽이는 역할을 한다.
- 심장, 기생충, 감기, 두통, 불면증 : 녹나무 잎을 차로 달여 마시면 효과가 있다.

7) 느릅나무

[특 징] 느티나무와 닮았으며 산속 물가나 계곡근처에서 자란다. 그 껍질을 유피, 뿌리 껍질을 유근피라고 한다. 열매의 생김새가 특이하여 엽전과 비슷하여 유전이라고 불렀으며 참느릅나무, 둥근느릅나무, 좀참느릅나무는 열매가

9~10월에 익고 당느릅나무, 혹느릅나무, 떡느릅나무등은 4~5월에 익는다.

[약 효] 약으로는 느릅나무의 뿌리껍질을 쓰는데 이른봄에 벗겨 반드시 그늘에 말려 쓴다. 햇볕에 말리면 효과가 반감 한다.

- 종기(腫氣), 종창 : 송진과 느릅나무 껍질을 반반씩 섞어 물이 나도록 짓찧어 붙인다.
- 위궤양(胃潰瘍), 십이지장궤양(十二指腸潰瘍), 소장궤양, 대장궤양 : 느릅뿌리껍질 가루와 율무가루를 3 : 2의 비율로 섞어서 시루떡이나 국수로 만들어 먹는다.
- 위암(胃癌) : 구지뽕나무와 느릅나부 뿌리껍질, 화살나무를 함께 달인물을 먹는다. 직장암이나 자궁암에는 그 물로 자주 관장을 한다.
- 소변불통 : 뿌리속껍질 40g과 옥수수 수염을 동량으로 섞어 물에 달여 마신다.
- 축농증(蓄膿症), 비염(鼻炎) : 뿌리껍질을 진하게 달인 물과 죽염을 3 : 1의 비율로 섞은다음 그 물을 탈지면에 묻혀 잠자기전에 콧속에 넣는다. 처음에는 따갑고 아프지만 1~2개월 계속하면 낳는다.
- 불면증(不眠症) : 봄철에 어린순으로 국을 끓여 먹는다.

8) 짚신나무

[특 징] 야산이나 길가 들에 흔히 자라는 여러해살이 풀로 선학초, 용아초, 황화초,탈력초 등의 여려가지 이름이 있다. 키는 15~60cm쯤 자라고 전체에 흰털이 있으며 버들잎 모양 또는 긴타원꼴의 쪽잎이 어긋나게 붙어 난다. 6~7월에 생긴 꽃대위에 노란색의 작은 꽃이 모여셔 핀다. 열매는 몸에 잘 달라붙는다.

[약 효] 위암(胃癌), 식도암(食道癌), 대장암(大腸癌), 간암(肝癌), 자궁암(子宮癌), 방광암(膀胱癌)등에 쓰며 지혈(止血), 소염, 항균(抗菌), 진통(鎭痛), 항암, 혈당강하, 조혈작용 등이 있는 것으로 알려져 있다. 영양물질이 많아 어린잎은 나물로 먹기도 한다.

뿌리와 줄기 전체를 모두 약으로 쓰며 그늘에 말려야 하고 곰팡이가 피지 않도록 주의한다.

폐결핵(肺結核)으로 인한 각혈, 위궤양 출혈, 치질출혈 등에 짚신나물 말린 것 10~20g을 달여 마신다. 출혈이 많으면 증량한다. 부작용이 없다.

기생충을 죽이고, 요도염(尿道炎), 습진(濕疹), 류머티스, 구내염, 아구창 등에도 효과가 있으며 정력 증강에도 효과가 있으며 차로 달여 먹거나 생즙을 내어 먹는다.

9) 조릿대

[특 징] 대나무 중에서 가장 작은 대나무로 중부 이남의 산에 무리지어 자란다. 상록성이며 키는 1~2m, 지름은 3~6mm쯤 자라며 추위에 강하다. 잎은 길고 가장자리에 잔 톱니와 털이 있다. 일생에 한번 꽃을 피우며 꽃이 피어 열매가 맺고 나면 군락 전체가 말라죽고 씨앗으로 다시 난다.

[약 효] 열(熱)을 내리고 독(毒)을 풀며 가래를 없애고 소변을 잘나오게 하며 염증을 치료하고 암세포를 억제하는 등의 효과가 있다. 더위를 먹었거나 이기기 위하여 잎을 그늘에 말려 차로 끓여 마신다. 단맛이 약간 있고 청량감이 있어 먹기에 좋다. 조릿대 잎은 방부작용이 강하여 음식물을 상하지 않게 한다.

조릿대는 상당히 센 항암작용이 있어 뿌리 10~20g을 푹 달인 물에 가지 씨앗을 불로 살작 볶아서 가루 낸 것을 하루 세번 시건에 한숟가락씩 복용하거나, 줄기를 하루 10~20g씩 물로 끓여 수시로 마신다. 당뇨병(糖尿病), 고혈압(高血壓), 간염(肝炎), 위궤양(胃潰瘍)등에는 뿌리를 달여 물의 마신다.

생명력이 몹씨 강하고 유황성분과 소금기를 많이 함유하고 있어 난치병 치료에 효력을 발휘한다.

10) 마 름

[특 징] 물에 떠서 자라는 한해살이 풀로 뿌리는 물밑의 감탕 속에 있고 줄기

는 물위에 떠 있으며 마름모꼴의 잎이 달려 있다.
여름철 붉은 빛을 띈 흰꽃이 피어 가을에 가시가 달인 마름모꼴의 열매가 열린다. 이 열매를 물밤, 말밥이라고 하고 한자로는 능실(菱實), 수율(水栗)이라고 불린다. 옛날에는 이 열매를 따서 찌거나 삶아서 먹고 죽을 끓여 먹는 등, 식용으로 쓰기도 하였다.

[약 효] 열매는 술독을 풀고 더위 먹은 것을 고치는 약으로 이름이 높다. 오래 먹으면 몸이 가벼워지고 눈이 밝아지며 더위를 타지 않으며 장수한다고 했다. 항암효과도 있어서 위암(胃癌), 자궁암(子宮癌)을 낫게 한다고 한다.
성질은 평하고(혹은차다) 맛은 달며 독이 없다. 오장을 보하고 속을 편안하게 한다.
열매 10~15개를 물로 달여서 하루 3번 나누어 마시면 암에 효과가 있고 술독과 태독을 푼다.
열매껍질에 항암 작용이 있어 위암(胃癌), 식도암(食道癌). 자궁암(子宮癌)에 열매를 가루 내어 하루 6g씩 물이나 꿀물에 타서 먹고, 또 갖가지 암에 마름열매 60g, 율무, 번행초 각30g, 등나무혹 9g을 달여서 하루 3번 나누어 먹는다. 자궁암(子宮癌)에는 달인 물을 마시고 그물로 음부나 자궁을 자주 씻어주면 좋다고 한다.

11) 삿갓나물

[특 징] 우리나라 어디서나 자라며 대개 깊은 산 나무그늘에서 자란다. 인삼 뿌리처럼 닮은 뿌리를 조휴 라고 하여 암(癌) 치료약 또는 뱀에 물렸을 때 해독약으로 쓴다. 칠엽일지화라 불린다.

[약 효] 항암작용이 상당히 세어서 암과 전염성 병원균 및 갖가지 균을 죽이는 작용을 한다. 그늘에 말렸다가 하룻밤 물에 담가 독을 뺀 것을 위장병, 속쓰림, 신경쇠약(神經衰弱), 불면증(不眠症), 어지럼증, 소화불량증 등에 약으로 쓴다.
뿌리는 염증을 삭이고 갖가지 독을 풀며 통증을 가라앉히고 부은 것을 내리는 작용이 있다. 민간에서 기관지염(氣管支炎), 임파선결핵, 편도선염, 유행성뇌

염, 인후염(咽喉炎) 등에 뿌리를 달여 먹는데 하루 3~6g을 조심스럽게 복용하여야 하며 독성이 강해 초과는 금물이고 임산부는 복용하여서는 않된다.

12) 지 치

[특 징] 지치는 홍화와 쪽과 함께 물감을 얻는 염료 식물로 중요한 위치에 있었으며 뿌리에서 보라색 물감을 얻기 위하여 즐겨 심었다. 지초, 자초, 지혈, 자근, 자지등의 여러 이름으로 부르는 여러해살이 풀이다. 잎과 줄기 전체에 털이 나있으며 잎은 잎자루가 없는 피침 꼴로 돌려난다. 꽃은 5~6월부터 8월까지 흰빛으로 피고 씨앗은 꽃이 지고난 뒤 하얗게 달린다. 예전에는 들에도 많았으나 요즘은 깊은 산속이 아니면 볼 수 없다.

[약 효] 약성이 차다. 열을 내리고 독을 풀며 염증을 없애고 새살이 돋아나게 하는 작용이 뛰어나다. 갖가지 암(癌), 변비(便秘), 간장병(肝臟病), 동맥경화(動脈硬化), 냉 · 대하, 생리불순 등에 효과가 있으며 오래 복용하면 얼굴빛이 좋아지고 늙지 않는다.

암 치료에 성약으로 유황을 먹여 키운 오리에 지치 3근을 넣고 소주를 한말쯤 부어 10시간쯤 달여 건더기는 버리고 소주잔 한잔씩 매일 3번 먹는다. 술을 못하면 물을 붓고 달인다.

술로 담가서 늘 마시면 정력이 놀랄 만큼 좋아지고 살을 빼는데도 효과가 있고 해독 효과도 뛰어나 약물중독, 항생제, 중금속, 농약, 알코올 등의 중독환자에 신기한 효과가 있다.

강심작용이 탁월하여 잘 놀라는 사람, 심장병 환자에게 효과가 있고 악성 빈혈 환자에게 사용한다.

상초(上焦)에 열이 있고 하초(下焦)가 허(虛)하여 생긴 냉증(冷症)에는 지치를 잘게 썰어 참기름에 넣고 24시간 약한 불로 끓여서 한번에 두 숟가락씩 1일 3회 먹는다.

심장의 열로 인한 두통에는 가루 내어 3~4번 먹는다.

변비(便秘), 고혈압(高血壓), 동맥경화(動脈硬化), 중풍(中風)에는 지치가루를 한번에 두 숟갈씩 하루 3~4번 더운물이나 생강차로 먹는다.

어린아이의 경기에는 지치를 생즙 내어 먹이거나 술과 물을 반쯤 섞은 데에 끓여 먹인다. 또는 참기름에 지치를 넣고 달여서 한 숟가락씩 먹인다.
위장의 적체(積滯)에는 가루를 하루 3~4번 먹는다.
두통(頭痛)이나 소화불량(消化不良)에는 지치를 술에 담가 마시면 즉효다. 소주잔으로 2잔씩 하루 3번 마신다.
동맥경화(動脈硬化), 어혈(瘀血), 타박상(打撲傷) 등에는 지치와 장뇌삼을 동량으로 달여 먹으면 특효다.
백전풍, 자전풍에는 지치가루를 한 번에 밥숟갈로 하나씩 하루 3번 먹는 동시에 가루를 자신의 침으로 개어 통증 부위에 하루 3~4번 바른다. 1시간 쯤 뒤에 반창고를 붙이고 다시 바를 때는 반창고를 뗀 후 즉시 바른다. 반창고에 흰 가루가 더 이상 묻어 나오지 않으면 낳은 것이다.
동맥경화(動脈硬化)나 고혈압(高血壓)에는 지치가루와 느릅나무 뿌리, 껍질 가루를 동량으로 더운물로 먹는다. 한번에 한 숟가락씩 하루 3번 먹는다. 3~4개월 먹으면 대개 낫는다.

13) 까마중

[특 징] 가지과에 딸린 한해살이풀로 산이나 집주면, 묵은 밭, 개울가 등에서 흔히 자란다.
까맣게 익은 열매가 중머리를 닮았다하여 까마중 이라한다.
여름철 작고 하얀 꽃이 피고 가을철 까만 열매가 맺으며 아이들이 따먹기도 한다.
[약 효] 갖가지 암(癌). 상처, 치질(痔疾), 종기(腫氣), 습진(濕疹), 가래, 설사(泄瀉), 신장결석(腎臟結石), 두통(頭痛), 관절염(關節炎), 통풍(痛風)등에 효과가 있다.
맛은 쓰고 성질은 차며 독이 약간 있다. 폐경(肺經), 방광경(膀胱經)에 작용하며 열을 내리고 독을 풀며 혈을 잘 돌게 하고 소변을 잘 보게 한다. 소염작용, 항암작용이 있으며 옹종, 창양 타박상, 인후두염, 떨림 등에 쓰며 하루 15~30g을 달인 약으로 먹는다.

- 폐암(肺癌), 자궁암(子宮癌), 난소암(卵巢癌) : 말린것 30g+속썩은풀 60g+지치 15g을 달여 먹는다.
- 위암(胃癌), 자궁암(子宮癌) : 줄기 말린것 160g을 물로 달여 하루 3번에 나누어 마신다.
- 만성기관지염 : 까마중 30g, 도라지 9g, 감귤뿌리 42g을 달여서 하루 3번에 먹는다.
- 소변이 잘나오지 않는데 : 40~50g을 물로 달여 차처럼 마신다.
- 치질 : 줄기 썰어 말린것 100g을 물에 넣고 끓여 나오는 김을 항문에 쏘인다. 치루나 암치질에 효과가 있다.
- 단독(丹毒) : 잎을 식초에 넣고 갈아서 통증 부위에 붙인다.
- 소변이 잘나오지 않을 때 : 까마중, 으름덩굴, 고수풀 각 10~15g을 물로 달여 마신다.

15. 중풍(中風), 고혈압(高血壓), 신경통(神經痛) 관련약초

1) 잇 꽃

[특 징] 흔히 홍화라고 부르는 엉겅퀴와 비슷한 꽃으로 꽃잎에서 붉은 염료를 얻기 위하여 많이 심었던 초본류로 씨앗은 골다공증 치료에 쓰며 광물성 물감이 들어온 이후 자취를 감추었다가 뼈를 좋게 한다는 이유로 요즘 재배면적 이 늘고 관심이 증폭되고 있다.

[약 효] 부서진 뼈나 골다공증 치료에 탁월한 효과가 있으며 뼈가 부서지거나 조각났을 경우 잇씨 1냥쯤을 볶아 가루로 내어 쌀죽에 타서 밥먹기 전에 먹는다. 토종 홍화씨는 효과가 빠르나 수입종은 약효가 적다.

홍화유는 동맥경화(動脈硬化)나 혈관의 노화를 막아준다 하여 건강식품으로 인기가 있다.

2) 가시오가피

[특 징] 오갈피종류는 생김새가 산삼을 닮았으며 깊은 산속 그늘지고 부숙질이 풍부한 흙에서 자라며 잎 모양은 산삼과 구별할 수 없다.

오갈피는 전국에 걸쳐 자생하나 가시오갈피는 추운지방에서 자라는 식물로 남한에서는 번식이 어려운 실정이다.

[약 효] 한방에서는 중풍(中風)과 허약체질 치료약으로 쓰며 오갈피뿌리껍질이나 줄기껍질로 담은 술은 경남지방의 토속주로 요통(腰痛), 반신불수(半身不遂), 손발저림에 효과가 있으며, 가시오갈피는 신체의 지구력과 정신적 집중력의 향상 및 허약체질과 만성질환자의 회복에 도움을 준다. 신경쇠약(神經衰弱), 우울증(憂鬱症), 알콜중독, 불면증(不眠症), 당뇨(糖尿)등에도 효과가 있어 인삼(人蔘)을 능가하는 효과가 있는 귀중한 약물 자원이다.

3) 속 단

[특 징] 꿀풀과에 달린 여러해살이풀로 키는 50~150cm쯤 자라고 달걀처럼 생긴 잎이 마주나며 연한 붉은빛이나 보라빛 꽃이 여름에 피는데 북부산악지대를 제외하고는 전국에 분포 한다. 산기슭에 흔하게 자라며 가을에 뿌리채 캐서 그늘에 말려 약으로 쓴다.

[약 효] 요통(腰痛), 관절염(關節炎), 타박상(打撲傷), 갈비뼈 부러진데, 갖가지 염증, 골절 치료약으로 쓴다. 맛은 쓰고 매우며 성질은 약간 따뜻하다. 경맥(經脈)을 잘 통하게 하고 뼈와 힘줄을 이어주며 기를 도와주고 해산후의 모든 병에 쓴다. 아픈것을 잘 멎게 하고 태아를 안정시킨다. 신허(腎虛)로 인한 허리통증과 허리 다리의 힘이 없는데, 자궁출혈, 마비, 태동불안, 타박상(打撲傷), 골절(骨折), 상처 등에 하루 4~12g을 달여 먹는다.

4) 담쟁이덩쿨

[특 징] 포도과에 딸린 낙엽성 덩굴로 줄기마다 다른 물체에 달라붙는 흡착근

이 있어 나무나 바위 담장 등을 타고 올라가며 자란다. 한방에서는 '석벽려', '지금' 이라 부른다. 옛날에는 감미료로 사용하기도 하였다.

[약 효] 줄기와 열매를 약으로 쓴다. 반드시 나무를 감고 올라간 것을 약으로 쓰며 소나무나 참나무의 것이 좋다. 맛은 달고 떫으며 성질은 따뜻하다. 활혈(活血), 거풍(祛風), 지통작용(止痛作用)이 있고 뱃속에 있는 덩어리를 없애며, 부인의 적백대하 를 치료하고 밥맛이 좋게 하며 편두통(偏頭痛), 류머티스성 관절염, 반신불수(半身不遂) 등에도 쓴다.

당뇨(糖尿)와 혈당치를 떨어뜨리는 효과가 있고 그늘에 말려 달여서 복용하는데 하루 10~15g쯤을 사용한다.

풍습성관절염(風濕性關節炎), 근육통(筋肉痛), 어혈(瘀血), 뱃속 출혈 : 소주에 담가 3개월 쯤 두었다가 가볍게 취할 만큼 날마다 마신다. 진통효과가 뚜fut하고 10~20일쯤 복용하면 웬만한 관절염이나 근육통은 거뜬히 낫는다.

- 골절로 인한 통증 : 줄기를 짓찧어 붙이면 통증이 멎고 덩굴로 술을 담가 마시면 어혈(瘀血)이 없어지고 치유 효과도 빠르다.
- 피부 육종이나 양성종양, 암(癌), 옹종치료, 양기부족, 가래, 기침 : 덩굴 가루를 하루 10~15g 복용한다.
- 만성신부전증 : 담쟁이덩굴, 조릿대 새순, 조선오리나무 새순을 같은 양으로 하여 물에 넣고 3시간 이상 푹 달여서 복용한다.

5) 노간주나무

[특 징] 측백나무과에 딸린 큰키나무로 두송목, 노송나무라고도 부르며 척박한 땅에서 잘 자라며, 키 10m 직경 20cm까지 자라는데 장대처럼 곧게 자란다. 잎은 바늘잎이며 암수 딴그루로 5월에 꽃이 피어 이듬해 10월에 지름 7~8mm의 검붉은 열매가 맺는다. 열매를 두송실이라 하여 양주의 원료로도 쓴다. 옛날에는 소의 코두레로 줄기를 사용하였으며 장대나 가래 등의 농기구 자루로도 활용하였다.

[약 효] 열매를 햇볕에 말려 기름을 짠 것을 두송유(杜松油)라 하며 통풍(痛風), 류마치스, 관절염(關節炎), 근육통(筋肉痛), 견비통(肩臂痛), 신경통(神經

痛)에 특효약이며 창호지에 먹여 통증부위에 붙이면 통증이 멎고 치유된다. 또는 두송유를 바르고 창호지를 붙인 후 드라이어로 더운 김을 쏘이면 더욱 효과가 좋다.

- 코막힘, 소변불통, 변비, 혈액순환 : 열매를 독한술에 담가 6개월쯤 두었다가 열매는 건져 버리고 소주잔으로 한잔씩 아침, 저녁으로 먹는다.
- 관절염(關節炎), 중풍(中風), 신경통(神經痛) : 열매와 설탕을 동량으로 항아리에 넣고 땅속에 묻어 1년후 개봉하여 양껏 마신다.

6) 감나무

[특 징] 감나무과에 속하는 낙엽교목으로 높이 15m 안팎이고 수피는 흑회색이며 갈라지고 작은 가지에는 털이 있다. 5~6월에 꽃이 피고 꽃은 황백색으로 양성 또는 단성으로 10월에 열매가 익는다. 장과는 황홍색으로 익고, 과육에 반점이 생기는 단감과 이것이 없는 떫은 감으로 구별하지만 익으면 모두 달며 우리나라에도 약 180여 종류가 있다. 고려 명종때 고욤에 대한 기록이 있는 것으로 보면 고려시대 부터 재배한 것으로 보이며 충북의 영동은 유명한 곶감 주산지이다.

[약 효] 민간에서 풋감의 떫은즙과 감나무잎을 중풍(中風). 고혈압(高血壓)등의 치료와 예방에 쓰고 감식초, 곶감 등을 만들어 활용하기도 한다.

감즙은 중풍(中風)의 명약이다. 풋감을 짓찧어 소량(감부피의 1/10)의 물을 넣어 날마다 저은 후 5~6일후 잘 걸러서 5~6개월 숙성 후 약으로 쓴다.

중풍으로 쓰러져 인사불성(人事不省)시 감즙을 0.5~1홉 정도 마시면 즉시 효력을 보는 경우가 있다. 감즙은 방부, 방습, 수렴작용이 있어 화상이나 동상(凍傷), 타박상(打撲傷) 치료에도 쓰며 흉터가 남지 않고, 숙취에 마시면 효과가 있으며 중풍에는 무우즙 30cc와 감즙을 동량으로 섞어 하루 2~3회 공복에 7일간을 복용후 7일간을 쉰다. 6개월 이내의 환자에게는 효과가 있다.

감잎은 비타민C가 많아 고혈압(高血壓), 각기(脚氣), 관절염(關節炎), 궤양(潰瘍)과 염증(炎症), 괴혈병 등의 예방과 치료에 사용한다.

7) 복수초

[특 징] 미나리아재비과에 딸린 여러해살이 풀로 굵고 짧은 뿌리줄기에 수염뿌리가 모여서 나며 줄기는 곧게 서고 줄기 밑둥은 비늘조각에 쌓여 있다. 2~3월 눈속에서 노랗게 꽃을 피운다. 우리나라 제주도를 비롯한 중,남,북부 지방의 그늘진 숲속 물기가 있는 곳에 드물게 자란다.

[약 효] 성질은 평(平)하고 맛이 쓰며 풍습성관절염(風濕性關節炎)이나 신경통(神經痛)에도 효험이 있다. 강심작용이 탁월하여 가슴 두근거림, 숨가쁨, 심장쇠약, 신경쇠약 등을 치료하는데 쓰며 민간에서는 간질(癎疾)이나 종창 치료에도 쓴다.

독이 있으므로 조심스럽게 써야 하며 전초를 캐서 말린 것을 하루에 0.6~1.5g을 은은한 불로 오래 달여서 먹는다.

꽃이 필무렵 그늘에 말렸다가 소주에 2개월 이상 우려내어 마시는 방법도 있다. 너무 많이 마시면 혼수상태나 사망할 수도 있다.

8) 만병초

[특 징] 높고 추운 산꼭대기에 자라는 늘푸른 떨기나무로 고무나무 잎을 닮았고 꽃은 철쭉을 닮았으며 희다. 천상초, 뚝갈나무, 만년초, 풍엽, 석남엽 등의 이름으로 불린다. 중국에서는 칠리향 또는 향수라는 이름으로 불릴 정도로 꽃에 향기가 있다. 태백산, 울릉도, 한라산, 지리산, 오대산, 소백산 설악산, 계방산의 해발 1000m가 넘는 지역에 분포하며 백두산에는 노랑색 꽃이 피는 만병초가 있으며 울릉도에는 붉은 꽃이 피는 홍만병초가 자생한다. 추운겨울에는 잎이 말려 수분증발을 막아 월동한다.

[약 효] 잎은 말려 차로 달여 마시고 뿌리는 술에 담가서 먹는다. 차로 마시려면 만병초 잎 5~10개를 물2되에 넣어 반으로 졸여 소주잔으로 1잔씩 식후에 마신다. 독이 있으므로 많이 먹으면 중독 되며 생명이 위험할 수도 있다. 차를 오래 마시면 정신이 맑아지고 피가 깨끗해져서 정력이 좋아지며 여성의 불감증을 치료할 수 있고 습관성이 없으므로 오래 복용할 수 있다.

간경화(肝硬化), 간염(肝炎), 당뇨(糖尿), 고혈압(高血壓), 저혈압(低血壓), 관절염(關節炎) 등에도 효과가 있으며, 백전풍에 특효하다.

- 백전풍 : 환부에 1푼 깊이로 침을 빽빽하게 찌른 뒤에 만병초 달인물을 면봉에 적셔 하루에 3~4번씩 발라준다. 바르면 일주일 상태가 심한 사람은 2~3개월이면 완치 된다.
- 무좀, 습진, 건선 : 만병초 달인 물로 자주 씻거나 발라 준다.
- 말기 암 환자의 통증에 만병초 달인물을 마신다.

9) 벽오동나무

[특 징] 벽오동은 선조들이 신성하게 여겨온 나무이다. 줄기의 곧고 푸른 모습과 시원스럽게 넓은 잎 같은 것이 선비의 절개를 상징한다 하여 서당이나 정자 근처에 즐겨 심었다. 벽오동과에 달린 넓은잎 큰키나무로 키가 20m 까지 자란다. 잎은 부채처럼 넓고 줄기 껍질은 진한 녹색 이다. 6~7월에 흰꽃이 피고 열매는 가을에 익는다.

[약 효] 맛은 쓰고 성질은 차다. 풍습을 없애고 열을 내리며 독을 푼다.

벽오동 씨앗은 '오동자' 라고 하여 위장을 튼튼하게 하고 정력을 좋게 하는 약으로 쓴다. 씨앗을 볶아서 가루를 내어 먹으면 커피대신 음료로 활용할 수 도 있다.

녹색의 껍질을 벗겨 물에 담그면 끈적끈적한 점액이 나오는데 신장이 허약하여 생긴 요통에 특효가 있고 남자들의 양기부족에 놀랄만한 효과가 있다. 여름 또는 겨울철에 껍질을 벗겨 찬물에 담다 두었다가 나오는 진을 한번에 50그램씩 하루 2~3번 마시면 관절염, 디스크, 요통에 효과가 탁월하다.

노인의 신장기능 허약하여 생긴 요통에 잘 들으며 간(肝)에 쌓인 독을 풀고 간기능을 좋게 하는데도 효과가 있다.

10) 선인장

[특 징] 사막이나 열대지방 원산의 식물 세계적으로 1만 여종이 넘는다. 제주

도에 손바닥 선인장이 자생하는데 열대지방에서 바닷물에 밀려와 정착한 것으로 보이며 모래밭이나 바위틈에 무리지어 자란다.

[약 효] 노인들의 퇴행성관절염에 특효가 있는데 마늘 다지듯 다져서 연고처럼 만들어 통증 부위에 매일 갈아 부치면 13~30일이면 낫는다. 알수 없는 두통(頭痛)과 불면증(不眠症), 당뇨(糖尿)에도 선인장을 달여 먹는다.

- 위장병, 위염, 위궤양 : 그늘에서 말려 가루 낸것을 한번에 3~5g씩 따뜻한 물로 먹는다.
- 설사(泄瀉), 당뇨(糖尿), 불면증(不眠症), 대장염(大腸炎) : 선인장 100g을 두 시간쯤 달여서 물을 마신다.
- 기관지 천식 : 껍질과 가시를 제거한 후 꿀에 담가 두있다가 날마다 50g씩 하루 3~5번 나누어 먹는다.
- 유방암, 유방종기 : 따뜻하게 구어서 찜질하거나 찧어서 붙인다.
- 습진(濕疹), 두창(痘瘡) : 불로 말려 가루내어 붙인다.
- 화상(火傷), 동상(凍傷) : 찧어서 붙이고 2~3일만에 한번씩 갈아 붙인다.
- 젖몸살, 볼거리 : 가시를 없애고 찧어서 95도쯤되는 알콜에 섞어서 아픈곳이 붙이되 하루 2번씩 갈아 붙인다. 100% 효과가 있다. 또는 생즙을 밀가루에 반죽하여 젖몸살에 발라도 낫는다.
- 어린이 백일기침 : 생즙을 짜서 밥먹고나서 반잔씩 먹이면 3~4일이면 낫는다.
- 늑막염 : 강판에 갈아 술잔으로 한잔식 식후 1시간 후에 복용한다.

11) 쇠무릎지기

[특 징] 비름과에 딸린 한해살이풀로 우슬, 쇠물팍, 접골초, 고장근등의 이름으로 불린다. 키는 1m쯤 자라고 줄기는 네모 졌다. 통통한 마디가 소의 무릎과 같다 하여 붙여진 이름이다. 어린줄기는 나물로 먹기도 하는데 점액질과 칼륨염이 많아 건강에 도움을 준다.

[약 효] 한방에서는 수렴, 이뇨 약으로 임질, 산후복통, 요통(腰痛), 관절염(關節炎), 생리불순, 각기(脚氣), 수종(水腫), 암(癌), 음위(陰痿)등의 치료에 널리 쓴다. 맛이 시고 성질은 평하고 독이 없다. 내장을 보하고 정력을 높이며 음기를

이롭게 하고 골수를 채우며 근육을 튼튼하게 하고 간장의 풍허(風虛)를 보한다.

- 관절염(關節炎) : 쇠무릎지기 50kg이상 채취하여 잘씻은후 큰 가마솥에 넣고 푹 삶는다. 물이 끓기 시작하면 불을 약하게 하여 24시간쯤 달인후 약재를 건져내고 다시 24시간쯤 달여 물엿처럼 되면 냉장고에 보관해 두고 밥먹기 전에 2~3숟가락씩 먹는다.
- 당뇨병으로 인한 체력 쇠약 : 우슬 5냥을 가루내어 생지황즙 5되에 담가서 낮에는 햇볕에 쬐고 밤에는 그냥 둔다, 물기가 다말라 버리면 꿀로 팥알만한 알약을 만들어 빈속에 술과함께 날마다 30개씩 먹는다.
- 허리, 무릎 아플대 : 잎 1근을 설어 쌍3홉과 청국장으로 죽을 쑤어 빈속에 먹는다.
- 월경불순, 월경 멈춘데, 산후 기혈 불균형 : 술에 하룻밤을 담가두었다가 볶아서 말린것에 옻을 연기가 나지 않을 때가지 볶은것 각1냥을 가루 내어 생지황즙 1되와 합하여 은은한 불로 알약을 만들어 한번에 30개씩 하루 3번 빈속에 미음과 함께 먹는다.
- 산후 태반이 안나올 때 : 우슬 8냥, 아욱씨1홉을 물9되에 넣고 달여서 나누어 마신다.
- 요도결석, 복수찬데, 중풍, 어혈 : 30g이상을 달여서 수시로 먹는다.

12) 남가새

[특 징] 제주도, 거제도등의바닷가 모래땅에 자라는 한해살이풀로 줄기는 1m쯤이며 밑에서 많은 가지가 갈라져 옆으로 기고 잎은 마주나며 타원꼴의 쪽잎이 5~7쌍 붙는다. 여름철 노란색 꽃이 피고 날카로운 가시가 달린 열매가 가을에 익는다.

백질려, 자질려라 하고 열매를 질려자, 백석리, 석리, 실리자 라고 한다.

[약 효] 남가새 열매는 맛은 쓰고 맵고 성질은 따뜻하다. 간경(肝經)에 들어가며 혈액순환을 좋게하고 풍(風)을 없애며 간기(肝氣)를 잘돌게 하고 눈을 밝게 하는 효능이 있다. 열매는 가을에 익은것을 따서 그늘에 말려 날카로운 가시를 제거하고 쓴다.

사포닌과 알칼로이드 성분이 혈압을 낮추고 염증을 없애며 정신을 안정시키고 소변을 잘나오게 하는 작용이 있고 악성종양에도 효과가 있다.

- 외부의 종기, 옹종, 헌데 : 열매를 가루내어 뿌린다.
- 위암, 식도암등 : 열매 10~20g을 진하게 달인 물을 마신다.
- 오래 먹으면 살이 찌면서 눈이 밝아지고 몸이 거뜬해 진다.

13) 접골목

[특 징] 인동과에 딸린 잎지는 떨기나무로 딱총나무, 말오줌나무라고도 불린다. 키는 2,3m정도 자라며 뿌리 부분에서 사방으로 벋는다. 4월 무렵에 가지끝에 연한 녹색의 흰 꽃들이 모여서 피며 열매는 8~9월에 빨갛게 익는다. 우리나라 어느곳에서나 자라며 산골짜기 습지에 많다.

[약 효] 아픔을 멈추고 소변을 잘보게 하며 피나는 것을 멈추고 염증을 잘낫게 한다. 타박상(打撲傷), 골절(骨折), 류머티스성관절염, 복수(腹水), 신장염(腎臟炎), 통풍(痛風), 목안이 아픈데, 여러가지 출혈 등에 쓴다. 하루 5~10g을 물에 달여 3번 마신다.

- 골절, 타박상 : 30~40g을 달여서 마시고 날것으로 줄기를 짓찧어 환부에 두껍게 붙인다.
- 복막염 : 속껍질 30~40g을 물 반되에 넣고 반으로 졸여 차대신 수시로 마신다.
- 신경통 : 접골목과 황백나무 껍질가루를 같은 양으로 섞어 식초와 달걀 흰자위로 반죽하여 종이에 펴서 통증부위에 바른다.
- 신장염, 신우염 : 접골목과 결명자 각각 20~30g, 감초 15g에 물 반되를 넣고 달여서 하루 3~4번 마신다.
- 손목이나 발목 삔데 : 날것으로 짓찧어 아픈 곳에 붙인다.

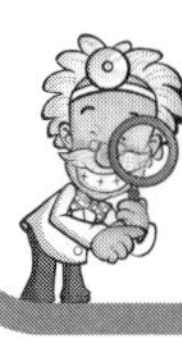

17

광선요법 (光線療法, Phototherapy)

1. 광선요법의 개설

1) 정 의

자연적 혹은 인공적인 광선을 이용하여 질병을 예방하고 치료하는 방법이다.

이용되는 물리적 도구로는 태양광선을 위시하여 ① 적외선 ② 종합가시광선(Carbon 광선) ③ 자외선 ④ Laser 광선 ⑤ TDP(합성전자기파) 등이 있으며 이들의 복사 에너지를 이용하여 경락(經絡)을 자극하면 전체적인 경락조정이 되어 질병치료가 가능하다.

2) 광선의 종류, 파장, 침투효과

종 류	파장(Å)	침투깊이(mm)	피부침투영역	효 과
원위자외선	1800~2900	0.01~0.1	표피의각질층	광화학적효과
근위자외선	2900~3900	0.1~1	유극층	광화학적효과
가시광선	3900~7700	1~10	진피의망상층	열, 신경조직자극

근위적외선	7700~15000	1~10	망상층	열효과
원위적외선	15000~150000	0.05~1	표피의기저층	열효과
Laser광선	6328	10~15	피하조직까지	열효과

He-Ne Laser Å=10^{-8}cm=10^{-10}m

3) 피부(皮膚)의 기능

① 신체보호
② 체온조절
③ 배설 및 분비
④ 감각기능
⑤ Vitamin D의 합성
⑥ 영양소저장기능

★ 광선의 특징

① 굴절
② 반사
③ 흡수
④ 광선의 강도는 광원으로부터 거리의 제곱에 반비례

$$E \propto \frac{1}{R^2}$$

2. 종합가시광선

1) 정 의

3,800~8,100Å의 가시광선과 8,100Å 부근의 근적외선으로 이루어지며 카

본(cabon)광선이라고도 한다.(열감은 별로 없고, 광선자체의 효과)

2) 원 리

종합가시광선을 이학적 자극인자로 이용하여 광선에서 나오는 광선에너지가 인체에 투입되어 체력을 보강하며 신진대사를 원활히 해주어 자연치유력을 보다 효과적으로 높히는 방법이다.

3) 효 과

경혈부(經穴部) 조사(照射)로 국소적 진통소염 효과보다는 내부장기(內部臟器)의 기능 조절에 주안점을 둔다.

① 진통작용 : 항병력을 높여 진통시키는 근본적 치료이다.
② 소양작용(消痒作用) : 피부에 작용
③ 육아(肉芽)발생작용 : 욕창, 창상에 사용
④ 혈압강하작용 : 혈관확장, 혈액순환 호전으로 자각 증상 소실, 쾌감, 식욕 증진
⑤ 최면작용 : 불면증에 사용
⑥ 대사작용(代謝作用) : 혈관 임파관 확장, 순환 촉진
⑦ 체온조절작용 : 급만성 감염 질환의 직접적인 해열작용
⑧ 종창(腫脹)흡수작용

4) 적응증

① 욕창치료
② 단식환자
③ 구안외사

④ 체력증진

⑤ 당뇨병(糖尿病)이 병발한 중풍환자

⑥ 피부과 질환

⑦ 색맹(色盲)

⑧ 치질(痔疾)

5) 탄소의 종류와 용도

탄소봉은 2개를 같이 사용한다.

탄소 No.	함유원소	색	효 과
3000	Fe	담청(淡青)	피부병, 심장병, 호흡기병
3001	Li	적(赤)	종양질환(안과, 마비성 질환)
3002	Fe, Ce	백(白)	피부병, 비뇨기과 질환
4008	K	박적(薄赤)	방사선 화상, 진통작용(동통질환)
5000	C	등색(橙色)	일상건강용(체력증진용)
1000	K	적(赤)	종양(4008과 같으므로 잘 사용하지 않는다.)

- 3001 + 4008 : 일반적인 질환, 관절염
- 3000 + 3002 : 피부질환 (or 3002 + 3002)
- 5000 : 허약환자의 체력증진
- 3000 + 5000 : 심장, 호흡기, 소아과, 허약체질개선
- 3001 + 5000 : 부인과, 안과, 단식환자, 관절질환
- 3000 + 4008 : 관절질환, 일반적인 질환, 부인과 통증시
- 3002 + 5000 : 중풍, 마비, 비뇨기, 정신과, 단식환자
- 4008 + 4008 : 뚱뚱하고 건장한 환자
- 3001 + 3001, 3002 + 3002 : 화상, 삼차신경통
- 3002 + 3002 (SSP와 함께 조사) : 안면신경마비
- 3002 + 3002, 3002 + 5000 : 견비통

6) 조사시간

기본 조사시간은 5분이다.

환자의 상태에 따라 시간을 조절하나 한 질환에 20-30분을 넘지 않도록 한다.

욕창환자는 육아발생작용을 촉진하기 위해 30분 정도 조사한다.

7) 조사각도

탄소 막대가 타면서 생기는 재가 인체에 떨어지지 않도록 각도는 수평을 유지한다. 환자를 세운 후 광선은 옆으로 비춘다. 30° 전후는 무방하다.

8) 조사거리

20~30 cm정도가 기본이다. 조사부위 온도는 40℃가 되도록 한다.

카본(Carbon)광선은 온열요법(溫熱療法)이 아니기 때문에 열감을 느끼도록 하기 위해 가까이 할 필요는 없다.

9) 집광기의 사용

① 넓은 부위 : 집광기를 부착하지 않음

② 국소 부위 : 집광기를 부착한다.(1호집광기 〉 2호집광기 〉 3호집광기)

★ 집광기의 사용

① 전신의 피부질환이나 화상치료에는 집광기를 부착하지 않는다. 집광기를 부착하지 않는 부위로는 양족부(兩足部), 양슬부(兩膝部), 복부(腹部), 요부(腰部) 등이다.

② 1호(一號)집광기의 부착은 소복부(少腹部), 견배부(肩背部), 견갑간부(肩胛

間部), 후두부(後頭部), 수지(手指)나 족지(足趾)의 관절에 한(限)한다.

③ 2호(二號)집광기는 인후부(咽喉部), 이 및 안부(眼部), 두항부(頭項部), 항문(肛門), 음부(陰部) 등에 부착한다.

④ 3호(三號)집광기는 비교적 작은 국소에 부착하는데 구강(口腔), 안검(眼瞼), 항문전부(肛門前部), 이외에 경혈조사(經穴照射)를 목적으로 할 때 사용된다.

10) 단 점

① 탄소봉의 가격이 비싸 환자에게 경제적 부담이 크다.

② 탄소봉이 연소되면서 공기를 탁하게 한다.(두통, 불쾌감 유발)

3. 적외선(赤外線)

1) 개요(槪要)

스펙트럼 분석(分析)에서 광선의 외측에 있는 적선(赤線)으로 파장(波長)은 7700~150000Å이며 열작용(熱作用)이 있으므로 열선(熱線)이라고도 한다.

적외선의 분류(分類)는

① 원위적외선(遠位赤外線) : 파장(波長) 15000~150000Å으로 조직(組織)에 2mm이상 깊이 침투(浸透)하지 못하고, 대개 0.5mm의 피부 상층에서 강하게 흡수된다.

② 근위적외선(近位赤外線) : 파장(波長) 7700~15000Å으로 조직(組織)에 5~10mm까지 침투(浸透)할 수 있으므로 혈관, 림프관, 신경말단 및 다른 피하조직에 직접 영향을 줄 수 있으므로 의료용적외선(醫療用赤外線)은 거의 근위적외선(近位赤外線)이다.

2) 적외선 조사의 효과

① 동통완화(疼痛緩和)
② 근이완(筋弛緩)
③ 혈액순환증진(血液循環增進)
④ 노폐물제거(老廢物除去)

3) 치료요령(治療要領)

① 텅스텐이나 카본필라멘트(Carbon filament)를 이용한 250W 적외선 램프를 사용하며 조사거리(照射距離)는 20~60cm정도(주로30~50cm) 가 좋다.
② 조사량(照射量)은 환자가 쾌적(快適)한 온난감(溫暖感)을 느끼고 피부가 화상(火傷)입지 않을 정도로 15~20분간 조사(照射)한다.(침시술과 병행, 비만 침은 30분 정도)
③ 조사중(照射中)에 수시로 환자의 감각(感覺)과 국소(局所)의 반응에 주의하며, 필요에 따라 조사거리(照射距離)를 조절(調節)한다.
④ 열효율을 높이기 위해 입사각 0° 인 수직 또는 수평으로(복와위, 앙와위, 측와위)한다.

4) 적응증(適應症)

① 동통질환(疼痛疾患) : 요통(腰痛), 관절통(關節痛), 견비통(肩臂痛), 흉통(胸痛), 복통(腹痛).
② 외상(外傷) : 좌상(挫傷), 타박상(打撲傷), 염좌(捻挫), 탈구(脫臼), 골절(骨折).
③ 염증성질환(炎症性疾患) : 만성기관지염(慢性氣管支炎), 만성인후염(慢性咽喉 炎), 결막염(結膜炎), 부비강염(副鼻腔炎).
④ 순환기질환(循環器疾患).

⑤ 피부질환(皮膚疾患) : 욕창(褥瘡), 만성습진(急性濕疹), 동상(凍傷).

⑥ 운동마비질환(運動麻痺疾患).

⑦ 다른 물리요법(物理療法)을 시술(施術)하기 전에 예비시술(豫備施術)로 사용.

5) 금기증(禁忌症) 및 주의사항(注意事項)

① 유아(幼兒)나 노인(老人)은 열자극(熱刺戟)에 적응하기 어려우므로 원칙적으로 금한다.

② 감각이 둔화(鈍化)된 환자에게는 화상(火傷)의 위험이 있다는 것을 염두하고 시행한다.

③ 피부이식수술 직후(皮膚移植手術 直後), 외상(外傷)의 급성기(急性期) 상태에서는 금한다.

④ 열(熱)을 수반하는 질환, 출혈성질환(出血性疾患), 심장질환(心臟疾患), 악성종양(惡性腫瘍) 등에는 금한다.

⑤ 동맥경화증(動脈硬化症), 혈전증(血栓症), 정맥염, 버거스씨병 등과 같은 기질적 혈액순환장애증상에 사용하면 부종을 유발한다.

⑥ 체내에 금속물질이 있는 경우 금한다.

⑦ 진통제나 마취제 사용직후.

6) 적외선(赤外線)의 흡수와 침투효과를 좌우하는 요인

① 광선의 주파수와 파장

② 조직의 열전도도

③ 조직의 밀도

④ 조직의 비열

⑤ 광선의 복사 거리

⑥ 적외선 광원의 세기

⑦ 광선의 복사 각도

7) 장 점

① 가격이 저렴하고, 기계 조작 간편, 치료부위가 깊고 넓다.
② 시술자가 치료부위를 관찰할 수 있다.

8) 단 점

① 온열자극(溫熱刺戟)이 피부치료부위의 천층(淺層) 까지만 전달된다.
② 치료부위 건조
③ 전구파열로 파편 손상
④ 일정한 정도의 자극량을 주기 어렵다.

4. 자외선(紫外線)

1) 개요(概要)

스펙트럼 분석 중 자색광 외측에 있는 광선으로 파장은 1800~3900Å이며 화학작용이 있어 화학선으로 불린다.

- 근위자외선 : 2900~3900Å - 0.1~1mm의 침투효과
- 원위자외선 : 1800~2900Å - 0.01~0.1mm의 침투효과

2) 효과(效果)

① 광화학적 효과 : 피부(皮膚)에 존재하는 물질을 활성화 한다.
② 생물학적 효과 : 대사, 생장, 순환 등에 효과를 나타낸다.

치료적 효과로는

① 홍반의 형성
② 색소침착
③ vitamin D형성
④ 살균효과
⑤ 강장작용

3) 치료요령

최소 홍반량을 결정하고 보호안경 착용후 치료에 임한다.

★ 홍반량(紅班量)의 측정법

① 지면(紙面)에 6개의 소공(小孔)을 내고 하복부(下腹部)에 놓는다.
② 그위에 백지(白紙)로 소공(小孔)을 덮고 자외선(紫外線) 램프의 거리(통상 50cm)를 맞추어 일정한 시간간격(15초, 30초, 혹은 1분간)으로 조사(照射)한다.
③ 차례로 1분간씩 조사(照射)하면 최후에는 제1공을 6분간, 제6공은 1분간만 조사(照射)한 것으로 된다.
④ 어느 공(孔)의 피부가 가장 약하며 균등하게 발홍(發紅)되었는가 본다.

4) 적응증

① 피부질환(좌창(挫瘡), 건선(乾癬), 습진(濕疹), 욕창(褥瘡), 동상(凍傷)) : 피부과에서는 활용하나 물리치료용으로는 잘 사용하지 않는다.
② 동통질환(疼痛疾患)-(퇴행성관절염(退行性關節炎), 류마티스성 관절염)
③ 결핵성질환(結核性疾患)
④ 신경증(神經症)-(불면증(不眠症), 히스테리)
⑤ 소아(小兒)의 호흡기질환(呼吸器疾患)

⑥ 구루병 및 칼슘부족으로 인한 골연화증

⑦ 만성질환(기관지염, 기관지천식, 허로)

⑧ 학교, 육아실, 수술실 등의 공기소독

⑨ 1회용 침 사용 안 할때 침의 소독용으로 이용하기도 한다. 공기 중 소독

★ 광화학적 자극에 대한 인체의 반응

① 직접 반응 : 광열 에너지가 흡수되어 화학적인 변화가 발생하거나 광감각성이 증가한다.

② 간접 반응 : 광열 에너지가 흡수되어 신경 내분비로, 시상하부, 척수, 뇌하수체, 松果体에 위치한 신경 전달체로 신경신호가 들어가게 된다.

5) 금기증

① 활동성 폐결핵(活動性 肺結核)

② 심한 당뇨병(糖尿病)

③ 급만성 신장염(急慢性 腎臟炎)

④ 갑상선기능항진증(甲狀腺機能亢進症)

⑤ 태양광선(太陽光線)에 과민(過敏)한 경우

⑥ 심근염(心筋炎), 동맥경화증(動脈硬化症)

⑦ 고열(高熱)을 수반(隋伴)하는 질환(疾患)

⑧ 심한 궤양증(搔痒症)이 있는 피부병(皮膚病)

6) 주의사항

① 보호안경 필요

② 최소 홍반량 결정

③ 동일부(同一部)의 중복 조사는 전회(前回)의 홍반이 소실된 후에 실시

④ 치료실의 온도 주의(감기에 들지 않도록)

⑤ 노인(老人), 소아(小兒)에 특히 주의
⑥ 조사 용량이 지나쳐서 부작용이 생기지 않도록 한다.
⑦ 기계에 닿아 화상을 입지 않도록 한다.
⑧ 전압을 일정하게 유지시켜야 한다.

5. TDP(특정 전자기파 Teding Diancibo Pu)

중국 쿠엔민이라는 과학자가 개발한 치료기

1) 원 리

① 30여가지 원소로 만든 복사판을 만듦 → 300~600℃로 가열하면 2000~2500nm의 파장을 가진 광선을 낸다.
② 원적외선도 같이 나오기에 따뜻한 열감이 있다.

2) 방 법

① 30~40cm의 거리를 두고 조사한다.
② 열자극은 38~40℃이다.
③ 1회에 20~30분 하루에 1~2회 정도, 한 과정이 7~10일이면 (만성은 15~30일) 끝난다.

3) 효 능

진통(鎭痛), 소염, 혈액순환촉진, 세포재생능력을 증진 시킨다.

4) 치료범위

① 외과, 내과질환에 광범위하게 적용된다.
② 부인과 질환
③ 불임증(不姙症)
④ 비뇨기계통
⑤ 정신과 질환
⑥ 피부과 질환
⑦ 소아과 질환

5) 주의사항

① 피부를 노출 시킨 채 조사해야한다.
② 안면 조사시 눈을 가려야 한다.
③ 피부 무감각한 사람은 주의한다.
④ 고혈압 환자 금기
⑤ 치료 중 복사판이 움직이지 않게 하여야 한다.
⑥ 30분 이상 예열시켜야 작동한다.

6. 레이져(LASER) (Light Amplification by Stimulated Emission by Radiation, 유도방출에 의한 광증폭)

1) 효 과

① 국소의 혈관확장

② 진통

③ 소염

2) He-Ne Laser

파장은 6328Å으로 피부조사시 직경 1~2mm의 광반이 형성되고 이때 피부투과력의 깊이는 10~15mm이다.

3) 종 류

① 의료용

• 수술용 : LASER출력이 높다.

• 물리치료용 : LASER출력이 낮다.(soft laser)

② 산업용

③ 핵융합

④ 광통신

⑤ 홀로 그래픽

⑥ 액체, 기체, 고체, 반도체 LASER

4) Laser 광선의 특성

① 응집성 : 간섭 현상에 의해 광반(光斑)을 형성한다. ⇒ 응집성을 이용해 수술용, 공업용으로 사용한다.

② 단색성

③ 지향성

④ 집중성(高輝度性)

⑤ 평행성

5) 인체에 미치는 영향

① 온열작용	⇨	① 진통
② 전기적 효과	⇨	② 항염증, 항부종작용
③ 특수한 가열효과	⇨	③ 세포에 영양작용
(조직의 급속한 수분증발 및 탈수)	⇨	(세포질을 활성화시킨다.)
④ 광화학적 효과	⇨	

6) 조사시간

- 손가락 : 5분
- 상지 : 10-15분
- 슬관절, 견관절 : 20분

7) 치료방법

치료시 피부에 밀착시킨 상태로 조사한다.
최소 1cm간격을 유지한다.

8) 적응증

모든 관절질환, 국부통증, 만성피부질환(여드름, 주름살가지), 염증성통증, 테니스엘보, 디스크, 통풍, 류마티스 관절염, 삼차신경통, 알러지성 비염, 생리통, 견갑통, 요통, 간염으로 인한 협통, 수술 외상 후 동통, 기관지 천식, 고혈압

9) 주의사항

무열성이므로 급성염증 질환초기에 사용

① 안구(眼球)조사 금지(보안경 착용해야됨)

② 수분이 많은 조직, 특히 고환부위에 대한 조사는 생식기능마비를 초래한다.

③ 발진부(發振部)를 지나치게 휘거나 직각으로 꺾어서는 안 된다.

④ 치료 후 보관주의

⑤ 신생아, 유아, 고령자

⑥ 빛에 대해 민감한 피부의 소유자

⑦ Steroid제 약 쓰는 자

⑧ 간(肝)질환자

참고문헌

1. 아보 도우루 : 면역혁명, 부광출판사, 2005.
2. 아보 도우루 : 체온면역력, 중앙생활사, 2009.
3. 아보 도우루 : 면역학입문, 도서출판 아이프랜드, 2008.
4. 윌리엄 레이몽 : 독소-죽음을 부르는 만찬, 랜덤하우스코리아(주), 2008.
5. 해독한의원 : 내몸을 살리는 해독, 느낌이 있는 책, 2007.
6. 박경호 : 내몸안의독 생활습관으로 해독하기, (주)도서출판 길벗, 2006.
7. 리차드블리뷰 : 내 몸의 독소를 없애는 페스코 밥상, (주)한언, 2006.
8. 쓰루미 다카후미 : 효소가 생명을 좌우한다, 배문사, 2008.
9. 에드워드하웰 : 효소영양학개론, 도서출판 한림원, 2003.
10. 박인국 : RNA효소의 촉매작용, 동국대학교 출판부, 2000.
11. 안도요시키 : 당사슬(Sugar chain)의 파워, 아이프렌드, 2008.
12. 김상태 : 21세기 건강과 장수의 파수꾼 당질영양소, 월드북, 2007.
13. Steve Nugent : 잃어버린 영양소, 도서출판 용안미디어, 2007.
14. 로날드 슈베페, 알요사 슈바르츠 : 보석치료, 도서출판 다른우리, 2003.
15. 신도 요시하루 : 내 몸을 살리는 히에토리 냉기제거 완전건강인생, 중앙생활사, 2006.
16. 王魯芬 : 中醫診斷學, 上海中醫藥大學出版社, 2006.
17. 金東河 : 東醫診斷入門, 한빛사, 2008.
18. 김동하 : 대체의학개론, 도서출판동우, 2009.
19. 원색세계백과대사전 : 학원사, 1974.
20. 가네고이마아사오 : 쾨적입욕, 요요출판사, 1991.

21. 시라이아사코 : 중온반복입욕법, CBS 소니출판, 1991.
22. 가정의학대사전 : 금성출판사, 1988.
23. 기준성 : 자연건강교실, 금유출판사, 1992.
24. 윤국병, 장준근 : 몸에 좋은 산야초, 석오출판사, 1992.
25. 김윤세 : 竹鹽療法, 남산당 영인본, 1989.
26. 엘케 뮐러 메에스 : 컬러파워, 베델스만 코리아(주), 2003.
27. 에모토 마사루 : 물은 답을 알고 있다, 나무심는 사람, 2005.
27. 全炫靜, 金明珠 : 대체의학-건강대체요법, 정담미디어, 2005.
28. 허갑범 : 양양의학, 고려의학, 2002.
29. 와카이도시가라 : 입욕혁명, 선본사, 1990.
30. Robert K. murray : Harper's Illustrated Biochemistry, Large Medical Books/McGraw-Hill, 2003.
31. James Collman : Naturally dangerous, dasanbooks, 2008.
32. Elkins R : Miracle Sugars, Woodland, Uthah, 2003.
33. Steve Nugent : The Missing Nutrients, Alethia, Arizona, 2005.
34. www. naturallydangerous.com
35. 안덕균 : 한국본초됴감, (주)교학사, 2003.
36. 한국생약교수협의회 : 본초학, 아카데미서적, 2002.
37. 대한약사회 한약위원회 : 원색 한약도감, 아카데미서적, 2001.

■ 저 / 자 / 소 / 개

■ 김동하(金東河)

- 국제대안의학연구학회 회장
- 국제대체의학인증협회 부회장
- 한국비만치유연구소 자문위원, 연구교수

■ 석보경(石寶暻)

- 국제대안의학연구소 선임연구원
- 한국비만치유연구소 교육강사

■ 맹학영(孟學永)

- 중부대학교 한방건강관리학과 교수
- 국제대체의학인증협회 부회장

보완대체의학개론

2010년 3월 2일 초판1쇄 인쇄
2010년 3월 5일 초판1쇄 발행

저 자 김동하 · 석보경 · 맹학영
펴낸이 임순재
펴낸곳 한올출판사
등록 제11-403호
121-849
주 소 서울특별시 마포구 성산동 133-3 한올빌딩 3층
전 화 (02)376-4298(대표)
팩 스 (02)302-8073
홈페이지 www.hanol.co.kr
e-메일 hanol@hanol.co.kr
정 가 16,000원

저자와의 협의하에 인지생략

- ISBN 978-89-8325-930-1